ヨガとがん

がんサバイバーに贈る
副作用をコントロールし、
免疫力を高め
回復を促すためのガイド

著者
タリ・プリンスター

訳者
藤田 真樹子

YOGA FOR CANCER by TARI PRINSTER
Healing Arts Press is a division of Inner Traditions International
Copyright © 2014 by Tari Prinster
All rights reserved. No part of this book may be reproduced or utilized in any form or by any
means, electronic or mechanical, including photocopying, recording, or by any information storage
and retrieval system, without permission in writing from the publisher.
Japanese translation rights arranged with Inner Traditions International,
Vermont, through Tuttle - Mori Agency, Inc., Tokyo.

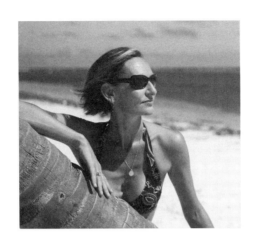

私の有能なアシスタントであり友人であった、
今は亡きケリー・コンシダインに本書を捧げる

彼女は7年間、前向きにがんと闘った。
亡くなる直前まで、彼女は痛みの原因を理解し
和らげるためにヨガのプラクティスを用いた。
以下の言葉は、彼女がいかに賢く、勇敢であったかを物語っている。

　強く優しいヨガのプラクティスは、私が生き抜く方法です。医師からどうやって脊椎を支えるのかと尋ねられたら私はこう答えます、「体幹で支えるのよ」と。体幹が弱ってしまったら、背中は折れ曲ってしまうでしょう。ヨガは、私を強くするだけでなく私の心を集中させてくれます。ヨガをすることによって、私は悲しみや恐れ、不安をすべて体の外へ追い出すことができるのです。気持ちを見つめ、巡らせ、そして消し去るのです。

ケリー・コンシダイン

本書を通して、私のヨガの生徒、私が学んだヨガの先生、私が関わるまたはがんと共に生きるヨガ仲間たちによって書かれた言葉を掲載しています。

　これらの言葉は、各個人のヨガを用いての回復経験について記したものです。言葉には個人情報を保護する最小限の編集を施しています。

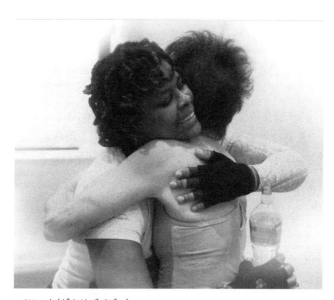

ベロニカ(がんサバイバー)

目次

まえがき（シンディ・リー）..................................viii

まえがき（ロビン・フランケル-タイガー医学士）.................xi

序章..xiii

はじめに

　生き抜くための健康計画....................................1

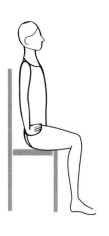

第1部
私の経験..9

第2部
「がんのためのヨガ」の実践.................................29

1　「がんのためのヨガ」方法論................................31

2　プラクティスの準備..51

3　各自のヨガプラクティスの作成とポーズの習得................57

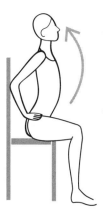

　　プラクティスの開始......................................63

　　　腰を下ろす..63

　　　ダイナミック・スティルネスを見つける..................66

　　　呼吸の時間を取る......................................67

　　　瞑想の時間..69

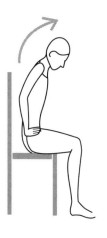

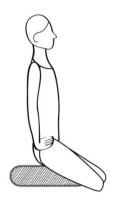
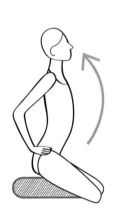
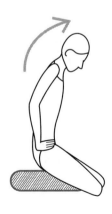

ウォーミングアップ 71
 呼吸とともに動き始める 71
 アームヴィンヤサ 74
 座位での腰と脊椎のウォーミングアップ 79
 背中を下にしたウォーミングアップ―
  仰向けでのヴィンヤサ 82
 手と膝のウォーミングアップ 92
 腹ばいのポーズ―うつ伏せでのヴィンヤサ 102
 立ち上がりと横たわり 106

筋力、骨、バランスの強化 109
 立つポーズ 109
 太陽礼拝 115
 戦士のポーズ 124
 バランス動作 132

休息と回復 138
 リストラティブなポーズ 138
 屍／日の入りのポーズ 145

4 様々な治療および回復段階に応じたプラクティスの例 147

治療期―30分 148

回復期―30分 152

新たな正常状態の維持―30分 156

筋力強化―30分 160

治療期―60分 164

回復期―60分 169

新たな正常状態の維持―60分 174

筋力強化―60分 180

筋力強化―90分 186

5 一般的な副作用を対象とするポーズ......197
　リンパ浮腫......198
　骨量減少......200
　体重増加......203
　可動域／瘢痕組織―上肢......207
　可動域／瘢痕組織―下肢......211
　不安／不眠症......214
　便秘／腹部膨満感／腹部閉塞......216
　解毒......218
　ニューロパチー......220
　失禁......222

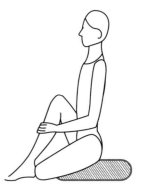

第3部
がんおよびヨガの効果の理解......225

1　がんとヨガの科学的理解......227
2　回復と予防のための科学の適用......261

結論
　がんは呼吸をうばい、ヨガは呼吸を取り戻す......279

サバイバー、講師、医療関係者のためのリソース......285

注......287

参考文献......290

索引......296

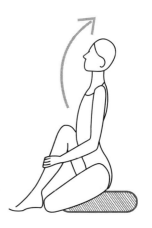

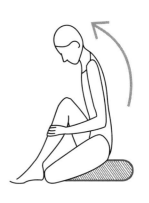

シンディ・リー（OM yoga Center 創立者）による**まえがき**

　私がタリ・プリンスター氏に出会ったのは、ニューヨーク市にある私のヨガスタジオ、OM Yoga Center でのことであった。タリは、私が開講を予定していたOM Yoga 講師研修プログラムに関するインフォメーション・ミーティングに他49名とともに出席していた。プログラムの要点を説明した後、質問がないか尋ねたところ、タリの手が挙がった。「教えるためには、ポーズを行えなければなりませんか」。

　ごく典型的ないい質問だった。だが、タリは典型的ではなかった。グリニッジビレッジのヨガスタジオは、20代から30代の力強く機敏なダンサーたちであふれていた。タリは見たところ50代半ばで、都会のヨガスタジオでは珍しく、それだけで彼女が風変りな自信家のように見えた。勇気があるとすら感じた。私は、彼女ができないと思ったことは何だろうかと思った。彼女をよく観察してみたが、彼女がやりたいことを何でもできるであろうことは明らかだったので、彼女は何をするつもりなのかと不思議に思った。彼女に腰の損傷があることは知っていたが、私は彼女のプログラムへの参加をすぐに受け入れた。

　その10年後、OM Yoga Center のフォレストスタジオで、私は他20名の女性たちと共に粘着テープを巻かれていた。これは、我々の提供する「OM Yoga 女性がんサバイバー講師研修コース」の参加者が乳がんの治療や手術によって起こることの多い身体的運動制限を理解できるよう、タリが考え出した素晴らしいアイデアの一つであった。私たちは、新しい乳房を造るために腹部の脂肪が切除されたような感覚を得られるよう、腹部にきつく巻かれたテープを引っ張った。テープで上肢を固定し、リンパ節を切除されたかのように腕の持ち上げをできない状態にした。

　粘着テープを張られた私たちは最初笑ってしまったが、次第にひどく感情的になり、しまいに涙があふれた。タリは、がんによって起こりうる身体的運動制限をまねることは、私たちが手助けしようとする人々の経験を胸、骨、筋肉そして心で感じることを促す、ほんの入り口でしかないことを理解していた。

　タリは数年もこれに取り組むうち、最初の質問に変化を加えた次の質問「がんサ

バイバーにヨガを教えるには、自身もがんに罹患していなければならないか」に対する答えを見つけた。がんに罹患している必要はない。だが、がんサバイバーの道を歩む上でどのように感じるのかをある程度具体化できれば、それは非常に役に立つ。

タリが最初に質問してからその答えを見つけるまでの数年間の出来事、それがOM Yoga女性がんサバイバープログラム、すなわち、y4c（がんのためのヨガ）の開発の物語であり、タリの「一大事業」が1冊の本になったいきさつである。

OM Yoga女性がんサバイバープログラムは、がんサバイバーのヨガクラスを開く場所を探していたLibby Ross Foundationからの1本の電話をきっかけに始まった。1）できるだけ多くの人にできるだけ最適なヨガを教えること、2)コミュニティを作ること。これらを果たすべき使命であると考えていた我々にとって、この要望は大歓迎であった。Libby Ross Foundationからの要望は、その使命にぴったりとはまった。そこで我々は、このチャンスを喜んで受け入れたのである。

OM Yoga Centerの中で人々が最もよく集う場所の一つは、言うまでもなく更衣室であった。熱心なおしゃべり、ニュースの共有、アイデアの創出、人々のつながり、これらは全てそこで生まれた。ある日、着替えの最中にタリが、「『がんのためのヨガ』クラスの新しい講師を必要としているそうですね」、と私に言った。その通りだった。講師が間もなく結婚して引っ越すことになっていたのだ。タリは、「もしよろしければぜひ私に講師を務めさせていただきたいのですが」、とひかえめに言った。私は二秒ほど考えて答えた。「ええ！それはいい解決策だわ」タリが乳がんを患った経験があり、そのクラスの生徒のことを理解できるだろうということは分かっていた。だが、この機会がタリの一大事業の始まりになるとは思ってもみなかった。タリがOMで学んだあらゆる仕組み、指針、理念を吸収し、それらを応用して、がんを患う女性たちを助けるために綿密にデザインされたヨガを教える新たな方法を生み出すことになるとは想像もしなかった。

優れたヨガ講師のモットーとは、「いかに人の役に立てるか」である。熱心な研究と確固たるプラクティスにより、優れた講師はクラスに足を運ぶあらゆる人々と個人的に心を通わせ、彼らを助けるために入念な準備をする。

そしてそれが、タリから女性がんサバイバーへの真の贈り物、すなわち、彼らが相互に心通わせ合えるヨガを教える方法となった。がんと診断された多くの女性は、髪が抜け、骨密度が低下し、生活のバランスを失い、仕事が続けられなくなり、さらにはパートナーを失うことすらある。恐怖や悲しみに打ちのめされてしまう。外観を損なった手術後の体を見ることはつらい。打ちひしがれた日々に向き合うことは容易ではない。

強さ、健全さ、元の心の安寧を経験できるのだということを示されることは大きい。健康を取り戻し、前向きになり、がんを患うまたはかつて患った自分の体との関係を良好にするための道筋を優しく示されることも大きい。そしてタリは、OM Yoga Centerのヨガクラスで8年間、これらを提供し、ニューヨーク市全体にわたって根気よく取り組んでいる。

タリは本書を執筆するために一大事業を中断したりはしない。毎日、クラスに足を運ぶ生徒一人一人にヨガを教え、彼らの手助けをし続けている。本書によって、より多くの人々がタリの見識、研究、経験および尽きることのない善意の恩恵を受けることができる。タリの進む道を見つけるお手伝いができたことは私にとって光栄であり、彼女自身のこれまでの道のりを誇りに思っている。おそらく、彼女の善意、知識および慈悲の心は、これからも彼女を最も必要とする女性たちに届け続けられることだろう。

シンディ・リー氏は、ヨガのポーズとチベット仏教を完全にプラクティスに統合し教育する、初めての欧米女性ヨガ講師である。ニューヨーク市でも有力なOM Yoga Centerの創立者であるシンディは現在、世界中でワークショップや講師研修を開催している。ヨガの名著『Yoga Body Buddha Mind』の著者である彼女の最新著作は、『May I Be Happy：A Memoir of Love, Yoga and Changing My Mind』。（www.cyndilee.com）

ロビン・フランケル-タイガー(医学士)による**まえがき**

　私は医師として15年間、放射線診断学に携わってきた。患者たちがマンモグラフィ、超音波検査および生検を受けにやってきたときに会うのは私である。患者たちが大切な人の手を握り、よい知らせを受けることを望みながら、生検、手術、化学療法、放射線療法の後の放射線診断の結果を聞きに来るたびに会うのは私である。

　感情的苦痛に満ち、身体の衰弱に伴い望みを打ち砕かれた女性たちの顔を、私は数えきれないほど見てきた。医師としての私の仕事が完璧には程遠いことを私は分かっていた。私には他に何ができるだろう。ハグをしてほほえむ他に、女性たちを少しでも慰められる方法を私は全く見いだせなかった。

　私自身のことでは、がんとは関係のない日々の肉体的および精神的な困難から癒されるために常々役立っていることの一つが自分のヨガプラクティスであることは分かっていた。科学的思考を叩き込まれた私の心は、より深く、事実に基づくレベルでヨガの神秘的な効果のベールを剥がす必要があった。私は最初、自身のプラクティスや人間の身体と心の理解を深めるために、ヨガの講師になるための勉強をした。勉強するうちにヨガ療法の分野に導かれ、Integrative Yoga Therapyという機関で勉強を始めた。その勉強中、がん療法の間や終了後の副作用がヨガにより軽減されることが医学研究により証明されていることを学んだ。

　この新たな知見が、私の心に火を灯し、情熱を呼び覚ました。さらに学ぶことは必要命題だった。ことわざにもある通り、「弟子に準備ができたとき、師が現れる」。私が初めてタリ・プリンスター氏に会ったとき、私はこの上ない講師を見つけたことを悟った。

　タリの下で学ぶことで人生が変わった。タリは、真の共感は2つの方法で達成されるのだと私に教えてくれた。すなわち、最初は知識を得て共感し、次に理解を経て共感するのである。タリの方法論は、彼女自身の経験、人体生理学の知識、がんの理解と治療、そしてヨガの専門技術を組み合わせたものである。私は医師と

して、彼女の持つ科学的基礎知識に脱帽した。この知識を、がんに罹患した人々に効果的に適用する必要があることは明らかであった。

　タリががんサバイバーの痛みや苦痛をどのように私に理解させてくれたかを忘れることはないだろう。研修の体験セクションで、クラスメートと私は、小道具を使って自分たちの体にがんサバイバーの身体的制限と同じ状況を作り出すよう指示された。パッドを当てて拘束すると、私たちはヨガのクラスに最初から最後まで参加した。タリの言っていたことは正しかった。「がんは呼吸を奪い、ヨガがそれを取り戻す」。クラスが始まるまで、身体的に制限され情動的になっていた私は、本当に呼吸が出来なくなったように感じていた。体は思うようにならなかった。だがヨガを始めるとすぐに呼吸が取り戻された。このことは、人生でもっとも感動的でありまた惨めな経験でもあった。このおかげで、私はサバイバーが直面する課題を理解することができたのである、

　他のサバイバーを助けたいというタリの情熱は、ヨガスタジオの外にも広がっている。タリは本書の中で、安全かつ効果的なヨガプラクティスを作る方法について専門的に詳しく説明し、なぜ、ヨガを使って生活の質を改善させるべきなのかを述べる。本書はよく書かれており、情報が豊富で、分かりやすく指示に従いやすい。また、がんの仕組みを詳しく説明し、ヨガがどのように免疫力を高めるかについて説明する。これらのことから、本書は私のヨガ療法にとっても医師仲間にとっても素晴らしいリソースである。また何より重要なことは、サバイバーたちがその治癒の過程において積極的に重要な役割を担うことができる上で、本書はかけがえのないツールだということだ。すべての患者の回復プログラムに組み入れられるべきである。

　患者の癒しを手助けするさらに2つの方法を手にした今、タリへの感謝は尽きない。一つ目に、タリの独創的な指導によって、私はヨガ療法を通して多くの人々の生活に触れることができるようになった。二つ目として、患者たちが苦悩に満ちた顔で私に救いを求めるとき、私は彼らをハグしてほほえみながら本書を手渡すことができるのである。タリ、本当にありがとう。ナマステ！

ロビン・フランケル-タイガー（医学士）は、Yoga Heals 4 Life の創設者であり、ニュージャージー南部で医師およびヨガ療法士を務める。治療を目的とする彼女のヨガプラクティスは、伝統的な西洋医学と東洋のヨガの科学を統合したものである。医療の現場で長年、より完成された患者ケアの必要性を目の辺りにする中で、がんと共に生きる人々を助けたいという彼女の情熱は高まっていった。ついには、すべての患者の治療計画の一環としてがんのためのヨガ療法を組み入れることを視野に入れ、患者が治癒の過程において積極的な役割を担える機会を提供している。

序章

　がんの診断は、あなたの生活を一変させる。どんな診断や予後でも、恐怖や後悔や混乱で頭がいっぱいになる。体中の力とコントロール、感情、そして命が完全に抜けてしまったように感じる。家族から医師や支援者までを含むあなたのがんチームが献身的にあなたの病気、治療、生活、幸福について手助けする。短く終わるか生涯に渡るかは分からないが、がんとの旅路の中で、あなたには治療が施され、助言が与えられ、献身的な愛が注がれる。

　それはどれも素晴らしいが、あなたが私のような人なら、自立が失われると感じるだろう。身体に手術がなされる。治療によって心の明瞭とエネルギーは奪われる。医療チームがあなたのために多くの決定を下す。恐怖があなたからすべての自立を奪う恐れがある。力なく、不安の中でさまよっているように感じる。あなたの望みは、「通常」を取り戻すこと、かつて当たり前に簡単にできていたことをするだけの強さを心身ともに持つことである。自制心、安定感、そして希望を感じたいとあなたは思う。

　私にとって、ヨガは私の長い旅路の道連れであり、私が回復に積極的役割を担うことを促す協力者となった。がんにかかる前以上に健康で強くなるために、私に力を与えてくれた。何より大事なことは、ヨガが自己認識と自己愛のための時間と手助けを私にくれたことだ。事実、ヨガのおかげで私はなりたい自分に、すなわち、力と愛と支えを得ようとする人の手助けに尽力する人間になることができた。

　私は、ヨガや多くのがん治療に期待されがちな万能性については、昔も今も懐疑的である。私は東洋哲学や古代からの伝統に敬意を表するが、その信奉者でも改宗者でもない。　私は極めて実用主義の人間である。私は、好奇心、洞察力、研究心をもってヨガプラクティスを発展させ、私が直接関わる数百人のサバイバーにプラクティスを適用した。本書に紹介する私のアプローチ、すなわち「がんのためのヨガ」方法論は、客観的な事実に基づく科学および研究を基にしている。私のアプローチは確率を上げていくようなものであり、実治療の間またはその後、より強

く効果的に戦うためのツールを身に付けさせさせるものである。学んできたことを皆さんとも共有したいのである。

まずは次のことを知っていただきたい。すなわち、質問することと闘争心は事実以上に重要であり、がんを管理する方法とヨガが健康を支える方法について学べば学ぶほど、事実は変わる。好奇心を持って、質問して答えを求め、ヨガの実践も学ぶ。このアプローチが私たちの生活を取り戻す手助けになる。これが私の最も大事にしていることである。

がんのステージや状況に関わらず、がんと共に生きるすべての人に本書が役立つことを私は願っている。介護者や医療従事者も、ヨガについてより理解し、がんと治療の副作用の管理にヨガを用いることで、恩恵を受けることができる。

また本書によって、より多くの思いやりのあるヨガ講師が、がんコミュニティと治癒におけるその必要性を認識してくれることを願っている。研修を受けにくる講師たちによく話すことだが、「真の思いやりは理解と事実から生まれる」。本書の別の目的は、より多くのヨガ講師がここに紹介したポーズの選択の背景にある研究および根拠を用いることで、より多くのサバイバーが長く生き、より健康で幸せな生活を送れる助けになることである。

本を執筆することは、特に文才があるわけでもない者には大変な仕事です。5年以上の間に、私の著書は何度も形を変えてきました。これからお読みいただくものは、私が感謝してやまない多くの方々の熟慮と無数の時間をかけた編集のたまものです。まずは、名前を出すことのできない、私のヨガクラス、講師研修、ヨガ瞑想の生徒の皆様に御礼申し上げます。私は皆様から多くのことを学びました。次に、私の最初のヨガホームであるOM yogaを創設されたシンディ・リー氏が私に寄せてくださった信用、信頼、サポートに厚く感謝いたします。それがなければ何も始まりませんでした。寄稿してくださった「まえがき」が、本書を完璧なものにしています。

確かなヨガの基本的な考え方を私に授け、「正しく座る」ことを教えてくださったOM yoga の講師、ジェニファー・ブリリアント氏とダナ・ストロング氏、その他のヨガ講師の皆様、OM yogaのスタジオスタッフの皆様、がんコミュニティ内外のヨガ講師の方々に心から敬意を表します。

長期休暇を取っていただくこともできず、この10年、週1回の「y4c」クラスの運営を助けてくださっている、専門の講師の皆様にも心より感謝いたします。

「がんのためのヨガ」プログラムに快適な空間を提供してくださった、Sacred Sounds Studioの創設者であるステファニー・タング氏、Virayogaの創設者であるエレナ・ブラウアー氏、それらの関連スタッフの皆様の寛大さに感謝いたします。

イラストレーターであるケティ・マッケイ氏の才能と根気に感謝いたします。私の

命を支えてくださる私の腫瘍医、ジュリー・オリン医師と後任のジェーン・ペトリック医師に感謝いたします。

ロビン・フランケル‐タイガー医師に厚く御礼申し上げます。「まえがき」の言葉は、将来のがん患者およびサバイバーの生活における本書の目的に奥行きを与えてくださるものです。

「書かなければいけない本がある」。ある日の私の独り言です。それをやり遂げるために周りを巻き込むことになるとは思いもよりませんでした。編集の支援は、広く、長く、多岐に渡りました。本書の発売にご協力くださった、アニ・ワインスタイン氏、エリン・タフェル氏、ララ・ローゼンバーグ氏、そしてニール・ゴードン氏に厚く御礼申し上げます。印刷にこぎつけるまでご支援くださったInner Traditions & Bear and Company 社のメーガン・マクレーン氏とジェニー・レビタン氏から温かく的確な編集サポートを受けられたことは、私にとって幸運でした。

この長き道のりにおいて、脚注と巻末注の違いを私に教えてくれたジャクソン・カイトル氏から、私は変わることのない愛情あふれるサポートを受けました。彼は私の文章を読みやすくするチームリーダーであり、調査ディレクターであり、私のライフパートナーです。私のビジネスパートナーであり、娘であるジョジィ・カイトル氏には、感謝の言葉を尽くしても足りません。彼女は、その経験、才能、強い責務を集結させて出版の世界へと私を導いてくれました。自分の時間とエネルギーを犠牲にして全力で私を守り、私のアイデアを現実化する自信を私に与えてくれました。二人の声が、本書が重要であることをいつも私に思い出させてくれました。私の大切な友人たち、カレン・アームストロング氏、スーザン・ブルーム氏、ポール・クロージング氏、ジェニファー・プライス氏、ウィリアム・マシャレッリ氏、スー・コンシダイン氏、アンディ・ペッパー氏、タラ・オライリー氏、スージー・スティーブン氏、リンジー・ピアソン氏、我が妹、バーナデット・プリンスター氏、我が息子、イーサン・カイトル氏、我が義娘、ブレイン・ロバーツ氏、本書のことを気にかけてくださった皆様の静かな支えに心から感謝いたします。

最後になりますが、人生の一部を私に託してくださった、今は亡き皆様に心より感謝申し上げます。

青虫は、
自分の世界が
終わったと
思ったそのとき、
蝶に
変身している。

無名

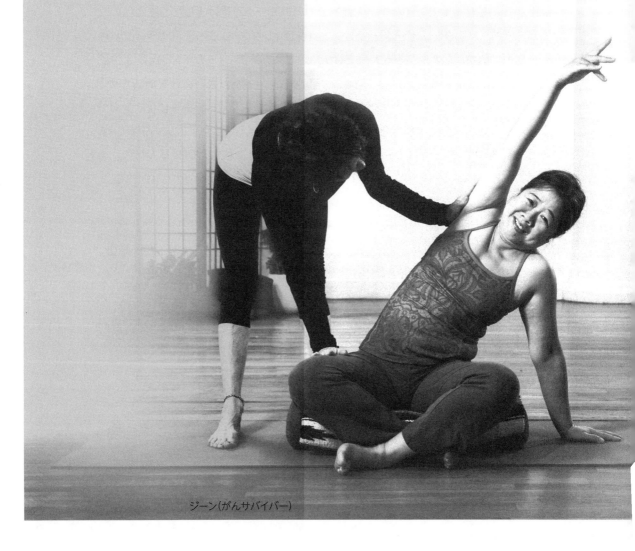

ジーン（がんサバイバー）

はじめに
生き抜くための健康計画

　私はがんサバイバーであり、認定ヨガ講師でもある。そしてあなたが手にしているこの本は、私ががんとヨガについて10年以上学んできたことを皆さんと共有するためのものである。本書は、ヨガを用いてがん・がん治療に立ち向かう理由とその方法について示す。あらゆる世代のがん患者の治療副作用を軽減し、それにより生活を豊かにする手助けをするために開発された独自のヨガ方法論について説明する。そして、あなたが健康を回復および維持する上で役に立つ、勇気付けられる話、医学的事実、多くの実践的エクササイズを掲載する。

　がんと診断されることは、子供に例えるならば、ブランコから振り落とされ、泥に顔を押し付けられて呼吸ができなくなり、他の子供たちがただ黙ってじっと見ている中、泥まみれでとぼとぼ歩いて一人で家に帰るようなものだ。ショックで、腹が立ち、何より一人ぼっちだと感じる。私がしこりに気付きステージ2の乳がんと診断された数年前の心境である。今は、完全にがんは消えて10年前よりも健康になり、がんサバイバーのためのヨガプログラムを推進している。

　大半の人は、化学療法のようながん治療が脱毛症や悪心を引き起こす場合があることを知っている。私の生徒たちも言っていることだが、治療とその副作用は病自体と同じくらい恐ろしいものである。身体的制限、生涯続く副作用、手術により生じる脆弱性はいずれも過小評価されがちである。というよりも、死を恐れているときに医師からの副作用の説明にちゃんと耳を傾けることができないのだろう。

　治療が完了し、自宅に帰って一人になり、混乱した頭の中を整理しようとすると、答えよりも疑問でいっぱいになる。医師は、残りの人生をどう生きればいいのかが書かれた処方箋はくれない。西洋の医学モデルは疾患を治癒するよう計画されてお

り、健康に生き抜くための計画が含まれることなど、あるとしても稀である。本書は、あなた自身の健康計画を構築できるためのコンセプトとヨガの手法を提供するものである。

　本書では多くの課題について取り上げているが、私は着手したとき、書くべきアイデアを何も持ち合わせていなかった。本書は、私がこれまでに学び、最初から知っていればよいと思うことの記録である。回復の道のりの当初、私はヨガが回復を促してくれていることに気づき始めたが、そのときは完全には理解できていなかった。最初のヨガプラクティスを通して、私は生活のコントロールを回復し始めた。また、これまでは思いもしなかったような精神的な成長を遂げ、数年後、私はもっと思いやりあふれる素晴らしい人間になりたいと願うようになった。週のほとんど、朝から晩まで、がん患者とヨガ講師にヨガを促すことが日々の情熱であり、遂にがんのためのヨガ（特別な方法論としてこれをy4cと呼ぶ）は私の天職となった。

　危機は変化を呼び起こす。生命を脅かす疾病に隠された希望は、危機をあなたに有利に生かし、生命への脅威を、人生を変えるための贈り物にするチャンスである。これは理想主義的であり、実際、誰もが自分自身の道のりを見つけたいと思っている。聖人になる必要はない。だが、ヨガを使って自分をコントロールすること、病気から自分の呼吸を取り戻すことは、生活の質を高めるためのカギである。私は、自分が持てるかぎりの時間を使いたい。ヨガは、私自身が生き抜くためのツールである。

　10年前、私はがんとヨガに関する情報が不足していることに失望していた。どこを探してもほとんど見つけられなかった。私は調査し、新しいヨガ指導の原則や基礎の解剖学的事実に関する発見を導く見識を収集し始めた。調査の各段階で、生徒や同僚講師たちがこれらのアイデアの改良を手助けしてくれた。彼らのサポートと多くの貢献に心から感謝している。がんサバイバーへの生物学的・精神的利益に着目し、これらの指針となる原理を古典的なヨガポーズに適用した。私の書くこと、すなわち、古くから伝わる豊富なヨガのリソースを活用する革新的な方法論が、サバイバーの痛みを和らげ、早く正常な状態を取り戻し、自身の健康を感じられるために役立てられることを願っている。私が記すヨガのツールを使って、知識、認識、希望、楽しみを備えた、以前よりもすばらしい「新たな日常」を作り出してくれることを願っている。

　つまり、ヨガは健康と幸福のための私の処方箋である。極めて多くのバリエーションを持つ複雑な生物学的疾患であるがんを治癒するものではない。私の経験上、正しいヨガの方法によって、後述する強力な利益がもたらされる。単細胞が退化するとこれらの退化細胞を見つけて殺す働きをするが、がんはそこに大きなチャンスを得る。知っての通り、一部のがんはコントロールが難しい。しかし、診断にどう対

処するのか、身体についてどのように感じるか、身体を癒すために何を試すことができるかは自分でコントロールできる。

　ヨガは、免疫系を強くすることだけでなく、疾患と治療による悪影響を和らげることも教えてくれる。本書で説明する通り、ヨガは身体の毒素を浄化し、消化、姿勢、心血管機能、リンパの流れ、呼吸などの体内システムを刺激することによって、正常な身体機能を調節する。ヨガはまた、集中力、記憶力、バランス感覚、知力および心の平穏を高めながら、身体の安定とリラックスを促す。これらのことすべてを適えてくれる医療が他にあるだろうか。がんにかかっていようといまいと、そんな万能な薬を飲まない人などいるだろうか。それが、生活を取り戻すための処方箋として、また長期的な健康体へと進化するための健康計画として、ヨガをとらえる理由である。

　以降の章で、がん治療の一般的な副作用について述べ、新たに生じる短期的または長期的な身体的制限に対してヨガを適用する方法を説明する。本書は、皆さんが適切なクラスと講師を見つけ、ヨガに期待できることを認識し、高リスクなヨガのスタイルやポーズを避けるのに役立つ。

　がんの旅路には、3つの段階がある。1つ目の段階は診断である。初めて医師からがんという言葉を聞くとき、ほんの数秒だが時間が止まったように感じる。ただ時間が止まるのである。2つ目の段階は治療の行程である。ここであなたは考慮すべき選択肢が与えられるが、あなたの欲しいと思う情報はほとんど与えられない。そしてここでも、時間が引き延ばされたように感じられる。回復にかかる期間は、治療効果、元々の身体状況、ライフスタイルにより様々である。もどかしいことだが、回復にどれくらいの時間がかかるのか、どのように感じるかについては誰も予測できない。サバイバーシップ、すなわち生き残りが3つ目の段階であり、長く続くことを私たちは願う。正確に言えば、それは一生涯続く。個人的に、「サバイバー」という言葉は好きではないが、診断後、あなたが生きる限りあなたはサバイバーである。各段階について、生活の質を高める多くの最適なヨガについて紹介する。本書を活用して、個人のニーズと回復の段階にヨガを適合させていただきたく思う。

本書の構成

　本書の目的は一つである。すなわち、ヨガとがんに関して私が発見したできるだけ多くの情報を提供することである。第1部ではまず、私の経験について述べる。乳がんと診断され、手術を受け、人生を再構築する方法に関する私の好奇心を呼び覚ました西洋式の治療を受けたいきさつについて説明する。すべてのサバイバーと

同じく、私は突然、がんとは何なのか、がんが生活をどのように変えてしまうのか、再発を避けるためにできることは何か、健康で希望の持てる未来をどのように感じればよいか、という深く恐ろしい疑問に直面しなければならなくなった。

私たちは皆、がんがどのように自分たちの生活に入り込んだのかを理解したいと思う。なぜかを問い、そして、回復へ向けて、がんの原因と予防に関する有用な情報を探し求める。

本書の次のセクションである第2部は、あらゆる研究および理論を取り上げ、動作に適用する。ヨガを日常生活の一部とするための方法を挙げ、これらのツールをいかにしてプラクティスとして組み合わせるかについて説明する。プラクティスとは、日課として毎日またはほぼ毎日行う、自己改善および自己成長を目的とする一連の動作である。ヨガの世界では特別な意味を持つ言葉である。薬を処方する医師やチームで練習を行う野球選手と違い、ヨガプラクティスは体と心の衛生という側面が強い。歯を磨かずに1日を始めることは考えられないのと同じように、ヨギーニ（yogini）が個々のヨガプラクティスの時間と場所を見つけずに1日を終えることはないのである。

モジュールと呼ばれる10の基本要素を用いてヨガプラクティスを構築する方法について説明する。各モジュールのヨガでの目的は様々であり、それぞれが体の全システムのバランスを整えるという総合的な目的の一部である。各モジュールがまとまって、各自のニーズに基づく完全なプラクティスを形成する。要素は精密で連続的だが、各個人、がん、前がん状態の私たち皆が持つその他の特別な条件を考慮した柔軟なモジュールである。各モジュールをいくつかの例で図示する。

「「がんのためのヨガ」方法論」（p.31）では「がんのためのヨガ」理論について示し、「プラクティスの準備」（p.51）ではヨガクラスに参加しない場合に、自宅でプラクティスを実施するのに適した時間と場所の設定などの実際的な問題に着目した、プラクティスの始め方について説明する。同章ではまた、呼吸や瞑想などの重要な要素を含む、プラクティスを徐々に発展させていく基本的なブロックの構築についての私のお薦めをご紹介する。自信のモチベーションを保つためにプラクティスに変化を持たせる方法を理解し、その日その日の身体の感覚を大切にしてほしい。

「各自のヨガプラクティスの作成とポーズの習得」（p.57）は本書の核心部分であり、53種類のヨガポーズの図解と各ポーズまたはシーケンスの具体的な指示を収録する。サバイバーは、プラクティスを各自の身体的ニーズに合わせたいと考える。同章では、避けるべきポーズまたは注意して行うべきポーズについてお話しする。同章までたどり着いたら、独自のヨガプラクティスを発展させるためのすべての要素が備えられるだろう。

ヨガが初めての生徒は、ヨガの再研修で出会う生徒は特に、一人でヨガを続ける

ための指針を尋ねてくる。「様々な治療および回復段階に応じたプラクティスの例」
（p.147）は、様々なレベルと時間のシーケンスをご紹介する。適切なヨガクラスを
見つけられない場合や近くにスタジオがない場合に、自分のプラクティスを構築す
る手助けになることが同章の目的である。すべてのヨーギン（yogin）＊が、日常生
活の実用的制約を抱えながらプラクティスを構築する方法を学ぶ。すなわち、ヨガ
を行うクラス、時間または場所を完全に持てる人は滅多にいないのである。1日5
分でも、地下鉄まで歩きながら、車に乗りながらでも、ベストを尽くせばよい。

　「一般的な副作用を対象とするポーズ」（p.197）では、リンパ浮腫、骨喪失、体
重増加、不安および不眠症を含む、一般的な身体的・感情的副作用に対処するポー
ズをご紹介する。分類されたこれらのポーズは、必要に応じて各自の回復を導く重
要なツールをサバイバーに提供する。また、ヨガ講師にも有益なツールである。大
半のヨガ講師は多様な母集団に教えるための訓練を積んでいるが、固有のニーズ、
懸念、恐れを持つがんサバイバーに教える特有の知識は備えていない。

　「がんとヨガの科学的理解」（p.227）では、ヨガに特別に焦点を当て、がんの性
質と基本的事実について考察する。ある意味誰もが、年を取ればことさらに、がん
細胞またはがん性細胞を抱えて日常を生きている。後述するが、このがん細胞の居
住は、免疫系の複雑さ、そして私たちが「がん」と呼ぶものを予防するために必要な
ツールとサポートをヨガがいかに提供してくれるのかについて理解するための基礎
である。

　「回復と予防のための科学の適用」（p.261）は、私のヨガクラスに訪れたサラの
物語から始まる。彼女は最初、自分の体を厭い、動くことを恐れ、懐疑的であった。
徐々に、健康計画を作るために必要なもの、体のイメージ、体を使うことに対する
恐れ、ヨガに対する疑いを変えるものがヨガの手段であることに気が付いた。生活
での他の経験と異なり、がんは自分自身の体を認識させる。この認識とは、がんに
かかる前には気づくことも考えることもなかった些細な痛みや不整に耳を傾けるよ
うになることである。治療は私たちを怖がらせ、手術は私たちの体に傷をつける。
乳がんの場合、術後の理学療法が絶対不可欠であり、サバイバーの保険はわずか
2週間しか保証されない。

　ごく短い期間で新しいバージョンの体を獲得できるサバイバーは少ない。手術に
よって、一生涯ではなくとも何カ月以上も動きやすさ、体力、全身の機能がどれほど
損なわれるかについてはおざなりである。治療が完了すると、腫瘍科の看護師や医
師、保険会社は、あなたの回復を願って、次の患者に目を向ける。メッセージは明

＊「ヨーギン（yogin）」という語は、性別を問わずヨガを行う人を意味する。男性形は「ヨギ（yogi）」、女性形は
「ヨギーニ（yogini）」である。

白になる。「あなたの旅路の次の段階を決めるのはあなた次第」なのだ。あなたには健康計画が必要になる。

「回復と予防のための科学の適用」（p.261）では、情報に基づく利にかなったヨガがいかにして、健康計画に有用なツールを提供するかを示す。体力や運動能力の構築、解毒、体重管理、睡眠改善、その他多くのヨガの重要な利益を説明する調査および事実について述べる。ヨガの10の利益を詳しく説明する。なぜかを理解することは、ヨガをサバイバーの健康計画の一部として組み入れる最初のステップである。

サバイバーはリソースを必要としている。がんから生還することは孤独であり、激しい感情の起伏を経験するものであるため、他者とつながりを持つことはサバイバーの精神面および身体面の両方での治癒に役立つ。ニューヨーク市から2,000マイル離れた読者の皆さんはクラスの後、他のサバイバーと話をすることはできないが、p.285〜286のサバイバーのためのリソースに紹介するオンラインリソース、財団、病院、クリニック、再研修を利用することができる。同セクションには、私の総合ウェブサイトwww.y4c.comも掲載している。

私の生活を変えてくれたヨガが、皆さんの生活の再構築にも役立ってほしいと思う。がんから回復への道筋が始めから見えている人はいない。個人の ヨガプラクティス、ましてや新しい生活全体を構築するためにお勧めできる完璧な方法などない。どうか、本書で読んだアイデアをあなたに有益な方法で使ってください。最も重要なアイデアは、「あなた次第だ」ということです。

ナマステ*。

---

*ヨーギンがよく用いるサンスクリット語の挨拶だが、英語の訳語はない。私の好きなこの挨拶には次の意味が込められている。「私の中の神があなたの中の神に礼拝します。」

希望は計画ではない。

タリ・プリンスター

　本書の各章は、三つの視点から進めていく。第一は、患者、サバイバーおよび講師としての私の個人的経験、第二は、サバイバーの指導に関して私の生徒や他の講師から得たことすべて、第三は、選択を導くために必要な物理学、生物学および心理学の科学的原理である。仏教やヨガのような東洋の伝統から得た最善の見解だけでなく、西洋の科学における現在の最善の考え方も引用する。良好な生活と治癒に関する多くの伝統を注意深く統合した本書のアプローチは、他とは一線を画するものである。

　個人的な叙述をはさみつつ、偉大な伝統であり強力なツールでもあるヨガに焦点を当てていく。全体を通して、サバイバーである読者の皆さんが自身のがんおよび回復の道のりを自分でコントロールする必要がある、という考え方を基調とする。待ち受ける変化や新たな挑戦を予測することはできないため、その道のりは人生そのものと同じく個々に特有である。だからこそ、基本的な見解と新しいツールを学ぶことが必要だと私は信じている。起こることを待つだけの受け身の患者になるのではなく、あなた自身が治療チームの主治医になるよう、できる限りあなたを案内したい。

　人生での他の深刻な問題もそうだが、がんは多くの人々に新しい道を模索させ、食事を改善したりもっと運動をしたりといった、より良い選択をさせる。がんは、より良い健康へと私たちを駆り立てるのだ。

がんは呼吸をうばい、ヨガは呼吸を取り戻す

タリ・プリンスター

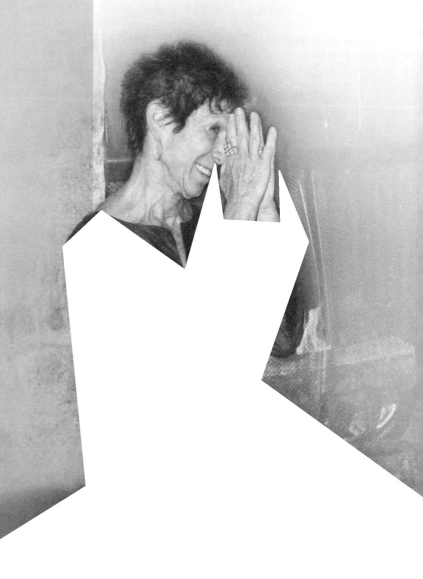

第1部

私の経験

　コロラド州西部で過ごした幼少期。自宅近くの丘の背後に太陽が浮かぶとき、父がガレージに取り付けたのぼり棒を組むのに使っていた亜鉛めっき管は、ハコヤナギの木が落とす影で冷えきっていた。1954年かそれより前の頃である。当時の遊びといえば、学校が休みの日に兄とハイキングをして過ごしたり、放課後に桃園に水を引いたりと、シンプルなものであった。我が家にまだテレビはなく、メディアの娯楽は、時たま映画を見るか（『バンビ』をみて恐ろしかったことを覚えている）、ラジオで『Bobby Benson and the B-Bar-B Riders』を聴くことぐらいだった。私は雲梯（うんてい）に足を掛けてぶら下がるのが好きな、痩せっぽっちのじっとしない子供だった。

　9、10歳の頃、夏の夕方には一人で裏庭の雲梯で遊んでいた。よく地面に頭からゴツンと落ちては息ができなくなった。一瞬、呼吸を求めてパニックと恐怖に陥ったが、何も言わず喘ぎながらも足と腕はキッチンのドアへと向かい、頭を母親のスカートの中に埋めることができるほど、意識ははっきりしていた。母がこう言ったことを覚えている、「大丈夫よ。ただ息を深く吸って」。その、息ができなくなったときと同じ感情が再び起こったのは、53歳で次の言葉を聞いた時である、「あなたはがん、浸潤性乳管癌です」。私の呼吸は止まってしまった。すぐに、「自分の生命が脅かされている」と思った。その脅威が実際に目の前にあった。

　「しんじゅんせいにゅうかんがん」という言葉は、これから頻繁に起こる呼吸が止まる瞬間の始まりでしかなかった。治療の選択肢、決定、副作用、投薬、費用、保険申請用紙、電話、検査結果の待ち時間…不確かさと不安の海に浮かぶがらくたのように、多くの事柄が過ぎていった。皆さんはすでにこの体験をされているかもしれない。種類やステージに関係なく、がんは呼吸を奪い、頭を曇らせ、体を弱くする。楽しい子供時代、雲梯から手をすべらせて地面にドスンと落ちたときに初めて、「もう二度と息ができない」と思った。何かが詰まって機能しなくなり、ひどく悪化してしまった。生命が終わってしまう。

　「がん」という言葉が、生命にしがみつく手を引き離し、時間がただ止まったように思えた。少なくとも、がんサバイバーとして次の呼吸をするまで、時間が止まっていた。それ以来、すべてが変わってしまった。

私は今日、"Breathe Deeply: Appreciate the Moment."（息を深く吸って。この瞬間を大切に。）と書かれたTシャツを着ている。だが、50年前の母は、自分の言葉が大衆文化の一部になろうとは想像もしていなかっただろう。母はヨギーニではなかった。昔を振り返ると確かに、ヨガの考えは治癒や健康を連想するものではなかった。漠然と哲学や宗教に関連するものであったように思う。母は何も考えていなかった。21世紀の今日、ヨガの西洋的概念は、適切に体を伸ばして柔軟性を得る方法、あるいは、ストレスを解放する瞑想の技術である。これらの効果がヨガから得られる一方、呼吸法を学ぶというヨガの原則についてはあまり理解されていない。簡単なようだが果たしてそうだろうか。構造化された注意深い呼吸は、体と心を一つにする結束帯であり、治癒の能力を秘めている。呼吸と健康について、簡潔に説明する。

私が母から教わったことは、私が生き残るための単純で強力な延命手段となっている。母の言葉は、私と本書が指針とする原則である。10年前にがんと診断されていなければ、私は母の知恵とヨガの指導とを結び付けていなかったかもしれない。呼吸を取り戻したことが、私の残りの人生の始まりであった。

がんであることを知るのは、非常に多くの深い感情や恐れをもたらす極めて個人的な瞬間であるため、私は自分の個人的な体験をお話しする。ショック、困惑、そして不安に打ちのめされるかもしれない。すべての人の旅路は独特であり、道のりには平たんな道も険しい坂も突然の回り道もあるが、良いことも悪いことも、私の経験を語ることで、読者が自分の進む道を理解する手助けになればと思う。

治癒的呼吸の利用

深刻な乳がんを患っていることを知ったとき、怒りが湧いた。寝耳に水とはこのことか。がんという言葉は、ドアを開けると腹をすかせたライオンが眼前にいるような、恐ろしいイメージを呼び起こす。「逃げろ、さもなければ食われるぞ。」という二つに一つの選択を迫られた先祖もいただろう。だが、ニューヨークのアパートで、どこに逃げられようか。

ショックや損傷、外傷を受けたときに放出されるアドレナリンというホルモンが神経系に及ぼす麻酔作用について読んだことがある。この防衛反応のおかげで、私たちは並外れたことができるようになる。事故にあった直後に痛みを感じず、起き上がって立ち去ることができたり、あるいは、恐れを感じず、命の危険を顧みないで突進する車から子供を守ったりすることができる。

がんは、冷たく新しい現実である。がんの種類やステージに関係なく、自分がが

んブートキャンプに登録してみるだけでも最初のショックは生き抜ける。医学用語、運命論、恐ろしい統計はそこら辺にある。生か死かの決定を抱えているときに、個人的感情を整理している暇はない。

素晴らしいことも恐ろしいことも、
すべてあるがままに受け入れよ。
前進あるのみ。最後には何も感じなくなる。

ライナー・マリア・リルケ

　ふとしたとき、自分が不安や絶望などの不可解で制御不能な感情でいっぱいになっていることに気付くかもしれない。いったいこれらの感情はどこから来たのか。感情は必ずしもすべてが負のものではない。注意深く耳をすませば、防衛的無感覚によって瞑想的で平和な感覚に落ちるときに静かで内省的な瞬間が予期せず訪れることがある。それでも私にとって、一番強い感情は怒りであった。どうして私が。どうして今。そんな暇はないのに…。

　私を最も怒り狂わせたのは、そのタイミングだった。子供たちはまもなく家を出るところで、仕事は軌道に乗るところだった。辞める心積もりなどなく、ましてや人生の終わりについてなど考えもしなかった。そして丸一年、私は「患者」になるという非人間的な経験をした。家族や友人たちから異なる扱いを受けていることを私は感じた。私の髪が抜け落ちる前でも、彼らは私を病人扱いした。できるだけ早く「正常」に戻りたい、仕事を辞めて人生の意味について考えることなどしたくない、と考えていた。私は人生を謳歌し、53歳の女性が普通に遭遇する問題を乗り越えながら収入を得て前に進むことを楽しんできた。今はそうではない。どうして私が。無性に腹が立った。

　怒りは、私の状況に特有ではない。私の生徒たちは、自身の体に腹を立てたり、自分の自制心を責めたりしたと言う。「何年も体を労わってきたのに、体は私を裏切った」といったところだろう。だが私は自分の体には腹を立てなかった。正しいことはすべてやってきた。野菜を食べ、ジョギングをし、体重を平均以下に維持し、ネガティブにならないよう気持ちを前向きにし、ホルモン補充療法は受けず、等々。ちゃんと生活してきた。自分とは別個のもの、例えば信頼を裏切った最低の友人のように体を考えることは、無理もないが無駄である。むしろ、立ち直って生活の質を向上させる新たな方法、強力な方法で、がん、治療および回復について考える必要がある。

　がんの診断は確かに強い感情をもたらす。怒り、罪、裏切りの感情が招きもしないのにやってくる。これらの感情をいったん脇にどけて、がんに注目してみよう。不都合であろうとなかろうと、私のように自制心を失って怒り出そうと、誰もが「何が悪

かったのか」「なぜ私がかがんに罹ったのか」という問いに対する答えを知りたいと思う。そして私はすぐに、がんの本当の原因、がんを治す方法についての答えがほとんどないことを知り、失望した。がんを予防しようと健康ガイドラインに従っていても、罹ってしまう。がんはただ無作為に運次第で起こるのか。その通り。たいていの場合は、それが冷酷な答えである。「がんとヨガの科学的理解」（p.227）では、疾患としてのがんの基礎について取り上げる。

　がんは人目を忍ぶ。あらゆる点で、あなたは無防備だと感じる。あなたは呼吸ができなくなるだけでなく、自分を制御できなくなる。どのように見たり感じたりするか、他人があなたにどのような反応をするか、将来の計画がどうなるか、病院まで何を着ていくかさえ、自分ではどうにもできなくなる。次の例が示すように、無力感から回復するには、可能なあらゆる方法を用いて主導権を握ることである。

　最初に受けた手術は合計3回であった。1回目の乳房腫瘍摘除は、小さな町の外科医が "clear margin"（がん細胞が残らないこと）を確保しなかったために不成功となり、次の手術が必要となった。最も近いリンパ節にがん細胞が到達していないかどうか（到達していれば体の他の部位に広がる可能性がある）を確かめるため次に受けたセンチネルリンパ節生検の後、私は腕を持ち上げることができず、また怒りが湧いた。

　がん治療は、日常生活のごく些末なことを考えさせる。私は病院へ長袖のTシャツを着て行ったが、頭の上に腕を持ち上げてそれを脱ぐことができなかったため、外科用ハサミで切って開かなければならなかった。前開きボタンのシャツを着るなんて誰も教えてはくれなかった。私の反応は、些細なことだと思うかもしれないが感情がよく表れている。がん手術のために何を着ればよいか誰も教えてくれなかったことに私は腹が立った。

　この特殊な手術の後に起こりうると言われたことは、リンパ浮腫の可能性であった。これは、リンパ液が組織に充満して腫脹を引き起こし、外観を損ない、身体的制限を及ぼす不快な症状である。死よりもこの可能性を恐れて強く反応する女性もいる。再び腹を立ててから私は覚悟した。私は考えた。リンパ浮腫を発症するか、スポーツをしない人生を送るかしか道はないのか。生活を取り戻すために、私は治療との取引をする必要があった。

　そこで、最後の手術から2週間後、私は医師の許可を得てヨガを再開した。もちろんゆっくり優しくではあったが、別のことに焦点を当てた。私が着目したのは、私にできないことではなく、私にできることであった。脚など体の他の健康な部位に着目して、私は驚いた。これらの部位は、動かされること、ストレッチされることを待っているようだった。正常な状態に戻りたいのはもちろんだったが、私は心の中のわずかな変化に気付き始めていた。

　活動は、最初でも少しの量なら私にとって良好かつ重要であった。すぐに、静か

な音楽を聴きながら目を閉じて、仰向けになるのと同じくらい簡単な動作をすることで、気分が変わることに気が付いた（ヨガではこれを積極的休息と呼ぶ）。そして、がんになる前には見落としていたことを発見したのである。

　私は、呼吸できることのありがたさを知った。空気が喉から入り鼻から出ていくことが、今は心地よい。肋骨を広げ外科用ステープルの周りの切開創を引き延ばすほどの真の深呼吸を行うことはできなかった。だが私は、注意深く楽しみながら呼吸をして、自分なりのヨガをしていた。この積極的な意図的休息のアイデアは私には新鮮で、運動競技に挑戦するのをやめ、シンプルなリラクゼーションの真価を認める機会となった。

　次のアイデアはゆっくりと育まれた。私は、体内に入ったすべての化学物質を解毒することに意欲を覚え、おかげで科学製剤への忍容性が高まった。私は、マラソンを走る前の準備のように、化学療法を始める前の時間を使った。もちろん怖かったが、戦う用意をしていた。ある意味これは私の性格なのだが、このがんと闘う姿勢は一般的でもある。おそらく、治療されるのを待つ受け身の患者として無力感を覚えるよりも、がんを戦場の敵と考える方が私には容易だった。自分の感じていることを家族や友人に見せる心の準備ができていなかったため、自分を戦士だと想像し、自分の恐怖や所在なさを隠していた。隠そうが隠すまいが、戦士になるという想像は私に希望を与えた。

私は人生から厳しい扱いを受けていると言われます。
そして、人間としての多くの経験の喜びが与えられないことに心の中で
不満を言うこともあります…多くのものが私に与えられなくても、
もっともっと多くのことが私に与えられます…

ヘレン・ケラー

　報酬は、難しい課題をやり遂げるために重要な動機付けである。がん治療を受けるときにどのような報酬を設定したのか私の生徒に尋ねることがある。ビーチへの特別なバケーション、カップのチョコアイスクリーム、孫と行く野球観戦チケット等々。私は、化学療法を受ける前に毎回、私のヨガ講師であり友人でもあるタラとのヨガセッションを自分への贈り物とした。その後、手作りのジンジャー水、セーター、厚手の靴下（化学療法を行う部屋は寒かったのだ）を手に取り、化学療法のセッションへと出向いた。

　体を快適にするための行動をコントロールすることは単純だった。だが心はそう簡単に穏やかにはならなかった。例えば、一回目の化学療法に向かう途中、私は注意深い呼吸を用いることが大きな可能性を秘めていることに気づき始めた。私は、

自分の怒りの感情が不安や無力感へと変化する経験をした。

　未知のものに対する恐怖が、次なる自己制御の喪失であった。薬剤の効果に自分の体を委ねることは非常に怖くもあったが、同時に、それらが私に命を与えてくれるという確信もあった。看護師が私の左腕に初めて点滴を開始したとき、化学療法剤を注入される前の麻酔剤に対する反応も一部にはあったが、私は心臓がドキドキした。新たな感覚に突如不安でいっぱいになり、次の瞬間、呼吸ができなくなった。

　恐怖は喜ばしいものではなく、無力感はつらいものである。不安で筋肉は緊張し、掌に汗をかき、血圧と呼吸数が上昇するのにつれて口が渇く。私はこの経験を実感した。心拍数は制御不能であった。私は呼吸していただろうか。否。命を救うために計画されている化学療法のことについて考えるだけで、救命用の酸素吸入が必要となり、そこでようやく呼吸を取り戻したのである。

　私は主導権を握る必要があった。化学療法に不安があろうとなかろうと治療をやめるつもりはなかったが、すべての感情的な副作用は取引の一部ではなかった。これらを管理する方法は、深い内面から掘り起こしていく必要があった。振り返ってみると、多くの人と同じく、私は困難に遭遇したときに戦う意志を持ってきた。人間には立ち直る力があり、この立ち直る力が私の回復にとって極めて重要であった。

　今だに、家まで走って帰り興奮しながら兄のいたずらを告げ口するときに母が言ったことを思い出す。「息を吸って。もう一回」「10まで数えてからもう一度話して」。私は凍える部屋で、化学療法用の安楽椅子までの歩数を数えた。点滴が落ちる間の呼吸を数えた。心を呼吸に従えた。それは非常にシンプルだった。呼吸があえいでいたら、リラックスした気分と穏やかな心は維持できない。同様に、興奮した怒りっぽい気分は、長く整った呼吸パターンによって静められる。柔らかく拡張する肺組織からの意図的で意識的な空気の出入の動きほど極めて快適なものはない。「がんとヨガの科学的理解」（p.227）では、呼吸の仕組みが神経系に影響することを正確に説明する。読者は、感情の自己制御を回復するための新たな知識を用いることができる。呼吸に関するこのような見解が、私が融合した「がんのためのヨガ」方法論の第一の原則となった。がんは私の呼吸を奪ったかもしれないが、私はそれを取り戻した。あなたにも取り戻せる。

ヨガを見つけた経緯

　私がどのようにヨガに足を踏み入れたのかと尋ねられる。動機は不純だった。「虚栄心」のためである。50回目の誕生日、すなわち半世紀の一里塚を建てた直後のことだった。人生は一里塚の連続である。考えてみてほしい。節目とは何か。重要

な場所の間の距離を測るために、古代ローマ人は征服した大陸の各地の道や橋に沿って標石を建てた。一里塚は行先まで残りどれくらいの距離があるのかを旅人に示す道しるべである。ほとんどの場合は、これに元気づけられ、望む方向へ正しく進んでいるという案内となる。人生の旅路に沿った一里塚は、期待通りに私たちを前進させ、一度通過したら、楽しい思い出や、少なくとも新しく学ぶための機会になったりする。

　特定の志や必要性によって、選択した道筋に様々な一里塚が現れる。だが、初めての誕生日や初めて歩いた日、女性の場合なら、初潮や初めてのほてり（更年期障害の代表的な症状）などの特定の出来事は、私たち誰もが経験する。大半の女性と同様、私にとって閉経という一里塚は重要だった。私の母や、経験した友人、大衆文化のイメージから私は、「ここからはずっと下り坂」のように思えた。私が初めてほてりを経験したのは1995年であった。

　それまで私は、皺、皮膚のたるみ、痩せた髪、かすみ目からは逃れられないと思っていた。21世紀の西欧諸国では、加齢によるこれらの避けられない問題は美容手術、薬、眼鏡によって軽減できる。私にとって重要な決定は、ホルモン補充療法（HRT）を用いるか否かであった。この錠剤またはパッチの魅力は、若さが取り戻せることであった。私の友人たちの多くが、何らかのHRTを受けていた。私の母すら、25歳前半に受けており、私の妹は10年間HRTを受けていた。

　19年前、私は確信がなかった。1995年の私の懐疑は直感であり、研究による裏付けはなかった。HRTは私には不要に思えた。70年代の自然分娩の大波の中で私は二人の子供を産んだ。そのときそれが正しいと思えたため、薬を使わずに閉経を迎えてもいいのではないかと考えた。人工ホルモン剤を服用すれば生理が不確定の期間続くわけで、過去に出産を終えている私にとって、寝汗を避けるために生理を継続させることは無意味に思えた。そのときを振り返ると、ホルモン補充療法の歴史は十分長くなかったため、ホルモン補充療法がどのようなものか、長期的に体にどのような影響を及ぼすものかについて誰も知らなかった。調査が存在するのか私は知らなかった。女性たちは、これらを使ってよくなったと感じていた。

　なぜ受けなかったのか。私には、1995年のHRTに関することはすべて不確定に思えた。体重増加、心疾患、骨喪失、といった他の閉経後症状があった。研究から、これらの症状は食事や運動で管理でき、予防も可能であることが示唆された。また、閉経は疾患ではない。人生の一里塚である。そこで私は、薬は服用せずに閉経を迎えることにした。そして、次の人生の節目で、副作用を管理し旅路を滑らかにするためにヨガを受け入れたのである。

　1995年は、薬なしで更年期症状を管理するという目標に専念し、定期的にジムに通っていた。50歳の一里塚において、私は車の窓に映る自分の姿を見てはジム

に通った。自分の映る窓に、祖母の猫背や母の曲がった背骨が見えた。実際には、私は皺を見ていたのだが、老女の影が浮かんで見えた。ああ、私か。ジョギングやバーベル挙げよりも他にやるべきことがあると悟ったのはそのときであった。生殖期間を過ぎると、私にも例外なくホルモンの変化が起こった。背骨の矯正が私の仕事だった。虚栄心に勝る動機付けはない。

　間もなく私は、前かがみであれば若い人でも老いて見えるが、年を取っていてもヨガをしている人は姿勢がいいということに気づき始めた。年を取るということは、老いを感じるのと同様、老いて見えるということであった。他の活動を補足するものとして、私は50歳にして、できるだけ早く最適の効果を得られるよう、ビクラムヨガとアシュタンガヨガを始めた。週2回でも、他のコンディショニング運動では適わなかった体の変化を見ることができた。姿勢が改善され、お腹の脂肪が減少し始めた。気力、集中力、協調運動能力がいずれも高まった。

　閉経後によるものだと思っていたのだが、気分変動から抑うつになった。知られざるヨガの効果だが、便通は正常だった。当時のこれらの効果に関して私の関心は低かった。動機が虚栄心でしかなかったからだろう。人生にがんが飛び込んできてようやく、私は自分の体が、過去に行ってきた従来の運動やスポーツよりもヨガに迅速かつ良好に反応しているのはなぜかという深い疑問を持ち始めたのである。どのように、なぜ、という疑問符をがんが心の中に浮かび上がらせた。

　化学療法の間、私は家族と友人に「落ち着いてね」と何度言われたか分からない。良かれと思ってのこの助言が「がん患者」としての私の新たなアイデンティティを強め、自分が病弱であることを感じさせた。このイメージは好きでもなければ役にも立たなかった。正常であることを感じたいという望みは、虚栄心と同じくらい強かった。作家でジャーナリストでもある故クリストファー・ヒッチェンズはこのように書いている、「がんサバイバーになることは、意志の国の市民権を失い、がんの国と呼ばれる新しい国で外国人として目覚めることを意味する*」。私は身体活動を続けたかったので、ある程度はそうしていた。方法は、特に化学療法の日に気分が乗らなくても、毎日何かをすることであった。

---

*故クリストファー・ヒッチェンズは、『Vanity Fair』（2010年9月号）の"Topic of Cancer,"に、奇妙な事実と難解な言葉を持つがん患者の「新しい国」について書いた。

私は、参加していた臨床試験の一環で、週1回の治療スケジュールを受けていた。このため、週の他の6日をすべて治癒活動に充てていた。当時はバーモント州に住んでいたので、容易に近所のハイキングコースを歩いたり自転車で走ったりすることができた。天気が悪いときは、ストレッチして体液を動かすのにヨガマットの上が最適だった。それが重要だったのだ。私は、化学療法剤をできるだけ早く体から排出するという考えに取りつかれていた。運動によってそれが叶うかどうかは見当もつかなかった。だが、それは正しいことのように思われた。

化学療法を受けていると、3〜5時間椅子に座った後で病院を出て歩くときに眠気を覚える。私には中度の運動がちょうどよい息抜きだった。大半の患者にとって、化学療法による疲労感は蓄積する。約10ヵ月間に渡る治療が進むうち、歩くこと、自転車にのること、ヨガをすることを修正しなければならなくなった。何らかの動きを行うことは、「回復と予防のための科学の適用」（p.261）で検証するような休息のヨガポーズでの感覚的な動きでさえも、多くの体勢を取ることになる。

では、化学療法の数ヵ月間に私はどのようにヨガを行ったのか。私の家のリビングには床から天井まである窓がいくつかあり、そこからは、高い木々に縁どられ西の空に開けたバーモントバレイを見下ろすことができる。私はこれらの窓の前の定位置にヨガマットを敷いた。ここが私の場所であり、神聖なる自己回復の場所として日常のルーティンの拠り所となった。治癒の場所は常にそこにあり、私の呼吸、動き、心の静寂を回復させた。

化学療法は、2000年の盛夏に始まった。数カ月が過ぎ季節が移ると、窓の外の景色は緑から紅葉、白へと自然のサイクルを追っていた。その盛衰のパターンは、静かな秘密を隠しているようだった。ヨガマットでの毎回のセッションを自分のエネルギーに合わせて調整するのと同様、化学療法剤とがんによってその日その日の調子は違った。私は、仕事を終えた後の夕方にマットの上に快適に座って始めるというヨガのルーティンを作った。

週の大半を一人で過ごしていたので、私は静かでいられた。眼を閉じて、自分の体が生きている兆候を探して待った。静かな胃や髪の抜けた頭のヒリヒリ感や骨の重さ、感じられるあらゆることを探していた。そして、心の中に飛び交う思いを見つめた。それらの感情や思いに反応しないよう努めた。これは数分または数秒続いた。私は呼吸をしながらリズムに合わせて動き始め、小さくゆっくりとジェスチャーをした。最後に、小さな動きが大きくなった。私は様々なヨガクラスで学んだパターンに従ったが、特定のヨガスタイルとして確立されているものはなかった。自分が正しいと思うことをした。

数日間、これらの動きから振り付けを組み合わせて、確固たる平衡感覚と活動的なポーズが得られた。そうでなければ、60分もただ見かけだけのダンスを踊るか、

ポーズからポーズへ少しの間をおいて好きなだけ繰り返すだけだっただろう。別の日には、快適さを覚え、心臓の音が聞けるほどの静寂を得ることができた。

　私が言わんとしているのは、心を見つめての動きは癒しであり、自分の心を平和で満たせば、静けさと休息が得られる。一例として、動いていないときでも、体には常に運動があるため、心筋の動きを聴けば、奥深いところで何らかの動きがあるという十分な証拠になる。動きは生命の兆候である。心肺蘇生の訓練では、動きをチェックする簡単な診断を用いる。肺からの空気の動きに伴う肺の上下動はあるか。心拍は聴こえるか。動きは良好な体にとって不可欠であり、「「がんのためのヨガ」方法論」（p.31）で取り上げる私の二つ目の原則の拠り所である。

　ヨガの時間を終えるとき、私はいつも長い静止を楽しむ。これが最後の休息姿勢であり、儀式的に行うシャバーサナ（屍）のポーズである。化学療法を受けた7ヵ月間。回復と共に訪れる難題に合わせて、私の毎日のプラクティスの頻度、時間、強度は変化した。

生きるために動き、動くために生きる

　私のシンプルなヨガプラクティスは、期待もしなかったような方法で私を支え、生き抜くための武器となった。それは、「治療から回復までの過程で毎日動く必要がある」という単純な考えから始まった。ジムでトレッドミルを使うのをやめたが、運動はやめなかった。さらに読み進めていけば、ヨガでの動きがどのように、なぜ、回復の手助けになるのかがお分かりいただけよう。

　どんな運動も、私が生きていることを意味するのだ。各個人の状況に適した運動を見つけることは難しい。がんであろうとなかろうと、体は動くためにできている。生活の質と健康寿命は毎日の運動にかかっている*。運動しなければ、筋肉や骨はたちまち弱くなるため、「使わなければ失う」ということは重要である。運動しなければ、体の成長は止まり、鈍く弱くなる。心も同じだ。動かすことは両方を新鮮に保つ。動くために生き、よりよく生きるために動くのである。

---

*アメリカがん協会（ACS）のような全国組織により実施された理論研究と臨床研究の両方で、生涯に渡る中度のエクササイズが体と心の健康に有益であることが裏付けられている。運動は体重管理に役立ち、過体重になることはがんのリスク因子である。正しい生物学的メカニズムだけでなく理想的な運動の頻度についてもさらに研究されている。適度な運動でも役に立つものと考えられる。

どのような種類の運動が最適なのか。私は自分自身の問いに答えを出さなければならない。ヨガは優れている。だが、ヨガはなぜ、どのように優れているのか。自分の物語が続く限り、私は自分で答えを探していた。がんの困難から、私の体も心も変化してきた。

私たちが疑問を持つ理由

診断の話が始まると、医師は基本的なこと、すなわち、腫瘍とは何か、なぜ腫瘍を除去しなければならないのか、どのように除去されるのか、その後何が起こるのかについて説明する。説明はよどみなく、初めて聞く言葉の多くが異国語である。最初のころ、外科医および腫瘍専門医とのセッションにテープレコーダーを持ち込んだのはそのためだ。医師は腫瘍と私を検査室へ送り込んだ。すべての検査の後、胸部だけでなく、肺、腎臓、卵巣、腸など全身の体内の画像が撮られた。がんブートキャンプ、ベーシック101！体内にどれほど多くのリンパ節があり、それらがどこに位置しているのかなど、想像もつかなかった。放射性同位体を流し込まれた全身のリンパ系を見ることは、自分が全く別物のように思える経験だった。私は自分の体の中を見ることができた、それも初めての方法で。

そして化学療法が始まったとき、私は免疫学、細胞生物学の仕組みの短期集中コースにいた。率直に言って、私はかつて、白血球と赤血球のバランスやそれらが血液の生成や感染・疾病から私を常に守る複数の保護剤にどのように作用し私を生かしてくれているのかなど、考えたことがなかった。

私の髪が抜け落ちるとまた、なぜと問い、このような新たな学びがただ私の疑問を鋭くした。看護師は術後のドレーンに関する特別なケアなどのことを喜んで説明してくれた。放射線技師は、放射線がどのような方向で心臓および肺を通過するのかを示してくれた。私は、X線検、血液検査、超音波画像を通して、体内を覗いた。そして、がんの背後にある科学が少しわかってきた。

がんが意欲的な学習者の先生になったのだ。私は、体という優れた入れ物の中身を覗き始め、内外から眺めた。体が車だとすれば、私は、ボンネットの下を見ることも、それがどのように動くのか、なぜ故障してしまったのかを尋ねることも決して厭わなかった。所有者のマニュアルを探しに行ったことはなかったが、それでもやはり手に入れていた。

「自分の体について学んでいるが、心はどうなのだろうか」。この疑問が湧いたとき、別のことが起こっていた。皮膚の下の体内で見たことは、想像していたほど恐ろしくはなかった。だが、がん細胞が体の他の場所で増殖する可能性を考えると心が

かき乱された。私は、生命は永遠ではないのだということを実感し始めていた。死はもはやただの思いつきでも抽象的概念でもなく、死について考えることは避けられない日常生活の一部となった。

　私は戦士になるためがんブートキャンプに参加した。戦士という言葉は、がんコミュニティの外部の人には奇妙に思えるかもしれない。もちろん、参加を望んだわけではなかったが、二度と選びたくないとかお勧めしないとかいうような経験ではなかった。だが、逆境はよいことに利用できる。私は人生の休息の準備をしており、どのように自分の体を扱うかという今日の選択が明日の生活の質を改善するということに気付き始めたのが、そのときであった。

　化学療法を続けることで私は疲弊した。期待していた通りの累積的効果は見込めず、最後には、くたくたに疲れてしまった。同時に、私は精神的には強くなったようだった。科学は、抗がん剤によって作り出される症状と薬効時間によって抗がん剤の副作用を評価する。同じ科学で、治療後のサバイバーの精神的な強さを評価することはできるだろうか。がんが私を戦士にするにつれ、別のことが起こっていた。別の種類の見識が開花していたのである。当時はそれを何と呼んでよいかはっきりとしていなかった。だがその存在は、私の体と心の奥深くで感じられた。

　化学療法の完了後に力とエネルギーを蓄えたとはいえ、自転車やジムのようなかつての正常な身体活動に戻りたいという望みはあきらめていた。私は体がまったく異なるように感じた。この違いは何なのか。マットに寝そべっているときは、体だけでなく心も調子よく感じられたため、ヨガをもっとやりたいと思った。

　がんは私の体と心に、互いがより密接に機能する方法を教えていた。以前は、がんが私に教えてくれていることに耳を傾けたことも、そのような生命兆候に注意することもなかった。この数ヵ月間の治療の間に、様々な方法で感じたり、疑問に思ったり、体を知ったりすることで心と体の新たな見識が高まった。がんを通してのこのような学びが起こっていた。私のヨガプラクティスはゆっくりと静かに、心と体、特にこれらが相互に作用する複雑な方法に関する深遠な見識へと私を導いた。

　理学療法に対する2週間の保険適用が終わったとき、ヨガマットの上で行ったことが理学療法よりも可動域の増大に役立っていた。腋窩リンパ節の手術後の腕の神経感覚は、そう簡単には回復しないと言われている。だが、私の右腋窩の感覚は回復しつつあった。目立たない事柄では、化学療法で最も知られていない便秘による不快感がヨガによって緩和された。

　がんになるまでそれほど当てにしていなかった瞑想によって得られる大きい充足感は、私の中で確固たる実用的な治療として明確となった。私は瞑想を必要とし、自己治癒のツールとしての可能性を感じていた。夜眠ろうとするときや、経過観察の結果を病院で待つ際のストレスに対処するとき、45分間MRIの中に一人、恐ろ

しい気持ちで寝そべっているときに、雑念を鎮めることができることは大きなメリットだった。私は神経への直接的な効果を感じることができた。

　呼吸を組み合わせた瞑想は、ヨガの指導者が示唆する通り、強力なリラクゼーション技術である。私は、これが体にどのように作用しているのかを知る必要があった。がんのような生命を脅かす疾患の知られざるプラス面は、私たちの注意を引き、目的を持って反応すれば心と体をよりよい生活の質へと導くことができることである。

理解したい思い

　これは奇跡だったのか。それともヨガの科学があったのか。最初の頃、私はヨガに関して言われていることに懐疑的であった。「治癒力」についてヨガで言われることは無視していた。今、ヨガは私にその治癒力をもたらしてくれている。それを実感できたのである。体と精神の回復における変化を経験していた。私はさらに知りたいと思い、ヨガコミュニティを調べ、実験することにした。

　そのときから、ヨガががんに影響して回復を促す仕組みと理由を知ろうと、体に対するヨガの生物学的効果に関する本を読み始めた。ヨガの働きをただ受け入れることはしたくなかった。私はリンパ系について勉強し、深い腹式呼吸がリンパ系の体内解毒に直接影響を及ぼすことを学んだ。解毒作用に疑問を持った私は最初、関連する体液と重力の基礎物理についてしか学んでいなかったのだ。私はがんの医学的基礎に関する本を読み、そこから得たことをヨガの背後にある科学知識に統合していた。

　がんについて、ヨガについて、そして、がんとヨガの両方についてできるだけすべてのことを学ぼうとしていた頃、私は様々な種類のヨガクラスに足を運び、目にする本や記事はすべて読んでいた。2001年、一年以内に回復した私は幸運にもニューヨーク市に住み、がんとヨガの関連性の追及を続けた。私はここで、街自体を私の研究所ととらえ、解剖学を学び、がんサバイバーのために提供されたあらゆるヨガスタイルおよびヨガクラスのサンプルを収集した。

　答えが見つかることを期待していた私は、がんへの言及のいい加減さ、体へのがん治療の影響に関する理解不足、さらに悪いことに、損傷リスクの可能性に関する気楽な態度に失望した。ヨガの世界は科学に基づいているのではなく、一般論や希望的観測に基づいているように思えた。後屈が腹部器官の調子を整えるとか、ねじりのポーズが腎臓を解毒するなどといった宣伝文句は、ありそうにないことのように思えた。さらに、もし私が30ヵ所のリンパ節を切除していたとして、ヨガはどのように私の免疫系を強化してくれるのだろうか。私は、どのヨガポーズががん手術によ

り失われた身体部位による不快感を緩和してくれるのかを知りたかった。

　がんに関する明白な答えは、先生からも、クラスからも、物事が作用する理由について欧米の視点で書かれた本からも得られなかった。自分の体とヨガマットを用い、大いなる好奇心をもって、私は生物学的事実、科学研究およびがんサバイバーの回復を促すための特定のヨガポーズの収集の必要性とのつながりを構築し始めた。

　私が強くなるにつれ、いくつかの答えが得られた。ヨガとがんとのつながりの理解は深まった。この体の知識や見識を他のサバイバーと共有することが次の段階であることは明白だった。

　そこで私は、ヨガ講師研修に登録することに決めた。2002年のことである。今日、私はがんのためのヨガプログラムを牽引している。それは、「ヨガが役に立つ」という単純なアイデアから始まった。それが私の責務となり、今では、あらゆる病期のあらゆるがんを対象としたヨガクラス、正常へと戻すツールとしてのヨガの使い方を学ぶことに着目した再研修および認定ヨガ講師のための公認の研修ワークショップをもっている。これはすべて、古典的なヨガポーズに基礎の解剖学的事実を適用して作った、一連のヨガ指導原則に基づくものである。これは、私が自分の体の治癒と変化を感じた際に答えを見つけた探求から生まれた。自分自身に処方したものであり、本書の読者に提供するものである。

一人でなければ容易になる

　一人ですれば回復が制限される。コミュニティには強みがある。私のタイプAパーソナリティが、私のここまでの物語には表れている。確かに私は、常に何かをやらなければという文化的圧力を感じてきたし、今も感じている。一部の人はこれを心を伴わない活動、すなわち、生きていることをより実感するように忙しく生活し続けるための活動だと決め付ける。私はがんについて考えなくてもよいよう忙しさを維持していたのだろうか。多くの私の生徒と同様、私はがんが私の身に起こったにすぎないというように振る舞った。そして、まるで障害などないかのように思うがまま、あらゆる困難を乗り越えて働くことができた。だが、壁にはぶち当たってきた。それらの岐路において、私は呼吸をし、瞑想し、困難に向き合う準備のある戦士となるために学んできた。ただし、一人ではなかった。私には家族や友人たちがいた。彼らは私のためにそばにいて、素晴らしいサポートをしてくれた。

　私は別のことを発見した。がんの国では、がんを患う他者とつながる必要がある。サバイバーは異なる言語を話し、異なるレベルでつながる。

2000年の夏、私は化学療法で髪が抜けてしまった頭を不名誉に感じ、友人のアレックスのように野球帽だけかぶっていた（夏はカツラも暑いのである）。アレックスは、私の娘の高校の友人の弟で、私たちは意外な仲間になった。彼は小さいときに腎臓移植を受け、約15年間も免疫抑制剤の投与を必要とし、ついにはそれが原因で血液のがんに罹ってしまった。私たちは彼の家のベランダに座ってお茶を飲み、シカが食べ物を探して庭をうろうろと出入りするのを眺め、サンスクリット語で「サンガ」と呼ばれる恵みの場を共有した。サンガとは、大まかに訳すと「真の仲間」とか「賢者の集まり」といった意味である。仏典では、内面の自由への大きな入口の一つとみなされている。二人いれば、サンガを作るには十分である。この恵みの場にいればいるほど、その威力を経験できる。言葉も特別な活動もいらない。既存のコミュニティに参加する必要などないのである。もっとも強力な治癒コミュニティは、私たちが非公式に形成する場である。

　がん患者とがんサバイバーの支援グループの価値が研究で示されている。ただしこれは、すべての人に向いているわけではない。多くの人が、トークセラピーのグループから紹介を受けて、私のヨガクラスへとやってくる。ヨガクラスは治療コミュニティのような機能を果たすこともできるが、話すことは少ない。やはり、社会的生物である人間は社交によって利益を得る。私たち人間は互いを必要としている。

　コミュニティやサンガは、自身の外界の生命に関わって、互いを励まし合う。自分の殻、すなわち「入れ物」を超えて、がんによって助長される強いセルフフォーカス（自己に注意を向けること）の外側で生きることである。がんの診断を受けたショックは、人々を孤独の殻に閉じこもらせてしまう。グループの一員であると感じることは、その恐ろしい孤独をじわじわと破ることができる。ある生徒がこのように話した。「私は最初、このヨガクラスに合わないのではないかと怖れていました。ですが、慈愛や勇気、我慢、そして回復が部屋の中にあふれていることを実感しました。この部屋の中では私は安全なのだと思いました」。これはヨガクラスに限らず、ドアを開けたときにすべての女性が覚えるちょっとした不安や恐れの例である。一人でなければ、がんの国ははるかに航海し易くなる。それが、内外からがんを治療する方法である。

ヨガとがん

ヨガが役に立つということを私に教えてくれた、私の生徒であるすべての女性の物語が、私の物語を継いでいく。彼女たちの根気のおかげで、私は彼女らの体と精神的癒しを通じ、ヨガの多くの有益性を観察することができた。彼女たちは、好奇心、希望および意欲をもって、共同調査のパートナーとなってくれている。怖れや疑い、がんとヨガの両方に関する疑問も持っている。答えが得られること、ヨガが彼女たちの助けになる様子を目撃すること、そして、共感とサポート、希望にあふれたこのがんコミュニティの一員であることは、私に大きな喜びを与えてくれる。

私の生徒が疑問や恐れをクラスに持ち込むことは重要である。それは、一人で抱えるがんの孤独を超えて動き出そうとしている証である。がんは恐ろしい。化学療法や手術も恐ろしい。ヨガですら、人によっては恐怖になりうる。私たちが新たな学びの真価を理解して学ばないかぎり、生命のあらゆる謎は謎のままである。私たちは、呼吸、運動およびコミュニティを通した知識と見識により、謎の一部を解明することができる。

私の生徒の一人であるティナは最近乳がんと診断され、乳房切除の前にクラスに来ることを怖がっていた。彼女はエクササイズと動きによってがんが拡散すると聞いていた（真実ではない）。私の生徒たちは私や他の生徒によく打ち明け話をするが、そのうち最も多く聞かれるものが、体重のかかるポーズがリンパ浮腫を引き起こすというものである。研究からそうではないことが示されてはいるものの、この誤解がヨガをすることについて不要な心配を生んでいる。

ヨガ講師としての私の新たな人生

ヨガクラスを教えることは、神秘的でも恐ろしくもある。時計との戦いであり、心と体のローラーコースターである。女性がんサバイバーのための75分のクラスは、「Sun」と呼ばれる部屋で毎週火曜日午後3時35分に行う。私にとっては、スタジオまでエレベーターで上がってくる3時15分からクラスは始まっている。3時20分までにすべての女性サバイバーがおとなしく待っている。

私はティナを喜んで迎え入れる。彼女は職場での問題、新たな転移、右腕のリンパ浮腫のためこの8ヵ月間姿をみせなかった。声をかける必要があることは明らかだった。彼女は嬉しそうだ。血色はよくなり、多くの女性がこわがるリンパ浮腫用スリーブを身に付けている。15秒ほどのうちに、私は彼女の新しい治療法と新たな副作用について聞く。笑みの背後には大きな不安と苦しみが見て取れる。

3時32分、デニスにハグをする。髪の抜けた彼女の頭に普段のカツラはかぶっていない。私は何かが違うと感じる。いいえ、何か様子がおかしい。90秒後、私は彼女の化学療法の失敗、新しい投薬プロトコール、彼女の夫の浮気と家出、彼女の父親の入院について聞く。新しい化学療法によって免疫系が弱まっているため父親を訪問することができないという事実がより一層悲しみを深めている。彼女は泣き出し、私は再び彼女を抱きしめ、放射線療法の予約のために早くクラスを抜けても大丈夫であることを彼女に告げる。デニスは脳腫瘍を患っている。

3時35分までに新たな顔ぶれが4人に増えた。ヨガスタジオは、おしゃべりや笑い声、あいさつ、質問、話、助言そして慈愛であふれている。彼女たちは、生命を脅かす病、長期の外観変形、身体障害に向き合う女性ではなく、休み時間に校庭で遊ぶ子供のようである。クラスでだけ会う友達同士、マットを並べる。場所を譲り合い、準備の仕方や期待できることを新しい生徒に積極的にアドバイスする。部屋はエネルギーに満ちている。彼女たちはがんサバイバーなのか、それとも、お泊り会の準備をする子供なのか、自問自答してしまう。今日は、24人の女性戦士が室内でマットに寝そべっている。うち8人は化学療法を受けており、3人がこの3ヵ月以内に受けた手術から回復中であり、2人が重篤なリンパ浮腫を患い、1人が発作のため投薬を受けている。そして全員のうち約半数が何らかの乳房再建を受けている。

さあ、ヨガを教える時間だ。私は一瞬頭がからっぽになる。クラスを始めるとき、毎回これが起こる。10年以上の間、私は女性がんサバイバーのクラスを週1回以上教えているが、毎回、最初の数秒は不安で一杯になる。なぜこのクラスは教えることが大変なのか。

一つ目のポーズを説明するために私が言葉を探すと、女性たちはすぐに静かになって聴き入り、じっと沈黙に備える。私にはもったいないことだが、彼女たちからの敬意を感じる。私の心はまだからっぽだ。ついに、私を含む全員が落ち着いて穏やかになる。静けさの中で、私たちは呼吸に意識を傾けることにより一緒にヨガを始める。無制限に息を吸い、息を吐く。その調子。

私の人生で最も穏やかな瞬間が、込み合った騒々しい地下鉄で起こる。感覚の乱れが私の周りに膜、鞘を形成する。過剰な負荷は、私たちのヨガがんコミュニティのような安心できる環境の優しい内部空間への呼び水となる。あお向けになった24人が呼吸をし、顔に笑みが現れ始める。がんの旅路でそれぞれが抱える重い荷物が落ち、共通のヨガの旅路が始まる。

最近手術を受けた人には優しく注意を促しながら、注意深く動き出し、今日のクラスのテーマを紹介する。今日のテーマは、「瘢痕（傷跡）。がんによる瘢痕。人生での瘢痕。その両方を使っていかに強くなれるか。」

私は腕を持ち上げて自分の傷跡を見せ、腋窩リンパ節手術により影響を受けた筋

群について示す。廓清前のリンパ節の位置とリンパ液の流れる方向を簡単に説明した後、リンパ浮腫に対する一連の自己マッサージテクニックを開始する。度々休止して疲れを確かめ、ポーズの調整を促し、今の私たちが日常生活する上での感覚の種類、瘢痕組織によって引き起こされる不快、可動域を維持または増大するために大胸筋（前胸筋）を特に常にストレッチしなければならない理由について話す。

　これまでのところ、私は何回かタブー語を使っている。がんに関するあらゆる語彙を口にしている。瘢痕、化学療法、苦しみ、副作用、痛み、危険。これらの言葉はいずれも通常のヨガクラスの生徒には恐怖を与えるかもしれないが、触れるべきではないがんという言葉をあえてクラスの知識に組み入れることが、癒しになる。

　私ががんサバイバーのためのヨガクラスを見学し始めたとき、なぜヨガ講師ががんという言葉を決して言わないのか不思議だった。彼らは代わりに、リラックスしてとか、平和を感じてとかいう言葉をよく使う。皮肉なことに、これらの耳優しい言葉は、私の心を死について考えることへと駆り立てた。私にとっては、クラスが提供されている真の理由を避けることは癒しにはならなかった。

　私の生徒は、初めて会ったときに互いに質問し合うことが慰めになるようだ。例えば、どんな種類のがんを患っているのか、どれくらい患っているのか、治療や副作用、どの程度回復しているのか、などである。ホッとした生徒たちは、彼女たちの疾患がグループ内での深い精神的つながりをもたらすことを講師が恐れずに認めているのだと感じる。これにおいては皆一緒である。クラスでは、ヨガの呼吸が免疫系の洗浄をいかに促すか、それがなぜがん再発のリスク低下にとって必要なのかについて説明し、それぞれが息を吸いながら笑顔で反応してくれる。がんについて話すことは気まずいかもしれないが、率直にがんについて話さなければ、がんは謎の恐ろしい物になってしまう。

　最後に、15分ほど時間を残した頃、まとめに入る。瘢痕に関するテーマに話を戻す。各生徒が傾けた体の形を目で追う。戸惑っている生徒はもういない。多くの笑顔が見える。皆が安全でプライベートな空間にいることを実感する。Tシャツやヨガパンツに隠れた彼女たちの瘢痕は、各自のがんの道のりにおける困難から一時的に身を守る防弾ベストである。戦士のように、彼女らは自己治癒の恵みを観察するところから王座へと到達した。無傷で生き残る人はいない。これらは、生命を与える傷なのだ。言葉はいらなかった。

　それぞれの女性の顔に輝きを与えることがヨガの目的である。悟りのようなものでも、深い啓蒙でも、高い認識でもない。私たちは、ヨガが治癒を促す最も精神的な身体レベル、「アンナ・マーヤ・コーシャの至福」にシンプルな充足感を覚える。

ヨガがどのように、なぜ作用するのか、ヨガがもたらす有益性、がんの治療中および治療後にヨガを用いてどのように生活を取り戻せるのか、私がこれまで挙げた疑問があなたの好奇心を刺激すれば嬉しく思う。だが私たちが先頭を走るその先には、より多くの疑問がある。私の話全体に、私の考えの基礎となるヨガの原則につながる事柄がある。それらは何か。それらはどのように私の物語につながり、「がんのためのヨガ」の見識を形成するのか。

数千種類のヨガポーズや呼吸技術が存在する。注意して用いればいずれも重要なもので、がん患者やサバイバーにヨガの利益をもたらす。だが、私たちはこれらを選択し、学び、楽しむためにどのように注意して進めればよいのか。原則を統合することは有用な手段である。私たちには、新しい学びを促す理論が必要である。最後の章で、「がんのためのヨガ」を裏付ける科学原則および発表研究について説明する。

第2部

「がんのためのヨガ」の実践

がんが生命のリセットボタンだとすれば、
ヨガはその復活ボタンだ。

タリ・プリンスター

　次の4つの章は本書の要である。さあ、動く時間である。サバイバーに有効な特別なポーズや、避けなければならないまたは注意して実践しなければならないポーズについて説明する。ここで重要なのは、あなたが自宅やクラスで適用できる自分だけのヨガプラクティスを構築することである。私自身のプラクティス、私がサバイバーを対象にまたは国内のあらゆる講師研修で教えている内容、私自身のがんの道のりから、個人的な例を紹介する。

　本セクションの始めに、最適な治癒的プラクティスを作るための5原則（「がんのためのヨガ」理論）と7構築ブロック（構成要素）についてお話しする。いずれも、誰もがヨガプラクティスを編成し各ニーズに合わせてヨガを修正できるための基礎である。この基礎は、私が数千人ものがんサバイバーを観察し、それぞれに適切なヨガプラクティスを構築しつつ、自身のヨガプラクティスの進展に合わせて時間をかけて開発したものである。

　ここでは、あなたがストレスを軽減し、体を解毒し、バランス感覚を改善し、強い骨と筋を構築し、回復を自らコントロールするための個人的なプラクティスを始めるお手伝いをしたい。最も重要なこととして、私たちは生活の質を改善しがんの管理を助けるべく、免疫系を強化するヨガポーズおよびシークエンスを用いる。自らをコントロールできる喜びを再び味わってほしい。

ヨガは
がんと同様に
心と体を変える。

タリ・プリンスター

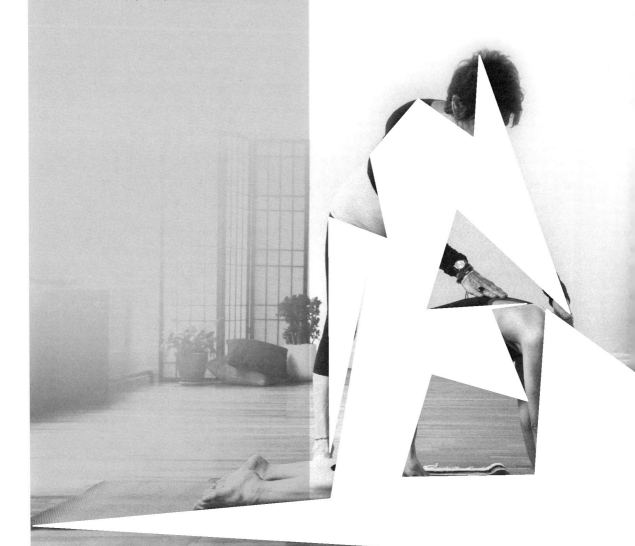

ミドリ(がん患者)

1

「がんのためのヨガ」方法論

「がんのためのヨガ」方法論の５原則

　「がんのためのヨガ」の方法論は、私が以下に記す５つの原則を基にしている。これらの原則は、指針を示すだけでなく、驚くべきことにヒンドゥーのコーシャという概念と結びついている。コーシャとは、インドを発祥とする古代言語のサンスクリット語で「鞘」を意味し、体のエネルギー層を指す。ヴェーダーンタ学派では、これらの鞘が人生を通じて私たちの物理的および心理的経験を保護、具体化する。５つのコーシャは５原則を分かりやすく示す知識の器である。

原則１：
呼吸を用いて治癒する―プラーナマヤ・コーシャ

　プラーナマヤ・コーシャはエネルギー層である。サンスクリット語でプラーナは呼吸を意味する。ヨガの伝統によると、プラーナは、すべての身体系を活気づけ維持する活力源を隠喩的に示す。すべての人に初めての呼吸がある。最後の呼吸もある。呼吸は私たちの生命の１秒１秒を満たす。私たちは当然、呼吸をする。呼吸の使い方のレッスンなど必要ないと思っている。だが、呼吸を治癒的な活動にし、その質を改善するために学ぶことは多い。がんからの生還においては、呼吸は生命維持をはるかに超えた存在である。意識した呼吸―マインドフルな呼吸は、がんの

31

回復においてもっとも不可欠なツールである。

マインドフルな呼吸はがんとその治療からくる不安やストレスを軽減するために用いることができる。むしろ安全で希望の感じられる方法である。個人的に、私は化学療法を前にしたときの恐怖感を軽減するためにマインドフルな呼吸を学んだ。化学療法の前に投与された抗ヒスタミン剤は私を不安にしたが、治癒的呼吸をすることで神経の高ぶりが収まり、薬を使わなくても恐怖感を追いやることができた。意識的な呼吸のルーティンをプラクティスの中に組み込めば、治療に対する体の反応がよくなり、有害な副作用の可能性は軽減する。

「がんとヨガの科学的理解」（p.227）は、呼吸が体においてどのような仕組みで機能するのかに対する理解を促し、治癒と健康維持のための手段として呼吸を用いることができるようにした。マインドフルな呼吸は体内の抗がん環境を整える手助けをする。それは、すべてのサバイバーの究極の目的である再発防止のための最適手段である。

原則2：
動く体—アンナマヤ・コーシャ

アンナマヤ・コーシャとは、物理的な体である。「がんのためのヨガ」の2つ目の原則では、これがヨガプラクティスで体を動かし始める地点である。呼吸によって体外からエネルギーと生気をもらうのと同時に、運動は体内で始まるエネルギーレベルを作り、生存を維持する。治療後、患者たちは自宅に帰って安静にするよう言われる。私もそうだった。介護者や家族は、体が休むためだけでなく動くために進化したということを認識することもなく、患者をじっとさせる。サバイバーである私たちの仕事は簡単だ。免疫系を健康に維持することである。運動はそれを可能にするものであり、がんに抵抗する体を維持するための1つの要素であり、自然な方法である。

先にも述べた通り、私たちの体は動くように設計されており、健全な方法で動いたとき、私たちは器官をマッサージし、心臓、肺、リンパ節などの身体系を解毒している。運動しなければ、体にも心にも危険が及ぶ。これから、特別な運動がどのように健康な体を導くかについて説明する。私たちの確認した研究データでは、エクササイズが人間の情動を修正し、幸福感を作り出すことが結論付けられている。よって、強い体とポジティブな心はともに2つ目の原則の治癒力となる。

がんサバイバーは治療や手術、その他の体に起こる変化に応じた特定の運動を認識する必要がある。ここに紹介するヨガポーズは、短期・長期に起こるこれらの変化や副作用に関連する多くの障害に打ち勝つための構造を提供するよう調整されている。

「プラクティスの準備」（p.51）では、パターン化された運動を作るのに後に用いられるヨガポーズの基本用語を提示し、最適なポーズを紹介する。これらの新しい方法で体を動かすことに自信がつき、現在行っているまたはこれまで行ってきた運動についての恐怖や誤解を解くため、各ポーズをシンプルかつ分かりやすく示す。「各自のヨガプラクティスの作成とポーズの習得」（p.57）では、これらのポーズを使って、あなたの必要性に特化したヨガプラクティスを作る方法を学ぶ。

原則3：
体と心の知恵─マノマヤ・コーシャ

　Mana（マナ）は心を意味する。マノマヤ・コーシャは、物理的な体から入ったものを私たちが吸収、処理、解釈する、体の活動的な層である。私たちは五感を通して知りうるすべてのことを経験する。心は、休みなく流れくる感覚の連続によって刺激される。そしてこれら多くの感覚の間を行き来して、これらを理解しようとする。雨が降っているのか。お腹がすいているのか。左のつま先の痛みは何だろうか。がんサバイバーは生命を脅かす病気の知らせに調節するため、感覚、特に痛みに対応する新たな警報システムが生じる。サバイバーの知覚する様々な種類の痛みは、それが古くからなじみのある痛みであっても、がんがあるという新たな恐怖になる。不確かさは、旅の新たな道連れとなる。

　3つ目の原則は、がんが物理的な副作用だけでなく感情的な副作用も引き起こすことを認識することである。ヨガは、体の中の感覚を観察し、感覚によって取り乱される気持ちにどのように抵抗するのか、それらをどのように監視するかをあなたに教えてくれる。

　マインドフルという言葉は、本書にもヨガのコミュニティでも頻繁に登場するが、様々な意味合いを持つ*。私は、心が何か思いやアイデアで満たされていることを意味してこの言葉を用いる。私たちは体を通した世界を知っているので、3つ目の原則は体が心をコントロールする能力に対する注意または認識を引き出す。私たちは、「適切に置かれた」思考に満たされた心を育む必要がある。私たちは思考を心の中に置くことも、心から締め出すこともできる。

---

* マインドフルネスの様々な定義があり、治癒と教育におけるその効用についての経験に基づく裏付けは高まっている。仏教の伝統におけるマインドフルネスについては、数百年もの間記されている。導入として、ティク・ナット・ハンの『*The Miracle of Mindfulness: AnIntroduction to the Practice of Meditation*』を読んでみてほしい。マインドフルネスはここへきてようやく、ジョン・カバット・ジンなどの西洋の医学者や、前提条件にとらわれることなく世界について考える柔軟な方法について説くエレン・ランガーなどの社会心理学者の間で人気のトピックになっている。

例えばがんの再発など、不安を引き起こす思考は、その思考が心に浮かぶたびに、ゆっくり穏やかな呼吸を5回することで、幸福の思考に置き換えることが可能である。そして、治癒するためにその情報を用いると心に決めることが必要である。ヨガは、あなたの行動や思考すべてについてマインドフルになるよう心を訓練する手助けをする。

何か物事の仕組みや理由について疑問を持つことは、もっとも適切な心の使い方である。ヨガとがんに関連するものでは、「なぜヨガががんサバイバーに有益なのか」「ヨガはどのように体を癒すのか、どのようにしてがんに抵抗できる体を作るのか」などの質問が役に立つ。これは、新たにがんに罹る恐怖ではなく、望み通りの心を手に入れる方法である。

その答えは、体に耳を傾け観察する方法を学ぶことで見つかる。ヨガでは、一見なじみのないこと、おそらく少し不快なことを行うことがある。これらの状況において体に耳を傾けること、それと同時に、あなたがなぜそれを行っているのかを知ることが、その経験をより力強く、有意義で、プラスなものにする。これが、ヨガが心を鍛える方法である。心を静め、体の声を聴くことができれば、力強く、生命を維持する治癒プロセスが広がる。心は、あなたの体が集める情報の証言をしてくれる。ともに、それらの情報は思慮に富み、治癒を促すものとなる。

原則4：
英知をつなぐ─ヴィジナナマヤ・コーシャ

ヴィジナナとは知性を意味し、意識を高次へ移行させる。反応的で思慮深い心があなたの経験を周囲の世界へと導き、統合させる。私たちの弱さをかくまう鞘が4つ目の原則である。他者と一緒にいることは、感情の鞘の外側へ私たちを連れ出す。どんな材料を使って、感情をかくまう鞘を作ればよいのだろうか。それが可能なら、それは強く、繊細で、支援的で、忍耐強く、賢い必要があるだろう。がんの診断後に生じるあらゆる感情の入れ物は、さらに柔軟で安定したものでなければならない。私たちは多くの感情を持ち、そのたびに特別な考慮を必要とする。

がんは寂しく長い道のりとなる。あなたは、自分自身のことを別者のように感じ、眺め、考える。家族や友達もそのように振る舞う。診断されるまでは、がんの道のりを歩んでいる他者のことを知らなかったかもしれない。だが、この旅を一人で進む必要はない。この「がんのためのヨガ」の原則は、コミュニティの一部であることを感じるために他者とつながる方法を学ぶものである。

同じ困難を抱え、乗り越えながら生きる他のサバイバーと相互に関わることには利点がある。他者とつながることで、自分自身を理解でき、感情的にも身体的にも治癒が促される。外観の変形、髪の喪失、体重増加あるいは体重減少への当惑、

疲労感、恐怖感、孤独感、これは、がんサバイバーとして我々が共有する感情のほんの一例である*。支援グループは、疼痛軽減や前向きな気分などを含めたサバイバーの生活の質を向上させるコミュニティを作る方法である[1]。コミュニティは、私たちを守り、自分の感情を理解することを可能にする。他者とともに学び、他者から学ぶことで、私たちはより強くなる。

原則5：
自己への慈しみと至福─アナンダマヤ・コーシャ

　アナンダとは至福を意味する。アナンダマヤ・コーシャは、無限の平穏と充実感の感情的エネルギーレベルについて考慮している。「がんのためのヨガ」方法論の5つ目の原則は、自分自身をいたわる振る舞い、すなわち自己への慈しみである。充足感と至福を経験するために自己への慈しみを実践する方法について検討する。誰もが、何かを求めてヨガをしに来る。サバイバーは、強さと治癒だけでなく、快適さと希望を求めてヨガをしに来るのだと私は思っている。彼らは、よい感覚や力の湧く感覚を忘れがちである。私の経験上、ヨガがそれらの感覚を与えてくれる。また、感覚的な経験以上のことも可能になる。人によっては、それを啓発的なものあるいは幸せと呼ぶ。私の指導では、それを至福あるいは充足感と呼ぶ。それは、自分自身を愛するしぐさから始めるため、希望を与える。

　世界は苦悩に満ちている。そして世界は私たちの道のりに障害物を与える。それらはすべて、幸せや充足感に対する障害である。がんはそれらの障害を付け加えるに過ぎない。

　啓発、至福、幸せ、どのような名前で呼ぼうと、充足感と希望を持つことは、私たちの人生を幸福で充実させるために不可欠である。健康であることもそうだ。それがヨガに来る最初の物理的な動機である。ヨガの隠れた宝石は、おそらく充足である。

　充足とは何か。古英語における同語は、「容器の中のすべてのもの」とある。つまり、あなたの中のすべてである。充足感を養うことは、あなた自身を認識し、あなたの存在する空間内を快適にすることである。ヨガによって、私たちはその空間を快適にする方法を学ぶ。自分自身の中身と、いかなるときの自分たちのありがままを受け入れて理解することを学ぶ。

---

*デビッド・スピーゲルによると、うつ病はがんの影響を悪化させる。詳しくは、http://med.stanford.edu/ism/2009/august/depression.htmlを参照のこと。

啓発、至福および幸せを見つけることは、もっとも重要な人物、すなわちあなたに対する、もっとも個人的でもっとも純粋な贈り物から始まる。自分自身に優しくすることは自己中心的なことではなく、人生の基礎であり、愛の出発点である。希望を見つけるための最初のステップである。

ヨガは、気が散る思考に反応しないよう心を養うために、思考、感情および感覚に反応する方法を学ぶお手伝いもする。一時の感情に反応しないことを学ぶことは、安心感、至福を得ることである。それが、他者が啓発と呼ぶものである。最初のステップは、体の内側にあるもの、美しさおよび生命を見つめる方法を学ぶことである。2つ目のステップは、私たちのありがまま、本当に持っているものすべて、持ち続けているものの真価を認めることを学ぶことである。

物事は常に同じではなく、それでよいと認識したとき、サバイバーに啓発が訪れる。そうすれば、素晴らしい幕開けとなり、残りの世界で充足感を知ることができる。啓発の訪れは光であり、至福であり、成長である。「プラクティスの準備」（p.51）では、これらの一般原則をさらに拡大し、あなた独自のヨガプラクティスを構築するための具体的な手順について説明する。

サバイバーの物語

　私は物事を計画するのが好きです。用意周到だとか仕切りたがり屋などと言われますが、私は常に、驚くのではなく準備しておきたいのです。ところが突然、37歳のときに肺がんと診断されました。どれほど驚いたことでしょう。

　さらに厄介なことに、がんは1年半超も前に発症していたのです。多忙な私の主治医からは、私のCT画像で肺に疑わしい結節がみられるとは聞いていなかったのです。ヨガの頭立ちのポーズを行った後に、胸部の奇妙な痛みに気付き、私は18ヵ月前に受けたCTスキャン報告書の写しを請求し、医師が読んでおらず私に何も話してくれなかったことに気づきました。CTスキャン報告書は、がんに一致する多くの特徴を有する疑わしい結節に着目し、詳しい検査を呼びかけるものでした。がんのような疾患では、早期に発見し治療することが生死を分けます。医師に尋ねると、医師は私の症例がどういうわけか「見過ごされた」ことを認めました。

　私は、このシステムの穴を発見するまで、医師や医療システム全体を絶対的に信用していました。今、この新たな事実が私の人生に穴を開けました。

　私は新しい学校に進む一人娘の母親で、新しい事業を始める夫の妻で、ヨガ講師としての新たなキャリアを積むための研修中でした。がんの事実が世界を見る私の視点をがらっと変えたとき、私の世界はエキサイティングな変化でいっぱいになりました。私のがんは、不必要に18ヵ月も肺に根付き体中に広がる機会を与えられたために、一

刻を争うほどの生命の危機をもたらしたのです。

　最終的にEメールでスキャンの結果を受け取ってから、肺の結節を切除する手術を受けるまで、私は精神的にひどく落ち込み、怒り狂い、茫然自失となりました。私が死ぬかもしれないことを分かっている娘を見守らなければなりませんでした。彼女の５歳の誕生日パーティではひたすら笑みを浮かべていました。来年の誕生日に私がいるかどうか分からないのですから。夫には、私がいなくても娘を育てられるよう十分強くなってほしいと思いました。理路整然と頭を働かせ、私の行く末をパソコンで調べないようにすることは大変でした。

　２回目のCTスキャンで、この18ヵ月の間に結節が拡大していることが見つかりました。よくない兆候です。がんは増殖しているのです。PETスキャンの"lit up"も悪性の傾向を示唆していました。私は、高く推奨されているロサンゼルスの胸部外科医を紹介されました。医師はすぐに、胸腔鏡下手術（VATS）で結節を切除しました。

　2011年の７月21日、左上肺野の３分の１と４つのリンパ節を切除しました。臨床検査の結果、細気管支肺胞上皮がん（BAC）の特徴を有する粘液性腺がんのステージⅠと診断されました。BACは他の肺がんと比べて、若い女性に多い、肺がんの独特の亜型です。

　手術からの回復は予想していたよりも大変でした。私は鎮痛剤の副作用に苦しみ、とうとう病院のベッドで痙攣を起こしました。自分の足で立つことも自分の腕を持ち上げることもできませんでした。これまで手術など受けたことがなかった私は今、数日間も排液のために胸腔に管を刺されていました。

　感情的、身体的なあらゆる激変の中にあって、私は幸運にも素晴らしいサポートを受けていました。夫は片時も私の傍を離れず、本当に私の代弁者となって、この大混乱の恐ろしい時間の中で支えてくれました。講師研修を受けていたヨガスクールは大変柔軟で、すぐに私の卒業延期を可能にしてくれ、私はこの３月に修了します。娘はサマーキャンプに行っており、前のロサンゼルスの学校からもラスベガスのサマーキャンプでもサポートを受けました。家族や友人たちから愛とサポートを受けられたことはと幸運でした。

　術後、私は車を運転したり重い物を運んだりすることができませんでした。専業主婦を務めることは非常に困難でした。私の親友のレーンは、ミネアポリスからやってきて１週間滞在し、助けてくれました。友人たちは食べ物を送ってくれたり、郵便物を持って来てくれたり、励ましの言葉を送ってくれたりしました。私は、体の制限と痛みにとてもいら立ち、苦しみました。回復するまでに丸８週間かかりましたが、私の関心、希望、治癒の過程でもっとも私を助けてくれたことが、ヨガでした。

　１年以上のヨガプラクティスの経験から、私はヨガがいかに私を助けてくれるかを知っていましたが、あまりの混乱から、自分自身に気持ちを集中させ自らを救うことはできませんでした。私を導いてくれる誰かの存在が必要でした。ヘレンという素晴らしい先生の教える治癒的なヨガクラスを見つけたことは幸運でした。彼女は週に２回のボラン

ティアを7年間行っており、彼女のクラスは一杯です。私はドアを開けて入ったとき、不安で腹を立てていました。そして、彼女が灯りを弱め、瞑想のベルを鳴らしたとき、とうとう涙があふれ出したのです。彼女のあたたかで母性的な態度、私に対する心からの配慮は圧倒的でした。そしてついに、私は病気になったこの体でどこかへ所属しようと思ったのです。クラスの後、アリスという若い女性が私のところへきて自己紹介しました。それ以来、彼女とはとても親しい間柄です。彼女の20年にも及ぶがんとの共生は信じられないほど大変なものですが、やはり、治癒的なヨガクラスに慰めを見出していました。彼女は私に刺激を与えてくれています。

ヨガは、私たちがまさにいるべき場所はどこかを教えてくれます。がんからの回復には長い時間がかかり、実際に「回復した」と感じることはなく、実際には対処する方法を学びます。ヨガは、体に耳を傾けることを私たちに教え、体は最終的にそれぞれの時間の中で治癒していきます。

手術後初めてヨガにいったとき、私は肺容量を喪失したために完全な呼吸をすることができず、あまりに痛くて仰向けになることができませんでした。左腕を持ち上げることも、ブラを装着することもできず、泣き止むことすらできませんでした。私を違うように扱う人はいませんでした。私は、息ができるようになり、泣けるようになり、自分の身体を育めるようになり、徐々に体が正常な状態に回復し始めたことから、毎週火曜日と木曜日のクラスが楽しみになりました。

診断から6ヵ月が経ち、私は元の通常のヨガクラスに戻ったばかりでなく、がんサバイバーにヨガを教える資格と、さらには児童対象のヨガ講師資格も取りました。ラスベガスで誘導イメージ療法を提供し、娘の学校で毎週3コマの児童向けヨガクラスを現在教えている私は、自分の人生を取り戻してくれたものとまさに同じ、治癒的なヨガクラスの代理講師となり、まもなく、がんの子供たちを教える予定です。

私の出会ったがんサバイバーは私がこれまで知った中でもっとも幸せな人々です。彼らはサポートと愛のコミュニティを形成し、同じ道のりを歩んでくる中で、私に話しかけるのを恐れた人は誰もいません。彼らは、かつての自分がして欲しくないことを分かっていて、そうはなるまいと思っているのです。私はこれからも常にがんサバイバーであり、それは私たち皆に影響します。

がんがいつ戻ってくるか、がんが私たちにどうしたいのかはがん次第です。それは私たちの人生を支配し、私たちは自分の精神的な幸せと免疫システムを支える方法で、がんと闘うことのできるあらゆる手段を必要とします。私たちは眠れる必要があり、不安や心配やストレスでいっぱいにならないようにする必要があります。さもなければ、さらに病んでしまうでしょう。私は計画を立てるのが好きですが、計画など立てようもありません。がんがCTスキャンで姿を見せるまで、あるいは、兆候を感じられるほどに私を弱らせるまでに何をするつもりなのか、私には分かりません。がんは敵であり、医師でさえ、私を助けられるという保証はありません。私は珍しい診断を受け、がんが増殖した場合に私を助ける保証された薬すらありません。私の5年生存率は60~80%です。

娘の10歳の誕生日に私はいるかもしれないし、いないかもしれません。私の呼吸は悪化しているかもしれないし、していないかもしれません。化学療法や肺移植が必要になるかもしれないし、必要でないかもしれません。

　ヨガは、自分にできることが分かっていることに着目する上で私の助けになっています。リラックスした呼吸のエクササイズ、誘導イメージ、ヨガアーサナ、そしてコミュニティの愛情あふれるサポートを通じて、他のがんサバイバーがよくなるのを助けることができます。私は、タリ・プリンスターが指導するニューヨークでの「がんのためのヨガ（y4c）」の研修を見つけることができて幸運でした。また、私が以前に互いの友人を通じて知り合った、ナンシーという若いがんサバイバーのヨガ講師仲間が、まったく同じ講師研修でヨガマットを広げ私の向かいに座ったときも驚くとともに喜びました。私たちはがんの旅路を通じて絆を結び、ヨガによるサバイバーのこの素晴らしいコミュニティへと恩返しをする同じ道のりを歩んでいます。がんにかかると、通常の社会の一員であるとは感じられなくなります。がんの星へと追放されたような感覚です。恐怖感だけでなく、治療に関するアドバイスや強い感情に対処する方法などを共有できる他者を見つけることは極めて重要です。それが、がんサバイバーのための特別なクラスを持つことが不可欠である理由です。

　ヨガは呼吸を可能にしてくれます。ヨガは私の心を静めてくれます。ヨガは体をその瞬間必要なだけ遠くまで動かすことを可能にしてくれます。ヨガは私に目標、支援コミュニティ、そしてヨガの楽しさを世界と共有する方法を与えてくれます。

　私は、タリから学んだ贈り物、そして、ヨガの教えと楽しさを他者と共有する機会に感謝しています。ナマステ。

「がんのためのヨガ」の構成単位

「がんのためのヨガ」方法論には、推奨のヨガプラクティスの特定の要素やフェーズである、7つの構成単位がある。どれほど長く練習しても、プラクティスがどれほど強くても、各要素を含めることができ、ヨガ健康計画を推進していることが保証される。構成単位は、推奨される順に示すが、いくつかの例外を除いて順序は変更可能である。

1. ダイナミック・スティルネス：座り方
2. プラナヤマ：呼吸法
3. 瞑想：心を静める方法
4. 動作：楽に動く方法
5. バランス：焦点、骨、強さを作る方法
6. リストラティブヨガ：能動的に休息する方法
7. シャバーサナ（屍）：仕上げの方法

1. ダイナミック・スティルネス：座り方

スワミ・ラマによると、「我々は外界から動き方や振る舞い方を教わるが、自身の内側を静め分析する方法は教わらない。同時に、心を静め穏やかにすることを学ぶことは、儀式や何かの宗教の一部とされるべきではない。普遍的に人体が必要とすることである[2]。

あなたのヨガプラクティスは、ダイナミック・スティルネスから始まる。「ダイナミック」は動くことを意味する一方、「スティルネス」はその反対を意味する。骨が心地よく収まった状態でじっと座っていても、私たちの体内では動きが起こっている。呼吸が肺の拡張と収縮を止めることはなく、心臓は血液の押し出しを止めることはなく、消化器系は常に栄養分を吸収し輸送している。私たちがじっと座っている間も、体のあらゆる不随意システムは機能し続けている。それが、ダイナミックである。スティルネスは随意である。

 あなたという人間は常に変化し、
常に開いていて、常に呼吸している。

タリ・プリンスター

座るという動作も随意である。これについて考えるとき、体は入れ物である。皮膚は、入れ物のサイズを決める骨格の周囲を覆っている。内側はいずれも、生命

を維持するために必要な部位、器官および液体である。それがあなたである。その「入れ物」はいまどこにいるのか。ヨガプラクティスを始めるこの瞬間、あなたの入れ物はあなたが決める特別な空間の中に、あるいはヨガプラスでは、ヨガマットの上や椅子の上にいる。

　あなたが今どこにいるのかを認識するというのはおかしく聞こえるかもしれない。だが、この特別な感覚を認識する方法を学ぶことは、心と体のつながりを得る手始めとして、意味深い理解と役目を与えてくれる。あなたの肉や骨すべてが、宇宙に場所を取っている。無限の宇宙全体の中に。

　私はこれについて考えるとき、自分をちっぽけにもまた重要なものにも感じる。空間も時間も広大に広がっていることを思うとちっぽけに感じられ、自分の有限性が無限の宇宙の一部であることを思うと、たとえ生存時間がわずかな瞬間であっても、重要であるように感じられる。自分と向き合うために、私は座ってじっとする必要がある。

　ヨガでは、座り方、すなわち、限りある空間と時間の枠組みの中に骨を置く方法を学ぶ。その瞬間は宇宙の真ん中にいるかのように、ヨガマットの上に腰を下ろすところから始める。椅子やスツールの上に座っても、抱き枕、クッションまたはヨガブロックに足をのせて座っても、正座をしてもよい。あなたがそわそわしたり動いたり不快を感じたりすることなく3分間以上維持できる、快適で安定した肢位を見つけることが重要である。

2. プラナヤマ：呼吸法

　座ったら、「がんのためのヨガ」の最初の原則である、呼吸する空間、文字通り、新たな方法での呼吸法を学ぶ場所を見つけたことになる。「がんとヨガの科学的理解」（p.227）では、なぜ呼吸に着目する必要があるのか、呼吸がいかにして器官や細胞の栄養供給と解毒を行って免疫系を強化し、がんへの体の抵抗を維持するかについて学んだ。また、呼吸を作るのに使われる筋についても述べた。ここでは、呼吸をコントロールし、強化し、さらには楽しむ方法を学ぶ。呼吸の型としてのヨガを実践することはプラナヤマや制御呼吸などと呼ばれる。

 落ち着かない心を呼吸で静めよ

タリ・プリンスター

　呼吸は単に空気を動かす動作である。細胞が増殖、治癒、生存維持するために酸素を絶やさず供給する。呼吸器系の筋は酸素の豊富な空気を肺から出入させるため、それがこれらの筋を強く維持する理由である。

呼吸の動きは3つの部分で構成される。吸気は空気を肺に引き込むための拡張、呼気は空気を押し出す収縮、止息は吸気と呼気の間の休止である。私たちが空気を吸い続けたり吐き続けたりするために呼吸筋を使ってスティルネスを見つけるのがここである。

本書で後に紹介するエクササイズは、筋を強化して呼吸を可能にすることであり、そうすることで、呼吸のプロセスの認識と理解が高まる。また、ヨガプラクティスにおいても、プラナヤマと一緒に自然な身体的・精神的リラクゼーションを楽しむ。

3. 瞑想：心を静める方法

ヨガは、座り方や呼吸法のような生活における単純なことについて、これまでとは異なり深く考えることを教えてくれる。心の使い方にも同じことが当てはまる。瞑想という言葉には複数の意味や認識の誤解があり、あなたが単に行うもっとも一般的な瞑想やその目的意識は必要ない。大半の人は、呼吸法と同様に瞑想の仕方、ましてやその練習方法については何も学ぶ必要がないと思って生活している。だが、瞑想にはじっと座って幸せな気分に浸る以上の意義が含まれている。

診断を受ける前、瞑想は私にとって容易ではなかった。私の思考は極めてアメリカ人的だったのだと思う。騒がしい周囲の世界に気を取られ、「やることリスト」を確認する日常。

瞑想はやるべき次の「何か」ではない。瞑想は、自分を解き放つことを学ぶものであり、強いることできない。私たちは静める方法を学ばなければならない。「静」という言葉がまたここにある。それは、プラクティスという言葉と同じくらい頻繁に登場する。これらの言葉について考え、これらを使い、これらによって快適さを得るのである。

仏陀は瞑想の間、目を閉じない。
目を開いたまま焦点を合わせ、
生命が与えるべきものすべてを優しく見つめている。

タリ・プリンスター

瞑想は私たちの学ぶ穏やかな技術であり、心の静けさや穏やかさという通常の活動を維持するものである。つまり、考えることをしない。ただ「何か」をするのはやめ、そこには眠らないことを含む。

瞑想は多くの地域や精神的伝統に存在するプラクティスである。ここに、いくつかの瞑想の解釈を挙げる。

- **無**：瞬間にとどまる練習、私は「脳の洗濯」と呼んでいるのだが、これは心の中のもの、すなわち思考、アイデア、感情をすべてクリアにする練習である。努力を要する能動的な練習である。すなわち、意識的に心を使って、思考のためのスペースを空っぽに保つ。これは、瞑想の経験がなければ特に、練習よりも簡単なように聞こえる。
- **用心深さ**：何が心に起こるかをじっと座って待ち、その思考に反応することなく観察する練習。
- **探求**：特定の思考、アイデアまたは心に浮かぶイメージを持った場所に心の中で旅をし、それを持続、観察する練習。
- **反復**：ジャパと呼ばれるマントラすなわち祈りの言葉をつぶやくまたは心の中で唱える練習。

あなたが経験者であろうと初心者であろうと、瞑想するたびに、その日のあなたが選択した目的、方法または様式をもって行う。初心者、経験者のいずれも、心がさ迷い歩くことが期待される。それが、心の赴くままという状態である。思いは巡り去る。その瞬間を認識し、もう一度やり直す。それには練習がいる。

瞑想には３つのことが必要である。

- 快適な座位
- 考えるのではなく感じる方法について、好奇心を持って取り組む（これは難しいが、これにより治癒が導かれる。）
- 心に何が起こるのかを判断しないよう誓うこと。観察し、追い出す

瞑想は、心に浮かぶ無用な思考やアイデアをコントロールし、落ち着かせ、クリアにする方法を学べる、がんサバイバーが生き続ける上でなくてはならない手段である。だが、用心深さの伝統にしたがって練習するとき、がんサバイバーにとって、とりとめのない思考は、嬉しくも治癒に役立つわけでもなく、恐ろしいことがある。もし恐ろしい考えが現れたとき、呼吸でそれを吐き出してしまえばよい。呼吸に注意し、思考を外へ追いやる。がんは「座って今のことを話しましょう」という教訓をすでに私たちに教えてくれているのである。今こそ、あなたの選択した思考や平穏で整理された心持ちで座って瞑想するときなのである。

 瞑想によって、私たちは心豊かに生きる強さを手に入れる

ヨガ講師（匿名）

最後に、私の生徒は瞑想に関して2つの質問をする。

● **どのくらいの時間、瞑想すべきか。**

ヨガと同様、多くの異なる瞑想のテクニックや様式がある。そしてまたヨガと同様、瞑想は混乱しがちである。推奨されるタイプIは、単純だが、難しくもある。たった1分考えないようにするだけでも、努力と練習が必要である。それは、練習すれば学べるスキルである。確実に、長く練習するほど多くの効用を体験できるようになる。時間の長さは、神経系に及ぼす穏やかさの質ほど重要ではない。まずは1分から始め、練習するごとに時間を増やしていく。1日に5分間の瞑想練習をすれば、不安やストレスの軽減といった大きな効用がある。

● **どのくらいの頻度で瞑想すべきか。**

私は、1日2回瞑想するのがベストだと考えている。脳の選択として、心の衛生として、瞑想を例えてみよう。あなたは1日に2回歯を磨かないだろうか。瞑想は1日を始める素晴らしい方法である。多くのがん治療の期間中によくみられる副作用である不眠症に対処するためにマインドフルネスストレス低減法（MBSR）を適用する実質的な研究がある。多くの慢性的症状に対する睡眠前の瞑想の利点が、快眠セラピストによりアドバイスされている[3]。

4. 動作：楽に動く方法

がんサバイバーは、健全で抜けのない免疫システムを維持したい。強いシステムを維持するために多くの方法が存在するが、もっとも重大で自然な方法は、運動することである。筋や骨を動かすことにより、私たちは自力で運動できない体内の器官をマッサージする。実際、運動不足は、がんと同様に有害である。運動は循環を改善し、血液やリンパ液のような体液を動かすことで器官の組織に栄養が送られ、運動により体は解毒される。運動は体を健全に保つ。著名なヨガ伝道師であるB・K・S・アイアンガーはその著書『Light on Life』の中で、「運動は知的行動である」と述べている[4]。

 生きるために動き、動くために生きる

タリ・プリンスター

もっとも基本的な意味では、筋が骨を動かすときに運動が起こる。この発想を発展させると、ヨガは筋を使ってポーズすなわちアーサナに骨を位置付け、筋、骨、器官、そして心というあらゆる身体系にバランスをもたらすようデザインされた順序で、

ポーズからポーズへと身体を動かす。ヨガのポーズを形成して他のポーズへと順番に動くことにより、あなたの体の細胞一つ一つが効用を得る。

5. バランス：焦点、骨、強さを作る方法

シルク・ドゥ・ソレイユの演者を心に思い浮かべてみてほしい。その完成された体は細くしなやかで、健康な若いアスリートのお手本である。一度に片足ずつ、彼女はパートナーの肩に足をのせる。そして滑らかな動きで、パートナーの頭の上に左足をのせる。羽ばたく鳥のように跳ね上がって、バレエのつま先立ちをする。動いて呼吸をする人の頭の上、地面から1.8mのところで全体重のバランスを取っているのである。

 バランスを見つけることはライフワークである。

タリ・プリンスター

確かにこれはサーカスの演技だが、私たちは道を歩き、次の一歩の前で片足を置くときに毎日、これを行う。私たちは、地球という動く物体の上で自分自身のバランスを取り、動いて呼吸をしている。サーカスの演者のように、私たちの身体系は協働して私たちを運んでいる。これはヨガプラクティスの中に見つけられるバランスの一部である。サーカスの演者と同様、私たちはバランスを練習する必要があり、ヨガのポーズがこれを手助けする。

もちろん、2足でバランスを保つのも十分難しいときがある。ではなぜ、片足でバランスを取ることが必要なのか、試みようと思うのか。それには、単純な多くの答えがある。

- バランスに挑戦することで、地球とのつながりを確かめる。これは、あなたの思考と体との調和が取れているときのみ可能になる。
- バランスポーズを練習することで、集中力が高まる。集中力が高まると、生活の中で重要な他のことを行うことも容易になる。
- 荷重エクササイズは骨を強化する。
- 良いバランスは、転倒による骨折の予防に役立つ。
- 良いバランスは姿勢を改善し、それにより呼吸がしやすくなる。
- 総じて、バランスを練習することで免疫系を健やかに保つ。

多くのヨガポーズが、サーカスの演者の芸当のように片足で行われるのはなぜかと不思議に思う読者もいるかもしれない。片足のポーズによって、脊椎の適切なア

ラインメントを知ることができ、骨を構築する荷重動作の使い方が分かる。正しいアラインメントは知識と練習から生まれる。私たちは体重を維持するために体の枠組みの強い骨を使って、体を支えている。動く地球の上に片足で立つことが容易になることを私たちは学ぶ。

生きることはバランス次第である。
片足で立てば、それがよく理解できる。

サンディ・ファッセル

　アラインメントは、バランスを取りやすくするだけでなく、呼吸を楽にする。これが、ヨガがバランスを教える2つ目の方法である。バランスのポーズを行う際は、どれほど簡単でも、呼吸によって動作を支えるようにする。静かなときを楽しむリラックスした人が100m走の後のランナーのようには息をしないことはお分かりだろう。不安な人が深くゆっくりと楽に呼吸をしていることもないだろう。つまり、必死な呼吸、穏やかな呼吸、速い呼吸、遅い呼吸、浅い呼吸、深い呼吸などという呼吸の質は、心と安寧の状態を最初に分かりやすく示すものである。

　心は呼吸に従う。穏やかな呼吸は物理的にはバランスのポーズを支え、簡単なヨガのバランスポーズを練習することは、心と体が一緒に動いてバランスを維持するためのトレーニングをすることである。30秒間、木のポーズで片足の直立姿勢を維持することは容易ではない。だが例えば、心と体の調和状態ではある教訓が得られる。すなわち、心と体が協働しているとき、私たちは落ち着いておりバランスが取れている。

　これが、がん患者にとってバランスを取ることが好ましい理由である。これを心の集中と呼ぶ。片足で立つことで、不安な状態の心と体をすっきりさせる方法を知ることが、癒しになっているのである。仰向けになることを除き、それぞれのヨガポーズは、筋を使って骨を適切な位置で維持し、楽な呼吸でそれを支えることを要する。バランスは、両脚または四肢で立つときさえも必要である。今すぐやってみよう。

6. リストラティブヨガ：能動的に休息する方法

　リストラティブなポーズは、練習の最後に仕上げとして用いると大きな効用がある。本書のリストラティブなポーズに従えば、経験する変化に驚き、魔法のようだと思うだろう。だがその魔法は、リストラティブヨガの発展をもたらした科学的研究に基づいており、これは「目的を持った休息」を意味する。リストラティブなポーズを練習するとき、体の構造、器官の機能、そして心のバランスを回復している。

　リストラティブヨガは体を完全に支えるためにブロックのようなプロップや、ブラン

ケット、補助枕を使用する。すると、くつろいで楽になりストレスを軽減することができる。（プロップを配置してポーズの形を取るときのみ動く）。プロップはあなたの労力をなくすだけでなく、関節の変形を緩和するような方法で体を位置付ける。体は完全にリラックスした状態で静止させることができる。そうすると、心もリラックスした状態で静止し、平穏と静寂が高まる。

　大半のリストラティブポーズは横たわって行われ、体は各ヨガスタイルの基礎である5つの脊椎のポジション、すなわち伸長、前屈（屈曲）、背屈（伸展）、側屈およびねじりのうちの1つに置かれる。ここから魔法が始まる。体の構造（骨格）が適切に配置されたとき（特に脊椎）、労力は消え、深い休息が始まる。

　私たちはこのプロセスを「ダイナミック・スティルネス」（p.40〜41）および「瞑想」（p.42〜43）のセクションで確認した。だがここでは、総合的なリラクゼーションを目的とする。つまり、動きがなく、労力がなく、筋は骨を維持しない状態である。（これは、脊椎を直立にして股関節の上に肋骨をのせ、肩を広げ、首を持ち上げ、脊椎の最上部で頭部のバランスを取る必要がある座位のポーズとは異なる）。

　ポーズは10分間、あるいは快適性を感じ魔法を経験できる限り長く持続させてよい。深く上質な休息は、リストラティブヨガポーズが人気のある理由の一つにすぎない。さらに、普通のヨガのあらゆる効用が労力なしで得られる。

 ストレスの解毒剤はリラクゼーションである。

ジュディス・ラサター

　最後に、がんとリストラティブヨガについて話したい。私たちは、がんがストレスを増やすことを知っている。だが、ストレスとは一体何だろうか。それは、物理学や工学の世界から借用され人間に適用された心理学用語である。建物の構造や基礎がストレス下にあるとき、崩壊の危険性がある。同様に、人体が適切な治療や栄養の不足、損傷、疾患または免疫系の障害により弱っているとき、ストレスが作り出される。

　ヨガに話を戻すと、ストレスはまさにサバイバーが毎日のヨガプラクティスにリストラティブポーズを取り入れる理由である。リストラティブヨガは全身とそのシステムに栄養を供給する。もっとも重要なことに、全身のシステムがすべてバランスを取り、調和して働くとき、免疫系は強くなる。

　リラックスは、様々な肢位における特殊な脊椎の位置に対する神経系の反応であり、筋骨格系を若返らせる。呼吸のエクササイズと組み合わせると、呼吸器系が刺激される。呼吸の優しい運動でも、消化器官を再活性化させ、内分泌系を刺激する。つまり、免疫系のあらゆる面がそれぞれのリストラティブポーズに関与している。

　注意力を養い、呼吸に集中することが、リストラティブヨガの他の目的である。こ

れらのポーズの間に心がさまよっているとき、呼吸の動きについて考える。これは、許される唯一の動きである。それぞれの呼気は、混乱する考えだけでなく筋緊張も解放する機会である。

体の自己治癒力は無限である。治癒と同様、深いリラクゼーションが内部に始まり、体内から起こる。リラックスすればするほど、心安らかになり、自己を癒すことができる。

リストラティブヨガの魔術的効用はもう1つある。私たちの気分と体は毎日変化する。リストラティブヨガは、より活動的でネルギッシュな動きとバランスのシークエンスの後に組み入れられると素晴らしいのだが、その日の気分や感情によっても行ってよい。これは、がんの回復段階によっては適切である。日常生活で運動と休息のバランスをとることは、自分をより強く健康に保つことである。

7. シャバーサナ：仕上げの方法

シャバーサナは、ヨガプラクティスにおける至福のスポットであり、もっとも重要な構成成分である。このポーズでは、マットに仰向けになり、腕をわずかに外に開き、掌は上を向けて、ただ快適に休息する。シャバーサナの最終的な目的は、他のポーズからすべての動きをマット上に完結させることである。リストラティブポーズで道を拓き、この最後のポーズでプラクティスを完成させる。

不安を感じることはない。「シャバーサナ」という言葉はサンスクリット語で屍のポーズを意味する。別名もあり、いずれも死体のような姿勢を説明するもので、ディープリラクゼーションポーズ、最後の休息ポーズなどと呼ばれ、「がんのためのヨガ」法では日没のポーズと呼ぶ。

日没のポーズは、特にがん患者とサバイバーにとってはヨガプラクティスのもっとも基本的なポーズである。実際、このポーズは常にセッションの最後に行う究極のリストラティブポーズであり、省略するべきではない。すべてのリストラティブポーズと同様、日没のポーズは筋の活動も思考も動きも使わない。

プロップが使われる場合はほとんどない。寒い場合は、暖を取るためにブランケットをかぶることができる。背中に不快感を覚えれば、巻いたブランケットや補助枕を膝の下に敷くことができる。

日没のポーズは自然な呼吸を組み入れたものである。それは、完全なリラクゼーションである。それでも、プラクティスの中で実践するには最も難しいポーズかもしれない。少なくとも私にはそうだった。

私ががん治療中とその後にヨガプラクティスを再開したとき、日没のポーズが難しく恐ろしいことに気がついた。できないからではなく、身体的な快適さを得られないから難しかったのである。常に背中や殿部、関節に痛みがあった。畳んだブラン

ケットを脚や背中の下に敷く方法に気付いてからは、自分がリラックスできているかどうか、筋緊張が緩んだかを判断するのはやめた。

　数ヵ月を要した。体にリラックスを教えることは容易ではなく、すぐにできることでもない。私の場合、心が問題だった。脳が筋の記憶を基に、「私はまだ働いているんだ。」と信号を送り続けた。柔らかなブランケットで骨を支えてからは、筋が解放され、「働き続ける必要はない。大丈夫。リラックスしましょう。」というメッセージの信号が心へ送られた。

　今、長年のヨガの経験から、私はすぐに至福のスポットを見つけられる。これは、ヨガの講師たちが話す「自由に」である。私の筋の記憶は、よいことがやってきたら脳に知らせるよう、プラクティスを通じてプログラミングされている。10分のリラクゼーション。日没のポーズも他のヨガポーズと同様に練習が必要なのである。その方法を学ぶ必要がある。

　ときに、もっとも深い信頼に値することは、
　私たちがほとんど理解していないことである。

ピコ・アイヤー

　心の中の猿が木にぶら下がり、ゆらゆらと揺すり始める。がん患者とサバイバーにとって、心の内外に見たくないものがたくさんあり、日没のポーズの間も心配な気持ちやストレスに襲われ、休息を続けることが難しくなる。これらの思考に筋緊張や関節痛が伴い、休息のポーズは治癒どころか不安を煽るものになる。瞑想は、体が治癒できるよう心を落ち着かせる働きがある。ここに、私たちの心をかき乱す猿たちを飼い馴らす方法が他にある。

- ブランケットを使って体を支え、快適になる方法を学ぶ。
- 治癒の時間という貴重な贈り物を受け入れる。心と体が静かにすることは時間の無駄ではない。
- 1日のヨガポーズの日没を実践するように、日没をイメージする。至福感を得られても、眠りに落ちてもよい。眠らないようにするべきだが、眠ってしまったら、その休息を贈り物として受け取ればよい。

　次のことを覚えておいてほしい。すべてのことにサイクルがあり、1回の呼吸、人生、細胞、ヨガのプラクティスもまた然りである。すべてのことに始まりと中間と終わりがある。物事が始まって終われば、また新たな始まりがある。毎日が日没で自然に終わることは、次の日の出を迎えるために必要なのである。あせる必要はない。

必要なことから始め、
できることをやってみよ。
そうすれば突然、
自分が不可能なことを
なしていることに気づく。

アッシジの聖フランシスコ

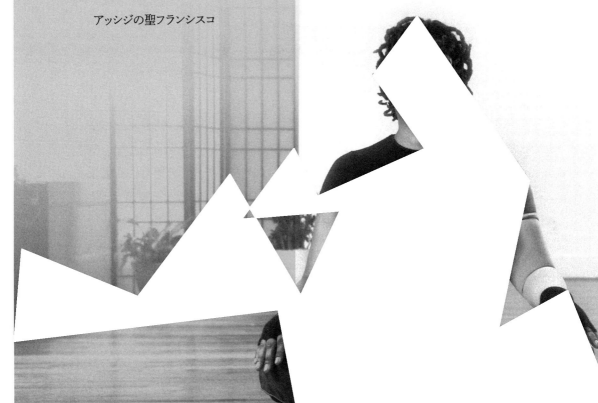

2
プラクティスの準備

　部屋を一通り眺めると、すべて用意されていた。薄汚れたリノリウム床に並んだ椅子の上を蛍光灯の光が揺らめいていた。病院はこの部屋をワークショップやセミナーに使用しているに違いない。だが私の目的はそうではなかった。いったいどうやって、2列の椅子の間の1歩半ほどのスペースの汚いリノリウム床の上でがんサバイバーがヨガクラスを開くことができようか。ここでヨガクラスを開いて誰が心地よく感じるというのか。

　確かに、このクリニックはヨガクラスを受けることを歓迎しているが、適切で安全で快適な環境を作るにはツールもリソースも欠けていた。「このヨガスタッフはよいと聞きました。場所と時間は提供しますが…」と誰かがただ言ったことからクラスが生まれたことを、椅子から汚れた床まですべてが物語っていた。

　今日は私がクリニックで初めて教える日で、用務員の設置した折りたたみ椅子にすでに多くの女性が腰かけていた。明らかに、ここで以前指導されたヨガは最後から最後まで椅子に座って行われたようだ。

　「これらは必要ありません。」私は椅子に目をやりながら用務員に言った。「片づけていただけますか。」

　一瞬にして、部屋の中の明らかな抵抗感が融けた。椅子に腰かけ病人のように扱われるのではなく、床に座ってヨガを行うことを女性たちが悟ったとき、部屋全体が安堵の吐息に溢れ、興奮した笑いが起こった。

　幸運にも、クリニックにはヨガマットとブランケットがすぐ近くにあった。新しい生

徒たちにマットの広げ方とブランケットの畳み方を示すと、始める準備はできた。

ヨガに適した場所と時間の確保

　ヨガプラクティスを始めるとき、あるいは、がんの診断後にヨガを再開するとき、いくつかの基本的な手順を行う。ヨガプラクティスを構成することは家を建てるようなもので、まずは建てるための場所、材料、道具、計画を決めることから始める。もちろん、腕のいい大工も必要である。ヨガプラクティスを構成するとき、建築士はあなただ。では、始めよう。

ステップ1
ヨガを行う場所の選定

　クリニックの話でも明らかなように、ヨガを行うとき、場所は重要な検討事項である。プラクティスを行うための場所の選定は非常に重要である。クリニックでも健康クラブでもヨガスタジオでも自宅でもよい。

　自宅で行おうと考える場合は、邪魔な物がない場所を見つける。コーヒーテーブルや長椅子といった周囲の物に触れることなく自由に動ける必要がある。最小でも150cm×220cmの広さを想定してほしい。また、ヨガの場所は静かで、他人に邪魔されず、快適であることも必要である。新しい家を建てるために選定する場所と同様、ヨガを行う場所は、あなたという極めて重要な事業のための不動産なのである。

ステップ2
ヨガの時間を見つける

　もう一つ、ヨガを始めるために必要なのは時間である。忙しい生活の中でこの時間を割くことは容易ではない。ヨガの時間を作ることは、物理的な空間を見つけるのと同じくらい重要である。あなたの1日の中で貴重な数分を絞り出す5つの方法がある。

- ランチデートや病院の予約、ビジネスのミーティングと同じようにヨガのスケジュールを入れることで、中断を管理する。こうすることで、ミーティングの予定があることを家族や友人に伝えることができ、そのミーティングの相手がたとえ自分一人であっても、邪魔されないようにすることができる。
- 携帯のカレンダー機能も含む、すべてのカレンダーにヨガクラスの印をつけておく。

- 気が散らないよう、テレビや電話の着信音を切っておく。うるさい騒音を排除し、部屋を静寂で満たす。
- 可能であれば、扉を閉める。自分一人の空間を持つことが重要である。
- 静かな音楽はかけてもよい。その音を、あなたがヨガプラクティスを行う時間を取っていることを他者に示す合図にする。

　自分のための時間を持つことは生活の知恵であり、がんの回復以上のものである。こうすることで、生活のあらゆる側面でのあなたの時間管理能力がヨガによって養われる。時間管理はがんの治療中、治癒期間、その後続く回復期間において重要である。あなたの過ごす環境において家族や友人からのサポートを育むことは重要であり、サバイバーとしてのあなたの仕事の一つである。この空間と時間を持つことがあなたに必要であるということをあなたの生活に関わる人たちに知らせ、その空間と時間を持つ。それはあなたの時間であり、はっきりと明言する必要があるのである。

ステップ3
ツールキットの準備

　素晴らしい食事を料理したければ、丈夫な鍋、調理器具、香辛料などの適した材料・道具が必要である。ヨガで必要とする道具は、プロップと呼ばれる。最低でも、粘着性のあるヨガ用マットは持っておくべきである。適切なヨガマットはせいぜい12、3mmの厚さで、表面は滑りにくくなっている。（ヨガのプロップについてはp.59〜62を参照のこと。）

　がんに罹っているか否かに関わらず、不快感があれば特にクッション性のあるものの方がよいと思われているため、スポーツクラブには厚めのマットが備わっていることが多い。実際には、クッション性が低い方がよく、ポーズをコントロールしやすい。クッション性が高いと、バランスを取るのが難しくなり、けがの原因にもなりうる。

　ヨガブロックは2つ以上必要である。スポーツ用品店ならどこでも購入できる。あと、柔らかいブランケットが2〜4枚必要である。ヨガ用に作られた補助枕とヨガストラップもあると便利だが、必須ではない。ブランケットを二重に巻いて補助枕として使うこともできる。これらのプロップはすべて、あなた特有の身体的ニーズに合わせてプラクティスを調整するのに役立つ。

　本書のヨガポーズのほぼすべてが椅子から行えるので、もしさらに支えが必要だと感じる場合は、椅子を大きくすればよい（異なるポーズでの椅子の使い方の例は「各自のヨガプラクティスの作成とポーズの習得」（p.57）に示す）。椅子は床から

滑らないようヨガマットの上に置く。

ポーズの多くはベッドや長椅子からでも行うことができる。それらの修正については「各自のヨガプラクティスの作成とポーズの習得」（p.57）に記し、「様々な治療および回復段階に応じたプラクティスの例」（p.147）で紹介する優しいプラクティスの例に適用できる。

ステップ4
ヨガプラクティスを構成する

私個人のヨガプラクティスを構成するとき、私は治癒の基本である「「がんのためのヨガ」方法論」（p.31）の構築ブロックを用いる。それらは、マットに座るたびにプラクティスを構築するための定式を提供してくれる。

本書の各セクションは全身体系のバランスを取るという総合的な目的をもって書かれた。順に示すが、「各自のヨガプラクティスの作成とポーズの習得」（p.57）と「様々な治療および回復段階に応じたプラクティスの例」（p.147）のポーズおよび順序は柔軟性があってカスタマイズ可能であり、がんとその他の状態の観点であなたが対処すべきことを考慮している。それらが共にあなたのニーズに会った完全なプラクティスを作り出す。

薬を処方する医師やチームで練習する野球選手とは異なり、ヨガのプラクティスは各個人の心と体の衛生である。どうか自分を労わってほしい。毎日同じように感じることはない。毎日が異なる。寝起きが悪い日もあれば、ワンダーウーマンのように感じる日もあるだろう。従って、ヨガのプラクティスも同じであるべきではない。同じだとひどく退屈になってしまうため、バラエティを加えた方が健康にはよい。サラダの中身を変えれば、色々な成分に含まれる様々なビタミンの栄養を取れるからよいのと同じである。ポーズが調節可能であるヨガは、がんの治療とがんからの生き残りという課題には非常に適している。

本書に掲載した53種類のヨガポーズは、あなたの日常のニーズに合ったプラクティスを構成するポーズを選択でき、あなただけのヨガプラクティスを構成するあなたの栄養成分となる。よい食事と同様、あなたのプラクティスは身体系全体の栄養となるべきである。

毎日プラクティスを行うことについてはすでに述べた。だが、プラクティスに専念すべき時間は実際にはどのくらいなのだろうか。あらゆる処方薬と同様、個人によって異なる。ただし、あなたがどのように感じるかに基づいてヨガプラクティスを定式化できる。

ガイドラインを次に示す。

- 軽い運動を行うことがあなたにとって安全かどうかを主治医に尋ねる。その回答ががんではなく別の医学的状態に関連する場合もある。あなたにとって最適でもっとも安全な方法に従う。
- 手術を受けている場合、ヨガを行う前にドレーンは抜去しなければならない。化学療法用のポートは、適切に治癒されているのであれば安全である。
- あなたはヨガプラクティスの大工である。体に耳を傾けて、その変化にプラクティスを適応させていく。疲れているか。痛みがあるか。体力は残っているか。体に語らせるのである。

ヨガは他の方法とは異なり、あなたに適応する柔軟性を備えている、ということを忘れないでいただきたい。

「様々な治療および回復段階に応じたプラクティスの例」（p.147）では、あなたが選択できる、または組み合わせて独自のプラクティスを作ることができる、いくつかのプラクティスの例を紹介する。あなたが毎日行いたくなるような、やらずにはいられなくなるようなヨガプラクティスを構成することが目的である。そして、ヨガを行うときは心身ともに衛生的になり、プラクティスは歯を磨くようなものとなる。もちろん、ヨガを行う頻度は、あなたがどれくらい行えるかの問題である。良好に感じられるのであれば、毎日やらない理由はない。

ギャンブルは好きじゃない。
でも賭けてもいいものが
一つあるとすれば、
それは私自身。

ビヨンセ

ミシェル、がんサバイバー

3

各自のヨガプラクティスの作成とポーズの習得

　がんの患者とサバイバーのためのヨガポーズはそれ以外の人たちのためのヨガポーズとそれほど大きくは違わない。私たち誰もが、強い免疫系、動く筋肉、体液の循環を必要としているのである。だが本書のポーズは、サバイバーがもっとも必要としていることを対象とし、特定の効用を持つものが選択されている。

　すべてのヨガポーズががんサバイバーに有効なわけではない。人気のあるポーズのうち、避けるべきあるいは使用に十分な注意を要するものがいくつかある。すべてのポーズには効用だけでなく、誤った方法で用いられる場合は特にリスクがある。正しいポーズを選択するためのABCがある。Awareness（認識）、Benefits（効用）、Common sense（共通感覚）である。

Awareness（認識）

　がんに関係あろうとなかろうと、自分の健康状態、制限事項、限界を認識するべきである。がんと診断される前に関節炎や高血圧などの身体的問題があった場合、それらはまだ続いていると思われる。他の問題が消え去るわけではない。がんが他の健康問題を消し去るわけではない。一時的であろうと慢性的であろうと、それらを無視するべきではない。全体的にみると、一つの状態が全身の状態に影響を及ぼす。ヨガで体の認識を高めることで、体が何を感じ取っているのかを特定する

57

ことができる。覚えている不快な感覚が関節炎によるものなのか、新しいベッドで眠ったことから来る凝りによるものなのかを特定する方法を学ぶことができ、これをあなた個人のヨガ計画の一環として組み入れることができる。

　がんのことで言えば、健康状態と治療の副作用に対する認識と注意によって、ポーズと活動レベルの選び方は変わる。そして、効用とリスクに心から注意を払うべきである。例えば、外科用ドレーンは開放創であって感染源となるため、注意が必要である。ドレーンを抜去するまで、ヨガプログラムを開始するのは待つことをお薦めする。ただし、化学療法用ポート（皮下に留置し化学療法剤注入に使用されるカテーテルや留置ポート）は、適切に治癒されていれば通常問題ない。だが、留置していることとその箇所を講師に伝えておくとよい。この情報をためらわずに伝えるべきである。あなたのヨガ講師は感謝し注意を払ってくれることだろう。また、化学療法用ポートを抜去した後、動きを制限するような瘢痕組織やこわばりが残るかもしれない。がんや既存の症状に関係なく、動きの制限は徐々にバランス不良を引き起こすことがある。やはり、警告というほどではないが注意が必要である。

　認識はヨガ講師にも必要である。ヨガクラスに参加している場合は必ず、自分の身体的状態や繊細な身体部位について講師に伝えておくこと。そうすることで、もっとも安全でもっとも効果的なプラクティスが保証される。

Benefits（効用）

　ヨガはエンパワメント、すなわち自分自身の回復をコントロールできる能力を与える手段である。自分に必要なことを最適に処方するということは、自分自身がポーズ、シークエンス、プラクティスの効用を知っておかなければならないということである。ある日は、力強く感じ、強さを確立し、カロリーを消費し、柔軟性を改善したいと思うかもしれない。またある日は、化学療法の診療後で、リラックスできるリストラティブなポーズを用いる解毒のポーズを行いたいかもしれない。それを容易にするため、あなたの特定のニーズに適応させることができるよう、特定の効用と各ポーズの調節を掲載した。これにより、心血管の健康、骨密度の強化、体重管理などあなたの目標に応じて選択しやすくなる。

Common Sense（共通感覚）

　主治医の知識を除けば、あなたの心と体をもっともよく知るのはあなたである。私はヨガ講師として、言葉と手を使ってポーズをあなたに教えることはできるが、あなたが何を感じているかを正確に感じることはできない。なので、ヨガを実施するときは共通感覚を用いることが重要である。すなわち、体の限界とあなたにとって正しい感覚は何かを知ることである。クラスに参加している場合は、不安な事柄を講師に伝えなければならない。

　ここからはもっとも重要なことである。それは、ヨガを楽しむことである。そうすることで、体についての感覚は良好になる。さあ始めよう。

　以下のセクションでは、がんの患者とサバイバーの特殊なニーズに適応する53種類のポーズを紹介する。各ポーズには図による解説と説明が効用および調節とともに掲載されている。いくつかは「ヴィンヤサ」（サンスクリット語で呼吸を伴う運動とリンクするポーズのシークエンスを意味する）ごとにグループ化されている。選択肢をよりよく理解するため、これらすべてのポーズを完全に見直すことをお薦めする。「様々な治療および回復段階に応じたプラクティスの例」（p.147）と「一般的な副作用を対象とするポーズ」（p.197）は、副作用（リンパ浮腫、骨喪失、体重増加、不安など）に対処するために設定された身体活動レベルと時間（30分、60分、90分）に基づくポーズのシークエンスが掲載されている。

がんに関しては、長引く影響のことはあまり触れられない。ヨガに関しては、長引く影響こそがそれを行う理由である。

タリ・プリンスター

準備—プロップ

　ヨガプロップは元々、適切な身体アラインメントを支持し、損傷を予防するため、B. K. S. アイアンガー師により20世紀に導入された。プロップは、安定性、柔軟性、容易性、リラクゼーションを支えるためのツールとして、初心者から上級者までのヨガ実践者に役立てられる。一般的なプロップとしては、マット、ブランケット、ブロック、補助枕、ストラップが含まれる。

ヨガマット

　ヨガマットは通常、テクスチャゴムまたはポリ塩化ビニルでできており、プラクティスの間に手足が滑らないよう、そしてマットが床の上で滑らないようにすることで、快適性、安定性、安全性、着実性を提供する。マットの厚みは様々で、体と地面の間のクッションの役目を果たす。ただし、マットの厚みを選択する際は、快適さと安定性のどちらを取るかが思案のしどころである。薄いマットほど、地面との接触が硬くなる。クッション性が高すぎると、バランスを取るのが難しくなる。

　ヨガマットを持たないのはどうか。特に、立つポーズやバランスポーズを行う場合は、ヨガマットの使用を強くお薦めする。ただし、ヨガマットがない場合、ラグの上に滑り止めのヨガ用タオルを用いることもできる。運動用マットを代わりに用いるのはお薦めしない。運動用マットは一般にヨガマットよりも薄く、滑りやすい。

ヨガ用ブランケット

　ヨガ用ブランケットは、様々なサイズや形に折り畳んで特定の支えに用いることも、暖を取るために用いることもできる。ヨガ用ブランケットは、体のアラインメントを支持し、特に膝、腰、首、肩などにさらにクッション性を持たせる、多面的なツールである。ブランケットは可動域や柔軟性が不足しているために過度に難しいまたは不快となるようなポーズを行うときに役立つ。身体の片側の可動性が損なわれている場合に体のバランスを維持するのに役立ち、リラクゼーションを促す。

　ヨガ用ブランケットがない場合はどうすればよいか。厚みとサイズが十分なブランケットなら使用できる。タオルは概ね薄いので、代わりに用いるのには適さない。

ヨガブロック

　ヨガブロックは通常、発泡材、木またはコルクでできており、安定性、アラインメントおよび容易性のために体重を支えるようデザインされた硬い長方形の物体である。

　床へと身体を延ばすために用いる。例えば、立ちポーズをするときに両手が地面に届かない場合、安定した平らな面で手を支えられるよう、手の下にブロックが置かれることが多い。ブロックは身体アラインメントを改善し、脊椎の伸展をもたらし、バランスポーズの間の支えを提供し、姿勢から姿勢への安全な移動を助ける。

　ヨガブロックがない場合はどうすればよいか。積み重ねた本、椅子、または友人の手を借りてもよい。支持の構造が、体重をかけられるくらい十分安定しており、必要とする適切な高さであることが重要である。

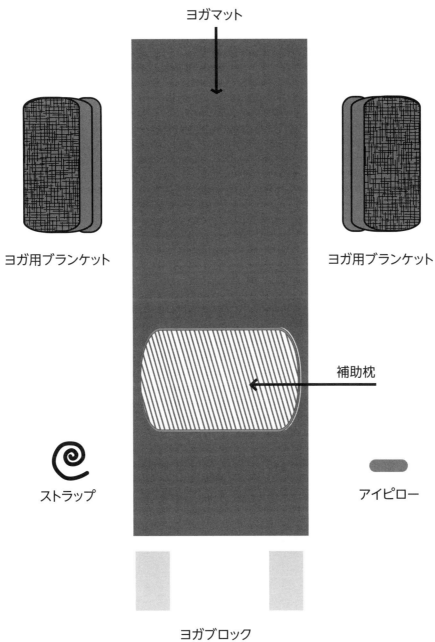

ヨガ用補助枕

ヨガ用補助枕は大きくて硬い枕で、通常は円筒形か長方形をしており、労力なくヨガポーズの効用を得られるよう体重を支えるために用いられる。補助枕は多くの場合リストラティブなポーズで用いられ、完全なリラクゼーションを促す。深層筋のリリースを促す一方で、体の姿勢を保持できるほど十分硬い。

ヨガ用補助枕がない場合はどうすればよいか。細長いカウチクッション、硬い枕を積んだもの、数枚折り畳んだブランケットを用いるとよい。

ヨガ用ストラップ

ヨガ用ストラップは通常、長さ2.43mで、片側にバックルがついており、体の一部を他の部位に接続することで、ストレッチの強化、アラインメントの改善または深いリラクゼーションを及ぼす。少ない労力で正しい姿勢を可能にしながら、より効率的に体のポーズを作るために用いることができる。体を徐々に動かすことで、難しいポーズを学ぶのにも役立つ。例えば、人工的に腕に長さを加えることにより、自身の可動域まで限度を超えずにストレッチすることが可能になる。ストラップは身体部位同士を結ぶことで、一部の領域を動ける状態またはリラックスさせながら他方の領域を固定することもできる。

ヨガ用ストラップがない場合はどうすればよいか。バスローブのベルト、ネクタイ、摩擦しないような滑らかで耐久性のある素材のストラップを用いるとよい。

プラクティスの開始

腰を下ろす

　腰を下ろしてスティルネスを見つけることによりヨガプラクティスを開始する。脊椎を完全に直立して支える快適な姿勢で、椅子に座っても床に座ってもよい。こうすることで瞑想、呼吸（プラナヤマ）、多くのウォームアップシークエンスを効果的に実施することができる。いつでも座位を変えてよく、その場合は各プラクティスを異なる方法で始める。座位で安定性が得られるほど、心と体の集中的なスティルネスを高めることが容易になる。

　体の安定性を高めるには、体がピラミッドの形になるようにする（底部が広くなるようにして、頭頂部が最長点まで持ち上がるようしっかりと支えを取る）。古代のピラミッドがそのような形にデザインされた理由の一つは、王または王妃が地球上に残した高貴な足跡をシンボル化するためだったという。よって、座面を玉座とし、体はピラミッドとなって堂々と座る。

椅子に座る

必要なプロップ：椅子

頑丈な椅子に背筋を伸ばして座り、両足は膝の真下の床に腰幅を開けて置く。

調節：両足が床に届かない場合は、足の下にブロックまたはクッションを置く。

効用：体の認識、呼吸の認識、脊椎アラインメント、心の集中、リラクゼーション

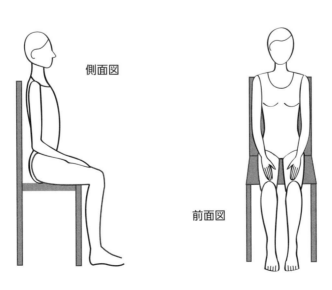

側面図

前面図

あぐらをかいた姿勢で座る

必要なプロップ： ブランケットまたはクッション

すねを交差させてブランケットまたはクッションの上に座る。膝が腰の高さまたはそれより低い位置に下がるまで十分に低い支えを作る。こうすることで、背筋を完全に伸ばして座り、自由に呼吸をすることが容易になる。股関節または大腿内側に力みを覚える場合は、支えを補強するため膝の下にヨガ用ブロックまたはブランケットを置く。

調節： 片方の膝がもう片方より高くなる場合は、両膝が同じ高さになり体が左右対称になるよう、必要な高さのプロップを用いて両膝を支える。股関節または膝関節に痛みがある場合は、片脚または両脚を前に伸ばしてみる。

効用： 体の認識、呼吸の認識、脊椎アラインメント、心の集中、リラクゼーション

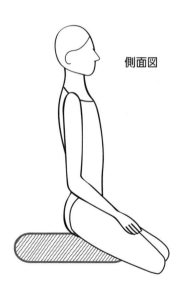

側面図

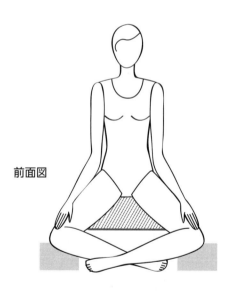

前面図

ヴィラアサナ─英雄座で座る

必要なプロップ：： ブランケット、ブロックまたはクッションマットまたは床の上にブランケットを広げる。床の上に足先を休めてブランケットに膝をつき、両足の間にブロック、クッションまたは畳んだブランケットを置く。この支えの上に腰を据え、両膝を寄せる。

調節： このポーズで膝、足首、足が不快な場合は、ヨガ用ブロック、ブランケットまたはクッションを追加して腰の位置を高くしてみる。足首と足先の圧迫を和らげるには、両足首の下に巻いた小さいブランケットを置く。

効用： 体の認識、呼吸の認識、脊椎アラインメント、心の集中、リラクゼーション

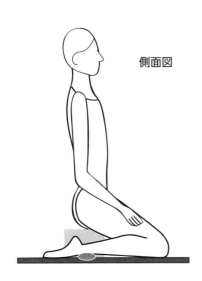
側面図

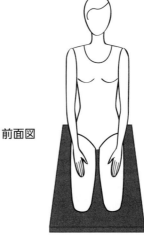
前面図

ダイナミック・スティルネスを見つける

　椅子に座るにしろ、あぐらや英雄座で床に座るにしろ、適切で中立な脊椎のアライメントを探し、スティルネスを模索する。

　骨盤はボウルのような形をしている。ボウルの一番下には2つの坐骨がある。体重が左右の坐骨に均等にバランスが取れているのを感じるまで、座位のまま腰を左右に揺り動かす。そして、骨盤のボウルを前後に傾ける。坐骨の上でやや前傾するとき、脊椎が完全な高さに伸びていることに気付く。この姿勢を脊柱のニュートラルポジションとして維持する。労力なく直立姿勢を維持するため、この支持基底面から脊椎の骨が積み上げられていることを実感する。

ダイナミック・スティルネス

顎先を床と並行にし、頭頂部を股関節の真上に位置付ける。

肘関節を肩の真下におろして、両手を大腿部に置く。

1.8mほど前の床に穏やかな視線を送る。

息を吸いながら：脊椎を伸ばし、肩を広げる。
息を吐きながら：座面に体重を均等に分散し、脊椎の直立を維持する。

効用：体の認識、呼吸の認識、脊椎アライメント、心の集中、リラクゼーション

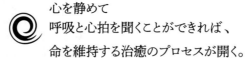
心を静めて
呼吸と心拍を聞くことができれば、
命を維持する治癒のプロセスが開く。

タリ・プリンスター

呼吸の時間を取る

　ヨガプラクティスを練習するとき、呼吸の認識を高めると、心を集中させ、体を支えることにつながる。各プラクティスを始める前に単純な呼吸を数分行う。選択できるいくつかの呼吸エクササイズを含めている。

　これらの呼吸エクササイズを始めるとき、自然な呼吸を認識する時間を取る。普段行っている呼吸パターンを観察する。呼吸するとき、体のどの部位が拡張し、収縮しているか。呼吸は浅いか深いか、粗いか滑らかか。普段は鼻と口どちらで呼吸しているか。

　呼吸プラクティスとその後のヨガシークエンスの間は、できるだけ鼻で呼吸するのが望ましい。呼吸をコントロールして特定のテクニックを使うようになると、呼吸は穏やかになり、力みがなくなる。最初は、呼吸をコントロールするあるいは単に呼吸を観察するだけでも不快に感じるかもしれない。数回の呼吸で呼吸エクササイズを行い、その後休息して通常の呼吸を行えば、エクササイズが通常の呼吸パターンに影響を及ぼしたかが分かる。エクササイズは２、３回繰り返してもよく、間に短い観察時間を取る。

均等な呼吸

ダイナミック・スティルネスの姿勢で座る。呼吸を観察し、吸気が呼気よりも短いか長いかを認識する。呼吸を静かに数え、長さを測る。吸気１、２、３、呼気１、２、３。数えながら、吸気と呼気を均等な長さにする。数える速さを調節して、最小限の労力で呼吸できるよう呼吸を自然な長さに合わせる。練習すると、呼気４カウント、吸気４カウントまでカウントを増やすことができる。力みなくできるのであれば、カウントを増やすことによって呼吸の長さを伸ばしていく。

微笑むブッダの目

ダイナミック・スティルネスの姿勢で座る。前の一点に視点を定める。顔の筋はリラックスする。息を吸いながら、頭や目は動かさないで目の前の周辺視野の全体がみられるよう、目を開く。息を吐きながら、視界を狭くし視線を定めた一点へと戻す。息を吸うたびに、穏やかな目のままできるだけ目を開く。息を吐くたびに、視点を一点に戻す。楽で自然な呼吸を維持する。

へそ呼吸

楽な姿勢であおむけになる。膝を曲げて床に足を置くか、補助枕または巻いたブランケットの上に膝をのせ、もっとも快適になるよう頭の下に小さな枕を加えてもよい。腹部、ちょうどへその上に軽いヨガ用ブロック(重い木製のものではないもの)を置く(小さなクッションまたは本を用いてもよい)。腕は両側に休める。息を吸いながら、腹部が持ち上がってブロックを持ち上げる様子を認識する。息を吐くと、ブロックの重みで腹部が下がる。腹部をリラックスさせたまま、息を吸うたびにブロックをわずかに高く持ち上げることができ、完全に息を吐くことでブロックを深く静めることができることを確認する。腹筋ではなく、呼吸でブロックを動かす。

3段階の呼吸：開始、途中、終了

へそ呼吸のときと同様、プロップで支えられながら楽な姿勢であおむけになる。手の平を下にして手を腹部に置く。手の下で呼吸を感じる。このエクササイズでは、吸気は自然なままにする。呼気を3段階に分ける。完全に息を吸って開始する。息の3分の1を吐き出して休止し、息を止める。次の3分の1を吐き出して休止する。完全に息を吐き出して息を空にし、休止する。労力なしで全身にいきわたるほど息を吸うことができる。自然な呼吸を3回行って休息した後、エクササイズを繰り返す。

瞑想の時間

呼吸の時間を取ることで瞑想の時間が自然に導かれる。まず始めに、ダイナミック・スティルネスで座る。寝た姿勢でも立ったままでも歩きながらでも瞑想はできるが、覚醒しリラックスした精神状態を高めるには、快適な直立座位が理想である。寝た姿勢では眠くなることが多いため、瞑想を行うのは難しくなる。

呼吸の時間を取る間、心がいかに容易に散漫になるか、枝から枝へ飛び移る猿のように、思いがあちこちに飛び移るかを認識できるかもしれない。ブッダはこれを「猿の心」と呼んだ。瞑想では、まず視点を一点に定めることにより、猿の心をおとなしくさせることから始める。あなたが注目するのは、呼吸でも、目に見えるものでも、呪文（心の中で繰り返し唱える意味のある言葉またはフレーズ）でもいい。1、2分であろうと、集中力と時間の許す限り長かろうと、あなただけの個人的な瞑想の時間を作り出すいくつかの方法をここに示す。

自分自身の自然な呼吸に意識を向けることが大事な出発点である。目を閉じてもよいし、1mほど前の床に焦点を定めて穏やかに見つめてもよい。自分の呼吸を観察していると、気持ちがだんだん逸れてくることに気付く。気持ちが逸れるたび、優しく、判断はせずに、呼吸への集中を取り戻す。あるいは、呪文の言葉や自分の決めた視覚的イメージに集中を戻してもよい。これを自分のガイドにする。自分の心の状態がどのようであっても、自分に優しく。これは自己受容の練習である。

心の状態がひどく、困っているときは、肯定的な思考によって肯定的感情を作りだす能力を利用することで、治癒プロセスを活性化し、有効なものにすることができる。治癒的な呪文と視覚的誘導の例をいくつか示す。

平穏を求める

静かに心の中で繰り返す

息を吸いながら：私は平和と安穏に満ちている。
息を吐きながら：私は自分に必要のないものを追い出す。

澄みわたる空

心が広く青い晴れやかな空であると想像する。思考は空に浮かぶ雲である。雲が浮かんだことに気付いたらそれらを吹き飛ばし、雲のない青い空に戻して、呼吸に注意を戻す。

波に身を任せる

吸気を大きな白波に成長する波のようにイメージする。呼気を泡立った水が砂浜に消えていくようにイメージする。1年でもっともよいサーファー日和である。波に乗ろう。

五感の旅

生い茂った森、山の頂上、熱帯の砂浜、広大な平原、どこでも理想の場所に自分がいる姿を想像するところから、自己誘導の旅を始めよう。すべての感覚を呼び覚まそう。空気のにおいを嗅いで。岩、砂、草、あるいは自分の衣服の手触りを感じて。風を味わって。しょっぱいだろうか、それとも甘いだろうか。鳥、波、音楽に耳を澄ませて。自分を取り囲む世界を広げて。存分に生きて。

歩く瞑想

この瞑想は、歩いて実践しながら、他者から離れていく。人は歩くとき通常、向かう先に注意を向けている。歩く瞑想では、歩く動作そのものに注意を向ける。通りを歩きながらでも、リビングの中をぐるぐると歩き回りながらでも、これは実践できる。地面に足をつけたときの身体感覚に注意を向ける。呼吸に注目したり呪文を加えたりしてもよい。息を吸いながら、かかと、母子球、つま先の順に足をゆっくりと上げる。息を吐きながら、かかと、母子球、つま先の順に足をゆっくりとおろす。このように歩き、息を吐きながら、「私は今日を感謝しています。」今この瞬間を歩く。

 座ったところから、プラクティスへの第1歩を踏み出そう。
そして、瞑想の時間を持つのだ。

タリ・プリンスター

ウォーミングアップ

呼吸とともに動き始める

骨盤傾斜

腰に両手を置いて、背筋をまっすぐ伸ばして座る。両手を用いて、このシークエンスでの腰の動きに意識を向ける。

息を吸いながら： 腰の前面から大腿部を動かして脊椎を反らせ、坐骨を前に揺する。胸を持ち上げ肘を背後へ引く。

息を吐きながら： 脊椎を丸め、坐骨を後ろに揺する。腹部を後ろへ引きながら頭を前に下げる。肘は両外側へ動かす。

シークエンスを5回繰り返す。

効用： 呼吸の認識、呼吸と協調した動き、脊椎の可動性、腰の柔軟性、胸の開き、首の緊張緩和、上背部と下背部の緊張緩和

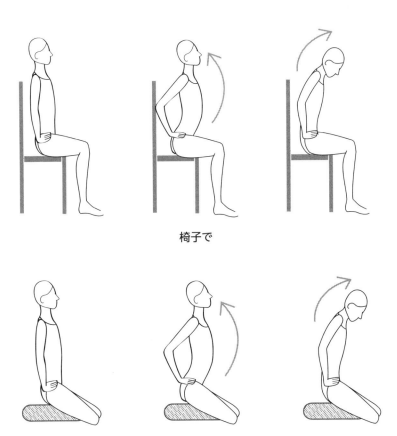

椅子で

あぐらで

首のストレッチ

頭は脊椎の最上部に、顎は床と並行にしてバランスを取り、背筋をまっすぐにして座った姿勢から始める。

息を吸いながら：脊椎を伸ばして高く座る。
息を吐きながら：左耳を左肩までゆっくりと傾ける。首の右側の筋を弛緩させる。

息を吸いながら：手の平が前に向くよう右手を回転させてから、その手を自分から遠ざけるように右腰後ろの床まで能動的に伸ばす。
息を吐きながら：頭をさらに左へと優しく傾け、ストレッチを高める。

息を吸いながら：頭を直立に戻す。
息を吐きながら：頭を左に傾けてストレッチする。

5回の呼吸で最後のステップを2回繰り返す。
その後、左手を床に伸ばしながら右耳を右肩へ傾け、反対側へストレッチする。

調節：このシークエンスは立った姿勢でも行える。

効用：呼吸の認識、呼吸と協調した動き、首・肩・上背部の緊張緩和

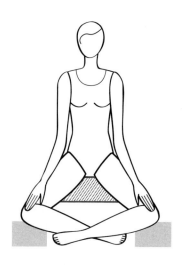 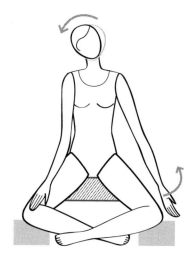

集めて保持する

座位をとり、大腿または何かの表面に手を手の平が上に向くように置き、指を手の内に丸める。3まで数えて息を吸いながら、贈り物を受け取るように指を広げる。3まで数えて息を吐きながら、再び指を手の内に丸める。

5回から10回呼吸して繰り返す

調節：できれば、呼吸のカウントを増やして、吸気と呼気の時間を伸ばす。呼吸に力みを感じたら、カウントを縮める。

効用：呼吸の認識、呼吸と協調した動き、心の集中、リラクゼーション

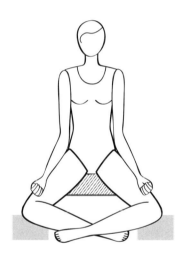 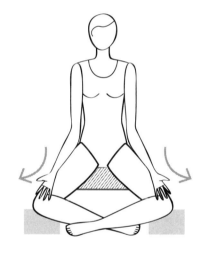

アームヴィンヤサ

親指を上に向ける

背筋を伸ばして座り、体の横で親指を下向きにした腕を床に向かって伸ばす。床には触れない。

息を吸いながら： 手首ではなく上腕を外側に回旋して親指を外側へ向ける。肩と肩甲骨をこの動きの一部として感じる。肩甲骨を寄せ、胸を開く。

息を吐きながら： 腕全体の回旋と肩の動きを用いて、再び親指を下に向ける。

シークエンスを5回繰り返す。

効用： 肩と腕の可動域、胸部と上背部のストレッチ、腕のリンパドレナージ

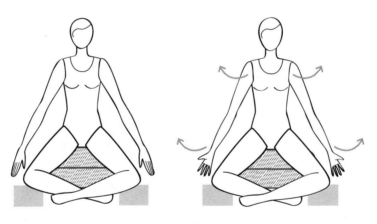

前面図

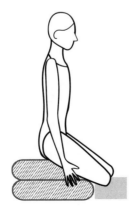 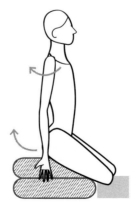

側面図

手を打つサボテン

大腿に手の平をのせ、背筋を伸ばして座る。

息を吸いながら：腕を肩の高さまで上げて、肘を曲げてサボテンの形を作る。手の平は前に向ける。

息を吐きながら：手の平と前腕を顔の前で合わせる。

息を吸いながら：腕を開いてサボテンの形に戻る。吸気に合わせてゆっくりと動かす。

最後2つのステップを3回繰り返す。その後腕を下ろして手の平を大腿に休める。

調節：前腕と手の平は全面がくっつかなくてもよい。できるだけ近づけるとよい。

効用：肩と腕の可動域、胸部と上背部のストレッチ、腕のリンパドレナージ

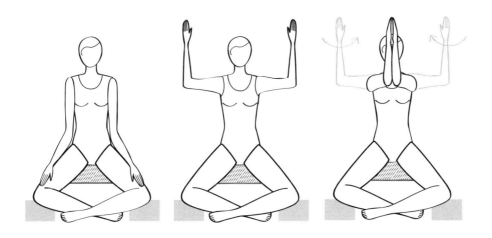

ヨガの「チェストオープナー」とは何か

チェストオープナー（「ハートオープナーと呼ばれることもある」）は、前胸部の筋肉をストレッチし、前胸郭を広げるポーズを意味する一般的なヨガ用語である。これは、肩甲骨同士を寄せながら肩を後ろに引くことで起こる。肩の緊張、悪姿勢、ストレスなどの多くの原因で、胸部が圧迫され完全で自由な呼吸が制限されていることが多い。その他の効用として、チェストオープンによって肺活量を増やすことができ、良い気分への変化を促す。

ねじったサボテン

大腿に手の平をのせ、背筋を伸ばして座る。

息を吸いながら：腕を持ち上げてサボテンの形を作る。
息を吐きながら：右腕は動かさないで、脊椎を右にねじって左腕を右に近づける。前腕同士は触れても触れなくてもよい。

息を吸いながら：腕を開いてサボテンの形に戻る。
息を吐きながら：反対側で繰り返す。左腕は動かさないで、脊椎を左にねじって右前腕を左に近づける。

息を吸いながら：腕を開いてサボテンの形に戻る。
息を吐きながら：手の平を大腿に下ろす。

シークエンス全体を3回繰り返す

効用：肩と腕の可動域、上部脊椎の柔軟性、胸部と上背部のストレッチ・強化、上体のリンパドレナージ

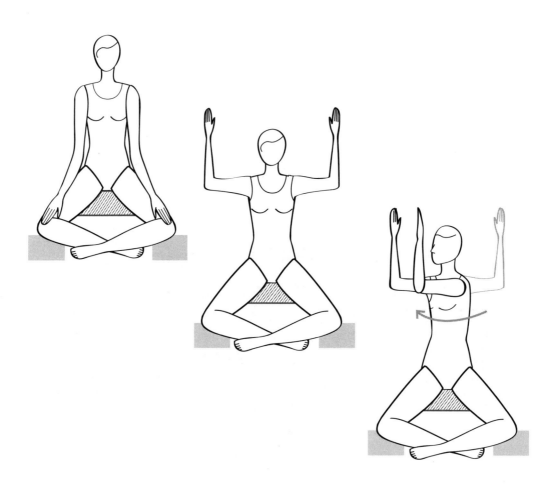

サボテンのティーポット

息を吸いながら：腕を開いてサボテンの形を作る。

息を吐きながら：左腰の後ろの床またはブロックへ左手を下ろす。

息を吸いながら：右手を後頭部に置き、右肘を上に向けてティーポットの取っ手のような形を取る。

息を吐きながら：左片からお茶を注ぐように、左側にさらに傾く。

3回呼吸してから直立姿勢にもどる。息を吸うごとに、右腰から右肘をさらに伸ばす。息を吐くごとに、さらに左に少し傾く。

反対側でシークエンスを繰り返す（右に傾く）。

効用：肩と腕の可動域、上部脊椎の柔軟性、胸部と上背部のストレッチ・強化、上体のリンパドレナージ

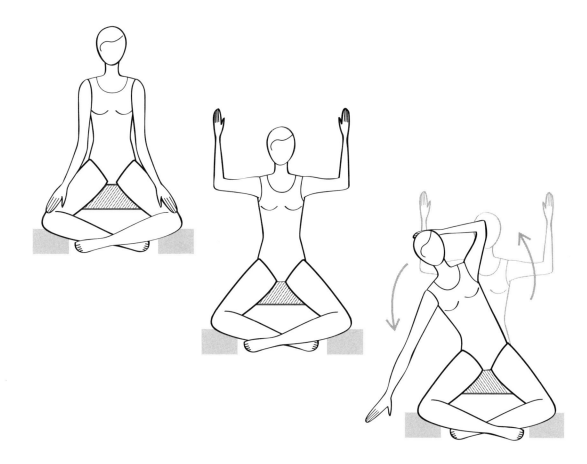

汚れたTシャツ

息を吸いながら：腕を上げてサボテンの形を作る。
息を吐きながら：自分を抱きしめるように右腕に左腕を重ねる。

息を吸いながら：肘を高く上げていく。Tシャツを脱ぐように、腕を天井の方へ伸ばしながら指を滑らせる。胸を広げる。
息を吐きながら：手の平を大腿に下ろす。

次は右腕を左に重ねて、シークエンスを繰り返す。
その後、腕を交互に上に重ねてシークエンス全体を6回繰り返す。

調節：術後の回復期の場合、Tシャツを脱ぐ動作を想像することは難しいかもしれない。この動作は飛ばし、代わりにサボテンの形に腕を戻してもよい。

効用：肩と腕の可動域、胸部と上背部のストレッチ・強化、腕のリンパドレナージ

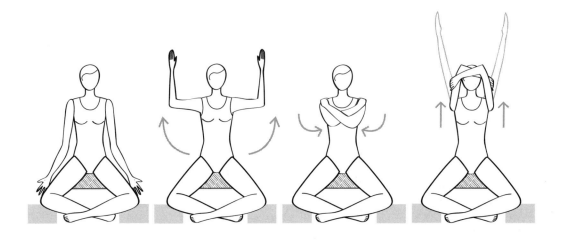

あぐらの脚をなぜ交代させるのか

あぐらで座っているとき、いつも同じ足を上にしていることに気付くだろう。ウォーミングアップのアームヴィンヤサなど、座位でのプラクティスを行う場合は必ず、各肢位で各脚の回数が等しくなるよう、交差する脚を交代させること。こうすることで、バランスのよい腰の柔軟性とアライメントを促す。

座位での腰と脊椎のウォーミングアップ

座った猫と牛

あぐらでまたは英雄座で椅子に座る。肘または大腿の上で手を丸め、できるだけ腕を伸ばす。

息を吸いながら：脊椎を反らせて、上腕で支えながら胸を上げ、腹部を大腿の方へ動かす。脚はしっかりと固定したまま、上体を前に引くのを支えながら手で肘を引く。

息を吐きながら：ビーチボールの上に胴体をかぶせるように、脊椎を丸めて腹部を大腿から離して頭を前に垂らす。手は膝に押し付ける。

シークエンスを5回以上繰り返す。あぐらをかいている場合は、各肢位でシークエンスの回数が等しくなるよう、数回繰り返した後、交差する脚の上下を交代する。

効用：脊椎全体の柔軟性、胸部と上背部のストレッチ・強化、腰と胴体のリンパ系の刺激

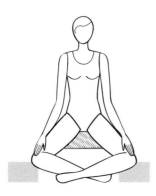 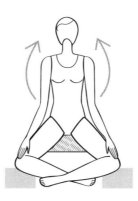 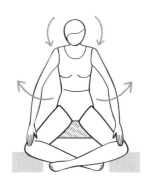

前面図

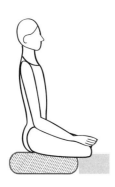 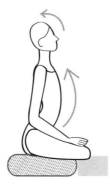 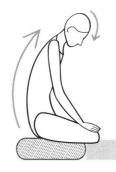

側面図

片膝を立てて座る猫と牛

右脚を前で交差して座る。右足を床につけ、右膝は上を向き、大腿を腹部に近づける。両手で右すねをしっかりとつかむ。

息を吸いながら：大腿に腹部を近づけて脊椎を反らせ、鎖骨を広げ、心臓を持ち上げるようにして、肩甲骨を相互に寄せる。

息を吐きながら：腹部を大腿から離して脊椎を丸め、頭を膝へ丸める。

5回繰り返す。その後、反対側で（左足をつかんで）シークエンスを5回繰り返す。

調節：股関節が硬いと、脊椎を反らせるのは難しいかもしれない。支えを高くして座り、床の上の足が腰から離れるよう膝を少し浅く曲げてみる。

効用：股関節のストレッチ・可動性、脊椎の柔軟性、胸部と上背部のストレッチ・強化、腰と胴体のリンパ系の刺激

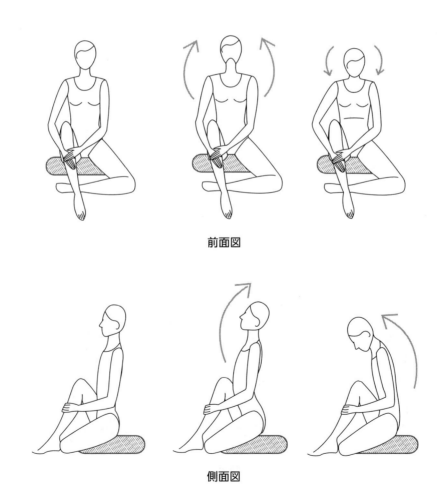

前面図

側面図

片膝立ち座りでねじり

片膝を立てて座る猫と牛と同じ肢位から始める。右足を床に置き、膝を曲げる。

息を吸いながら： 胸を開き、頭頂部を持ち上げて、完全に背筋を伸ばして座る。

息を吐きながら： 腹と胸を右へねじる。左手は右すねに、右手は背後の床またはブロックに置く。右肩の後ろを見るように頭を回転させる。

息を吸いながら： さらに背筋を伸ばして座り、左肩の後ろを見るようにゆっくりと頭を回転させる。

息を吐きながら： 頭の向きをゆっくりと戻して反対側へねじり、右の後ろを見つめる。

5回繰り返す。その後、左側へねじってシークエンスを5回繰り返す。

調節： 股関節が硬いと、背筋を伸ばして座るのが難しいかもしれない。支えを高くして座り、床の上の足が腰から離れるよう膝を少し浅く曲げてみる。頚部痛がある場合は、ねじりの姿勢になるほど遠くまで頭を回転させない。

効用： 股関節のストレッチ、脊椎の柔軟性、首の緊張緩和、腰と胴体のリンパ系の刺激

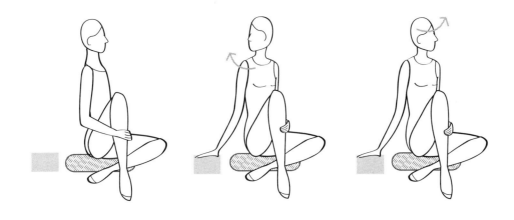

背中を下にしたウォーミングアップ——仰向けでのヴィンヤサ

全身ストレッチ

必要なプロップ：補助枕1個またはブランケット2枚

仰向けになり、脚は伸ばし、腕は横に下ろして手の平を下に向ける。補助枕または折り畳んだ2枚のブランケットを頭の先に置く(頭の下には敷かない)。

パート1

両足を曲げて始める(つま先は手前に引き、かかとは向こうへ押す)。

息を吸いながら：つま先を遠くに向ける。
息を吐きながら：足を屈曲してつま先を再び手前に引き、かかとを遠ざける。

3回繰り返す

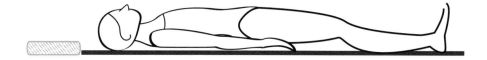

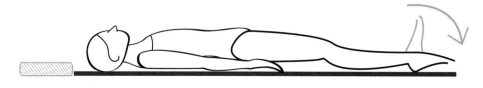

パート1、つま先を遠くに向ける

全身ストレッチ

パート2

両足を曲げて始める。

息を吸いながら：両腕を補助枕またはブランケットにのる（手の平は上向き）まで頭上に持ち上げながら、つま先を遠くに向ける。

息を吐きながら：両腕を体の横（手の平は下向き）に戻しながら、足を屈曲する。

3回繰り返す

調節：片腕または両腕が頭上の補助枕まで届かない場合、腕が完全にのるよう補助枕またはブランケットを追加する。両腕の可動性に違いがあっても、左右対称に両腕を保持することが重要である。柔軟性の低い方の支えの高さを考慮すべきである。

効用：肩と腕の可動域、足・足首・脚の強化・柔軟性、全身のリンパの流れの刺激、下肢からの静脈還流の改善

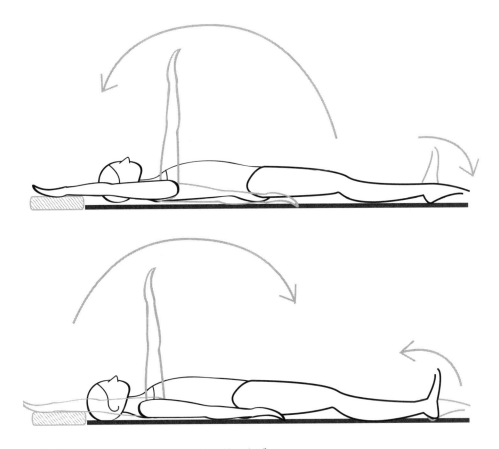

パート2、足を遠くに向けて腕を頭上に持ち上げる

脚揺らし

仰向けで膝を曲げ、足は床につけ、膝と足を腰幅に広げる。

パート1

屈曲させた右脚を、左手で右かかとをつかめるまで持ち上げて回旋する。右足を屈曲する。右手で右大腿または膝を支える。右すねを胸に引く。

息を吸いながら：持ち上げた脚を右に揺らす。

息を吐きながら：持ち上げた脚を左に揺らす。膝を曲げ足は床につけたまま、持ち上げた脚を安定させる。

5回繰り返す。呼吸と動きを協調させる。

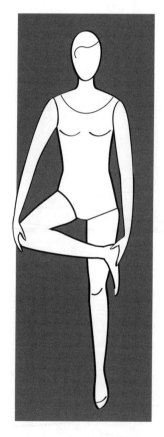
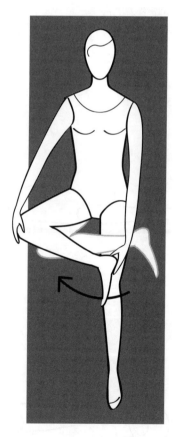

パート1、脚のみ

脚揺らし

パート2

息を吸いながら：脚を右に揺らしながら、頭を左に回転させる。頭はマットの上にのせておく。首が緊張しないようにする。

息を吐きながら：脚を左に揺らしながら、頭を右に回転させる。

5回繰り返す。その後、左脚を持ち上げてステップ1とステップ2を繰り返す。

調節：腰をより優しくストレッチするために、すねを胸に引く代わりに、反対側の屈曲させた脚の大腿に持ち上げた足首をのせてもよい。両手で持ち上げた足を揺らし続けるが、下側の足でこの動きをサポートして揺らせるようにする。

効用：腰のストレッチ、股関節の可動性、首の緊張緩和

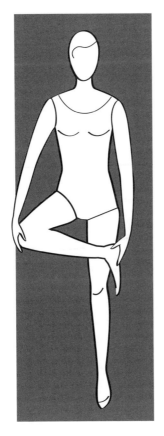 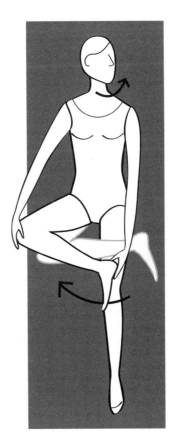

パート2、頭を回転させて

クランチとスイッチ

仰向けで脚を伸ばす。

パート1

左肘を腹の方へ屈曲する。両手で左大腿をつかむ。

息を吸いながら：左肘を腹部まで引きながら、右足を遠くに向ける。

息を吐きながら：脚を交代し、右膝を引き、左脚を床に伸ばして、左足を遠くに向ける。

脚を交代して6回繰り返す

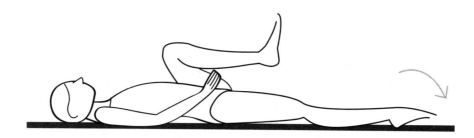

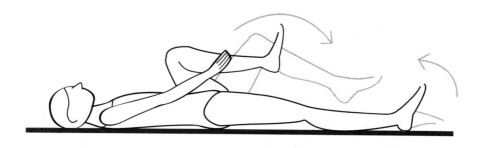

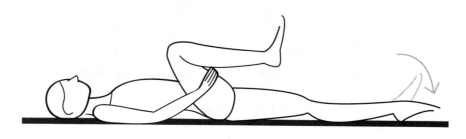

パート1、脚のみ

クランチとスイッチ

パート2

息を吸いながら：左肘を手前に引きながら、右脚を伸ばして右足を遠くに向ける。
息を吐きながら：屈曲させた左膝の方へ頭を優しく持ち上げる。

息を吸いながら：右膝を手前に引き、左脚を伸ばして左足を遠くに向けながら、頭を床に戻す。
息を吐きながら：屈曲させた右膝の方へ頭を優しく持ち上げる。

脚を交代して6回繰り返す。

効用： コアの強化、股関節の可動性、リンパ系（特に、脚、腰、腹部）の刺激、下肢からの静脈還流の改善

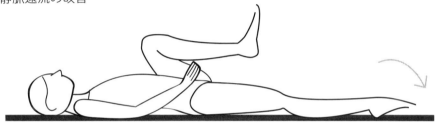

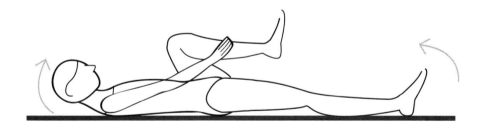

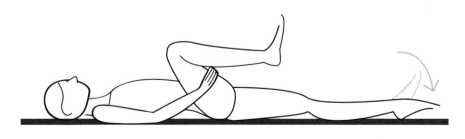

パート2、頭を持ち上げて

ねじりクランチ

仰向けになる。両肘を曲げ、両手を使って大腿を腹部まで引く。体が椅子の形になるよう、すねを床と平行に持ち上げる。両脚を引き締める。

息を吸いながら：腕を外側へ伸ばし、手の平を下に向けて肩の高さで床に休める。
息を吐きながら：椅子形の脚を左に傾ける。床までは持って行かない。

息を吸いながら：椅子形の脚を股関節の上、中央に戻す。
息を吐きながら：椅子形の脚を右に傾ける。

シークエンスを2回繰り返す。
その後、床に足を休めて自然に呼吸しながら腹部をリラックスさせる。

調節：このシークエンスの強度を和らげるには、椅子形の脚を片側にわずかに動かす。強度を高めるには、息を吐くたびに椅子形の脚を床ぎりぎりのところまで下げる。

効用：コアの強化、腰の強化と可動性、下部脊椎の柔軟性、脚からのリンパドレナージ、下肢からの静脈還流の改善

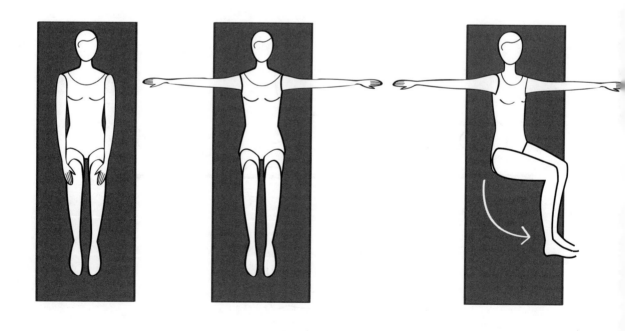

両膝をつけたサボテン

必要なプロップ：折り畳んだブランケット2枚

両肩の外側に畳んだブランケットを置いて仰向けになる。手と前腕の背部がブランケットに休まるよう、腕を開いてサボテンの形を取る。膝を曲げ、足をマットの幅に開いて床に置く。膝を互いにもたれさせる。

パート1―両膝をつけて手を打つサボテン

息を吸いながら：サボテン形に腕を開いて胸を広げる。
息を吐きながら：顔の前にサボテンの腕を持って来て、手の平、前腕、肘を合わせる。

息を吸いながら：サボテンの腕を外に開いて、胸を広げる。
息を吐きながら：サボテンの腕を顔の前で合わせる。

3回繰り返す。

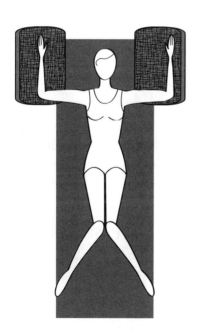 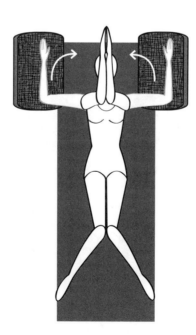

パート1、手を打つサボテン

両膝をつけたサボテン

パート2―両膝をつけてねじるサボテン

息を吸いながら： ブランケットにサボテンの腕を休め、両膝をつけた肢位で始める。

息を吐きながら： 右腕の方へ左のサボテンの腕を持ってくる。右腕はブランケットにのせたままにする。頭と上部脊椎は、ねじりの方向へ引く左腕に従うが両腰はしっかりと床につけておく。

息を吸いながら： 左腕をブランケットに戻してサボテンの腕を開き、胸を広げる。

3回繰り返す。その後、右腕を左に持って行き、反対側で3回繰り返す。

調節： 脚の形や腰の緊張によっては、両膝がつき合う肢位に届かない場合がある。代わりに、大腿が相互にもたれられるようにする。肩または胸部の可動性が制限されている場合は、サボテンの腕の下のブランケットを追加する必要があるかもしれない。必ず、体の対称性を維持するよう、両腕を同じ高さで支える。パート1も2も、呼気時にサボテンが届く場合も届かない場合もある。

効用： コアの強化、脊椎の柔軟性、上部脊椎の柔軟性、胸の開き、肩の可動性上背部のストレッチ、下背部の緊張緩和

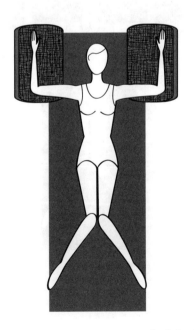 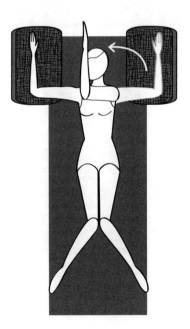

パート2、ねじったサボテン

腕をサボテン形で支えるにはどうすればよいか

両膝をつけてねじったサボテンや多くのリストラティブポーズのように、腕をサボテン形にして仰向けになるには、快適な肢位で腕を支えるために余分な注意が必要となることが多い。サボテンでは、肘、前腕、手首、手の甲がすべて畳んだブランケットで支えられていなければならない。肩の緊張によって、手が手首と肘よりも床から高くなることが多く、さらに支えが必要となる。この場合、腕の下のプロップが平面ではなく三角形になるよう（肘が低く、手が高くなる）、ブランケットをもう1枚畳んで手首と手の下に置く。

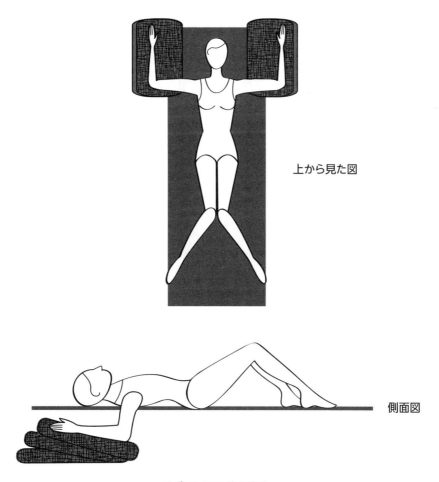

上から見た図

側面図

サボテンでの腕の支え

手と膝のウォーミングアップ

手と膝の位置

手は肩の真下に置き、指は離して、手の平全面が床に接触していることを感じる。膝は股関節から真っ直ぐ下にわずかに離して置く。床にのせた膝が不快な場合は、膝の下に畳んだブランケットを置く。床に両足の甲を（爪のある面を下向きに）休める。脊椎の中立肢位を探す。床に向けて腹部が下がるのでも、天井に向けて背中が曲がるのでもなく、テーブルのように背中を水平に保つ。首と頭の肢位は中立な脊椎から続く位置にする。頭頂部を前に伸ばし、床を見る。

手首をどうやって保護すればよいか。

手と膝のポーズの間は特に、手や手首に体重がかかることによって、または、腕に体重がかかることが懸念される他の原因（例えばリンパ浮腫）によって痛みを伴う場合、代わりの方法がある。手を肩から下の位置に置く代わりに、前腕で体を支えてもよい。これを適切に行うには、4つのブロックが必要である。ブロックを平行な線路のように、左右に2つずつ縦に、すべて短辺を縦にして並べる。左右のブロックの距離は肩幅にする。2列のブロックで肘、前腕、手の平を支え、肘は肩の真下に、前腕は並行にする。

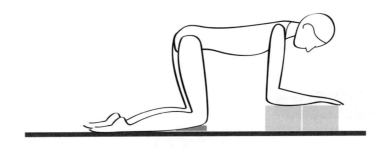

手と膝のポーズにおいて手首を保護するための調節

猫と牛

息を吸いながら：天井に向けて尾骨を持ち上げ、床に向けて腹部を沈めるようにして、脊椎を曲げる。胸を開いて、上腕に向けて伸ばす。頭をやや上向きに前方へ伸ばし、首の後ろ側を長く維持する。背の曲がった牛になった姿を想像する。

息を吐きながら：手とすねを床に押して、尾骨を下に丸め、中背部を天井に持ち上げて、脊椎を丸める。頭を垂らし、首を完全にリラックスさせる。猫になった姿を想像する。

10回の呼吸で繰り返す。

調節：背中に緊張や強い痛みを覚える場合は、これらの動きをもっとゆっくり小さくして、不快感を及ぼさないよう、できる範囲で脊椎を丸める。徐々に脊椎が柔軟になってくる。

効用：脊椎と股関節の可動性、腕の強化、腕と胴体のリンパ系の刺激、下背部・上背部・首の緊張緩和

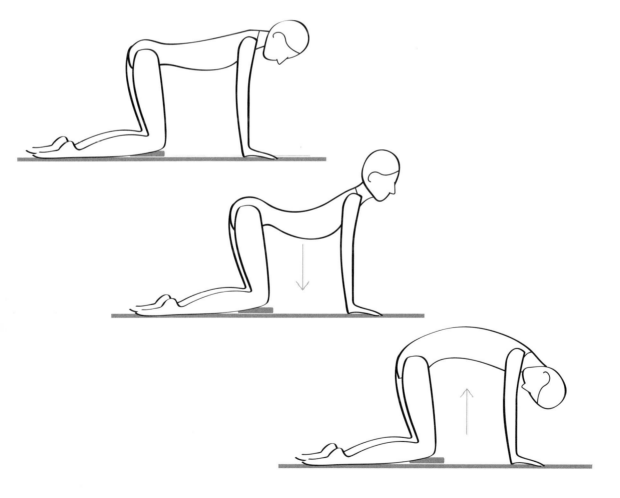

手と膝をついたねじり

パート1

左手を見下ろす。

息を吸いながら： 左腕を肩の高さで、飛行機の翼のように手の平を下に向け外側へまっすぐ伸ばす。左手を目で追う。肩甲骨を自動的に背中で相互に引き合う。右腕はまっすぐしっかりと支える。

息を吐きながら：左手を肩の真下の床に戻す。手を目で追う。

3回繰り返す。その後、右腕を持ち上げて反対側で3回繰り返す。

パート2

左手を見下ろす。

息を吸いながら： 左腕を外側にまっすぐ伸ばし、腕がわずかに高く持ち上がるように胸を左に向けて、脊椎をねじり、胸を深く開く。手を目で追う。

息を吐きながら：左手を肩の真下の床に戻す。

3回繰り返す。その後、右側で3回繰り返す。

調節： 支えている手の手首に力みを覚える場合は、指を広げて床に押し当てる。胸または腹部の手術により不快感を覚える場合は、手と膝をついたねじりの調節を試みる。

効用： コアの強化、肩と腕の強化・可動性、上背部の強化・柔軟性、胴体と腕のリンパ系の刺激、上背部と首の緊張緩和

手と膝をついたねじり

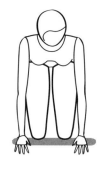
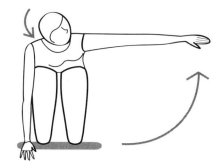

パート1、外側に腕を伸ばす

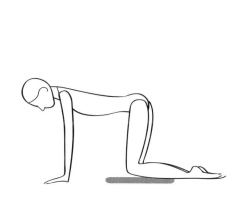
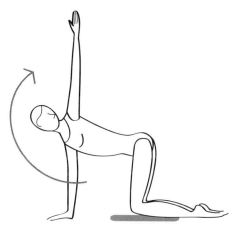

パート2、完全にねじる

手と膝をついたねじりの調節

息を吸いながら：右腕を肩の高さで外側にまっすぐ伸ばす。
息を吐きながら：右肘を曲げて手を頭の後ろに付ける。手の平に後頭部をのせる。

息を吸いながら：右肘を少し高く持ち上げて胸を左に向け、肩甲骨を背中で相互に引き合う。手の平に頭の重みをかけたまま右の方を見る。
息を吐きながら：右肘を床の方に下げる。脊椎に向かって腹筋を引き上げる。肘を見る。

左右で3回ずつ繰り返す。

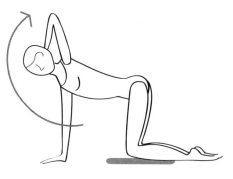

腕の調節

手と膝をついて脚伸ばし

パート1

息を吸いながら：つま先を床につけて足の母趾球を床につけたままかかとを持ち上げ、右脚を後ろに伸ばす。3回呼吸して維持する。息を吸うたびに右のかかとを伸ばし、頭頂部を反対側に伸ばして、脊椎を自動的に伸張する。息を吐くたびに、腹筋を脊椎の方へ引きつけて、コアの支えを見つける。3回目の呼吸が終わるとき：

息を吐きながら：右膝を股関節の真下に置いて、手と膝の位置を戻す。

左脚を後ろへ伸ばして反対側で繰り返す。

パート2

息を吸いながら：床につま先をつけて、右脚を後ろに伸ばす。

息を吐きながら：右膝を鼻の方へ引きながら、背中を猫のポーズに丸める。腹部を脊椎の方へ持ち上げる。右足は床から浮かせる。

息を吸いながら：床につま先をつけて、右脚を後ろに伸ばす。頭頂部を前方へ伸ばす。中立位に戻る。

左右で3回ずつ繰り返す。

調節：支えている手の手首に力みを覚える場合は、指を広げて床に押し当てる。p.100の「ねじり脚伸ばしの調節」も参照のこと。

効用：コアの強化、ふくらはぎのストレッチ、足のストレッチ、股関節の可動性、腕の強化、全身のリンパ系の刺激

手と膝をついて脚伸ばし

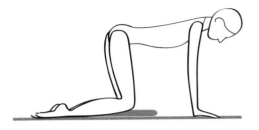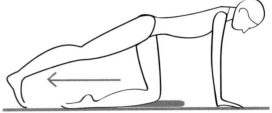

パート1、脚の伸展

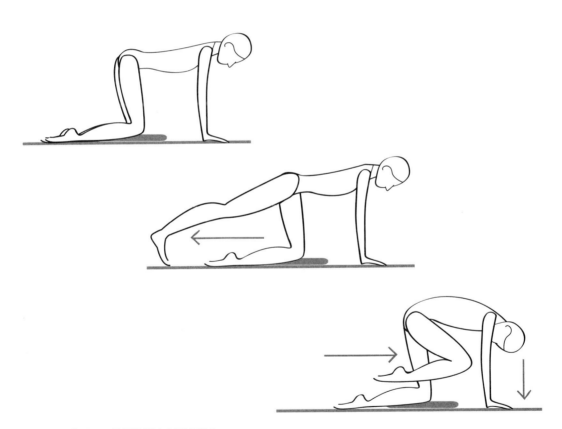

パート2、伸展と膝から引き込み

ねじり脚伸ばし

息を吸いながら：つま先を床につけて右脚を後ろに伸ばす。

息を吐きながら：右足のかかとを床につけ、足を軸にしてつま先を外に向ける。足底全体を床につける。

息を吸いながら：胸を右に回転させて、右腕を天井の方へ伸ばす。見上げて右手を見る。腕または手を胴体の後ろに下げない。左手、肩甲骨、右手が一直線に並ぶようにする。

息を吐きながら：腹筋を内側へ、脊椎の前方へと引くことにより、呼吸をリリースする。

息を吸いながら：再び、右手を伸ばして腕を高く上げ、左手は床をしっかりと押す。

息を吐きながら：呼吸をリリースする。

3回の呼吸で、腕を持ち上げて、伸張しリリースする。

息を吐きながら腕と膝を下ろして、手と膝に戻る。

左側で全シークエンスを繰り返す

調節：右脚を後ろへ伸ばしてから、この肢位でバランスを取るのが難しい場合、曲げた左膝を軸にして左足が背後を向くよう回転させ、自転車のキックスタンドのような形を取って安定性を増す。

効用：コアの強化、胸の開き、肩と腕の強化・可動性、上背部の強化、腕のリンパドレナージ、上背部と首の緊張緩和

p.100の「ねじり脚伸ばしの調節」を参照のこと。

ねじり脚伸ばし

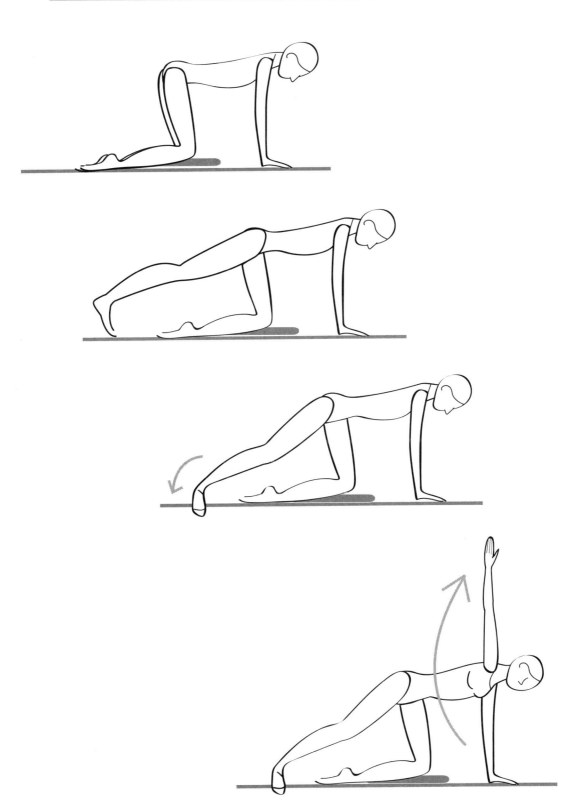

ねじり脚伸ばし

ねじり脚伸ばしの調節

息を吸いながら：つま先を床につけて右脚を後ろへ伸ばす。

息を吐きながら：右足のかかとを床につけ、足を軸にしてつま先を外に向ける。足底全体を床につける。

息を吸いながら：右腕を肩の高さで外側にまっすぐ伸ばす。

息を吐きながら：「手と膝をついたねじりの調節」（p.95）と同様に、右肘を曲げて手を頭の後ろに付ける。

息を吸いながら：右肘を天井に向けて持ち上げる。肘が持ち上がるよう、胸を右に向ける。胸を開く。

息を吐きながら：右肘を床に向けて降ろす。腹筋を脊椎の方へ引き上げる。首をリラックスさせる。

呼吸に従って、肘の上げ下げを3回行う。

手と膝の肢位に戻り、左腕を後ろに伸ばして反対側で繰り返す。

ねじり脚伸ばし

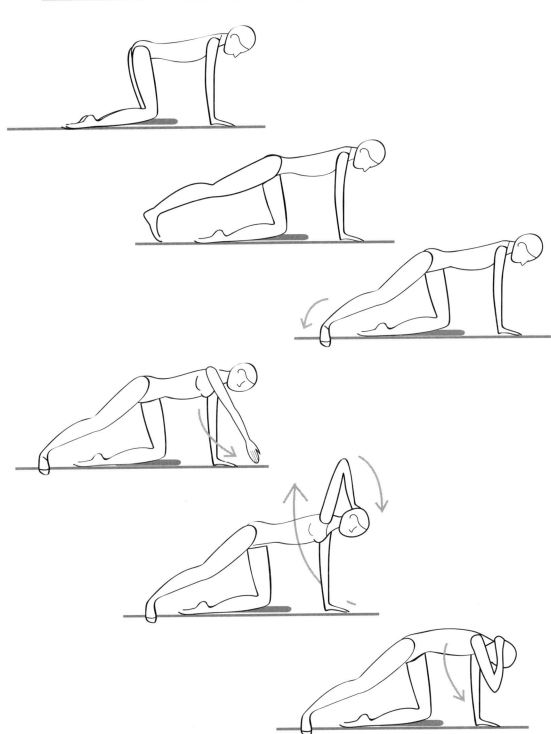

腹ばいのポーズ—うつ伏せでのヴィンヤサ

　腹を下にして横たわることを腹臥位（うつ伏せ）という。睡眠時に私が一番好むのがこの体勢である。だが私は、腹ばいで行うヨガポーズの多くが難しいことに気付いている。本書では、特定のがんや手術に関連する不快感およびリスクの可能性を避けつつ、うつ伏せでのあらゆる身体的効用を得られるよう、うつ伏せのポーズが調節されている。

　うつ伏せでの動きは、腹部または婦人科の手術を受けた人には特別な効用がある。腹部の手術は、瘢痕組織が残ったり、慢性の下背部痛、膣脱、あるいは、膀胱、結腸および前立腺がんに関連する骨盤臓器脱を引き起こしたりする。骨盤を構造的に支える靭帯が切除されている場合、これが骨盤骨の変位、股関節の開き、下部脊椎の圧迫を引き起こすことがある。特定の手術が骨盤の血流低下を引き起こし、それが下肢の血液循環に影響して、ニューロパチーを引き起こす場合がある。一部のがんサバイバーは、他のがん治療による下背部痛に加えて、腹部の感覚障害、くびれの喪失、腹部膨隆を発現する。

　うつ伏せのヴィンヤサは、腹部を刺激して血液とリンパの循環を増大させる。腹筋と、アクセスしにくい瘢痕組織をマッサージおよびストレッチしながら、下背部の筋を強化するため、脊椎の前面・後面の両方が安定し、可動化される。疼痛緩和や姿勢の支持改善が期待できる。

　ここで紹介するうつ伏せのポーズは、腹部、婦人科および乳がん手術または乳房再建術から回復中の人にも適応できるよう、注意深く調節されている。ポーズは、腹部、肋骨、胸が床に触れないように大腿部と腰を支えるための補助枕または畳んだブランケットを積み重ねたものを用いて行われる。こうすることで、不快感や腹部または胸部にかかる圧迫の恐怖が和らげられる。

腹臥位

これらのポーズで腹部と腰を適切に支えるには、大腿部の上面全体と両股関節の前部が支えられるよう、補助枕（または畳んだブランケット2枚）の上に腹ばいになり、腹部と大腿下部を床から浮かせる。前腕は床に置き、肘は肩の真下に位置付けて、上体を支える。足の前部を地面に休める。こうすることで足または足首に不快感が生じる場合は、圧迫を緩和するよう、両足首の下に巻いた小さいブランケットを置く。

パジャマ・パーティ

必要なプロップ：：補助枕またはブランケット2枚

パート1

息を吸いながら： 支えられた腹臥位で、つま先を後ろに伸ばして横に広げ、胸を上腕から前に伸ばすことで、体の前面を長く伸ばす。前腕を床に押し付け、指を広げる。

息を吐きながら： 脊椎の方にへそを引き上げ、大腿を補助枕に優しく押す。これにより、コアが作用し下背部が伸びる。

5回繰り返す。

パート2

息を吸いながら： つま先を後ろへ、胸部を上腕より前に伸ばして体の前面を伸ばしながら、あごを持ち上げて前を見る。

息を吐きながら： 脊椎の方にへそを引き上げ、大腿を補助枕に押しながら、頭を下げて首の後ろをリラックスさせる。

5回繰り返す。

効用： コアの強化、腹部のストレッチ、首の緊張緩和、下背部の緊張緩和、骨盤と腹部の循環およびリンパ系の刺激

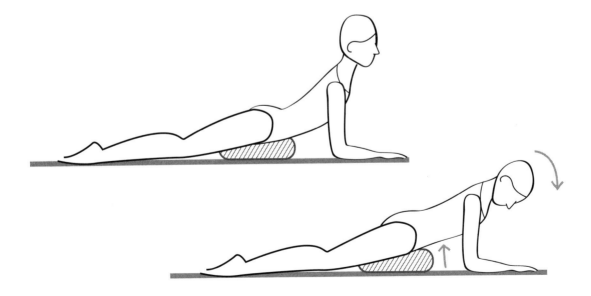

バットキック(半弓)

必要なプロップ：：補助枕またはブランケット2枚

パート1

息を吸いながら ： 支えられた腹臥位で、左膝を曲げ、左かかとを殿部へ蹴り上げる。腹部を伸ばす。胸を持ち上げて開く。

息を吐きながら： 左足前面を床に下ろす。腹部を補助枕に休める。

各脚で5回繰り返す。

パート2

息を吸いながら： 左膝を曲げて、足を殿部へ持ち上げる。

息を吐きながら： 右肩を見る。

息を吸いながら： 左手を持ち上げた足の方へ伸ばし、できれば足首をつかむ。

息を吐きながら： 足首をつかんだまま、大腿と腰を補助枕に休める。

息を吸いながら ： 腹部の伸張を感じる。胸を開いて維持する。左右それぞれ5回呼吸する間維持する。

調節 ： パート2では、足に届かない場合は代わりに、ヨガストラップや柔らかいベルトを足首に巻きつけてつかむ。あるいは、足首をつかむ代わりに、息を吸うたびに足首に手を伸ばし、息を吐きながら脚と腕を床に解放することによってヴィンヤサを続ける。

効用 ： 腹部・大腿部・股関節のストレッチ、脊椎の柔軟性、骨盤・腹部・脚の循環およびリンパ系の刺激

バットキック(半弓)

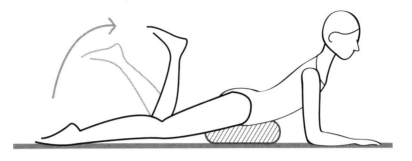

パート1、ウォーミングアップキック

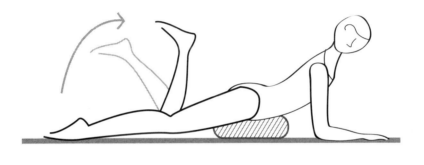

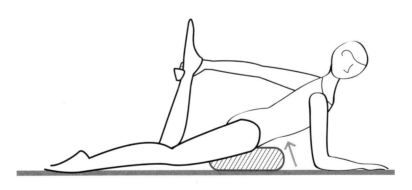

パート2、頭を回転させ、足をつかむ

立ち上がりと横たわり

優雅で楽な床からの立ち上がりと横たわりは、どちらも有用で強力なヨガの手段である。凝り、損傷、手術等の身体状態によってそれは困難になり、立位から臥位またはその逆の動作ができなくなる。だが、適切な身体アラインメントの少しのプロップ、マインドフルネスを用いることによって、ヨガのクラスにやってくるすべての人が、安全に床から立ち上がり、床に横たわることを学習できることが分かった。ここでは、ウォームアップから立ち上がってバランスを取るポーズを連続的に行う2種類の動きを示す。

つま先のマッサージから立ち上がる

必要なプロップ：ブロック2個

手と膝の肢位で始める。その後、足の両側にブロック2個を置く（もっとも長い辺を縦にする）。手を肩の真下のマットに戻す。つま先を立て、母趾球は床につける。

腰をかかとの方へ移動させながら、手で膝の方へ後ろ向きに歩く。この時点ですでにつま先のストレッチを実感しているかもしれない。手を上げてブロックにのせる。

手をブロックにつき、母趾球を支えにして膝を床から振り上げて、かかとに座る。この状態で数回呼吸しながら、つま先をマッサージするため、足の上で体重を優しく前後にかける。

続けて立つには、足で床を押し、アコーディオンのように体をまっすぐにして直立位になる。

調節：つま先、足または膝に痛みや損傷がある場合は、この一連の動きは適さない。その場合は、後で説明する「ランジから立ち上がる」シークエンスを試すとよい。柔軟性があれば、ブロックなしでこのシークエンスを行うこともできる。

効用：つま先と足の循環・柔軟性・感覚の改善、自信と可動性の構築

つま先のマッサージから立ち上がる

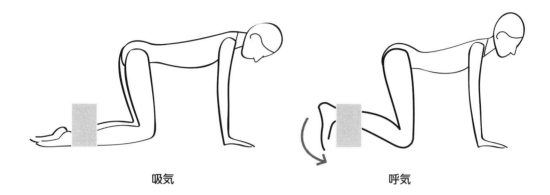

吸気 　　　　　　　　　呼気

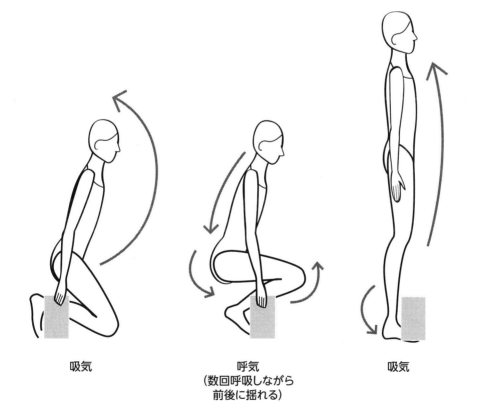

吸気 　　　呼気 　　　　吸気
　　　（数回呼吸しながら
　　　　前後に揺れる）

ランジから立ち上がる

必要なプロップ: ブロック2個

手を肩の真下に置いた手と膝の肢位で始め、上体を高くするためブロックをそれぞれの手の下に置く。左足をブロックの間まで進め、曲げた膝が足首の真上に来るようにする。母趾球の下につま先が来るよう右つま先を立て、右膝を床から持ち上げる。

胸を上げたまま、右足をブロックの間まで進めて左足と並べる。両足で床を押して両脚を伸ばし、体をまっすぐにして完全に直立する。

調節: ブロックの立て方は当然3通りある。まずはもっとも長い辺を縦にして試す。適切な高さになったら、足を簡単に前に持って来られるようブロックの幅を設定する。このシークエンスは、柔軟性や筋力次第で、ブロックなしでも行うことができる。

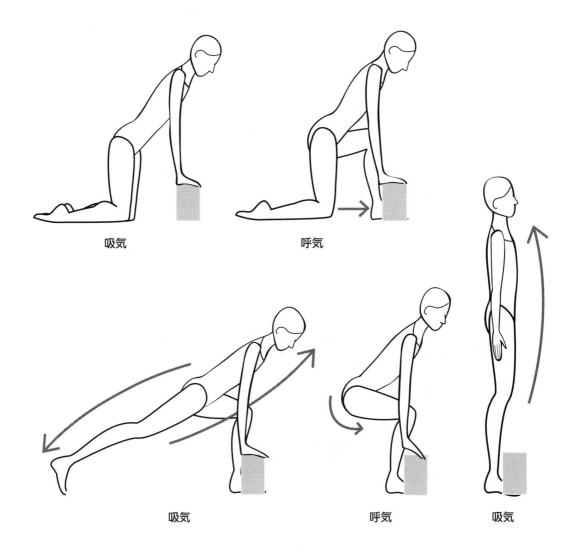

筋力、骨、バランスの強化

立つポーズ

背筋を伸ばして立つ

足を肩幅に広げてマットの上に立つ。足を見下ろさないで、つま先を床から持ち上げる。母趾球とかかとに体重がかかり、脚の筋が活性していることを感じる。足にかかる体重が前後で均等になるまで、やさしく前後に足の上で揺れる。足の指を広げ、床の上に楽に置く。

手を腰にあてる。腰を前に揺らすのでもなく、尾骨を内側に入れるのでもなく、腰の中立位を探す（p.71の「骨盤傾斜」を参照）。脚と足の安定を感じながら手で腰を押す。

手を肋骨側部に置く。肋骨を腰から離すように持ち上げて、腰を伸ばす。腕は体の横で楽にして、足、脚、腰、胸郭への意識を維持する。肩を耳から離してリラックスする。

あご先を床と並行に動かす。頭が骨盤と足底の真上に来るよう並べる。土に根を張る木のように、足を地球内部に伸ばすようなイメージを持つ。木の幹のように、脊椎と頭頂が上に伸びるイメージを持つ。背筋を伸ばして立つ。

効用：姿勢の意識、バランス改善、足・脚・コアの筋の活性化、骨量増加、脊椎アラインメント、首・肩・背中の緊張緩和

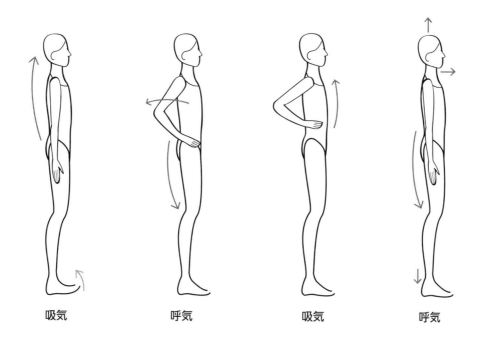

吸気　　　呼気　　　吸気　　　呼気

風にたなびく（木のように曲がる）

息を吸いながら：背筋を伸ばして立つ。
息を吐きながら：右足に体重をかけながら右に傾く。

息を吸いながら：体重を足の中央にかけながらまっすぐ立つ姿勢に戻る。
息を吐きながら：左足に体重をかけながら左に傾く。

息を吸いながら：背筋を伸ばして立つ。
息を吐きながら：右に傾きながら、左腕を外側に持ち上げて、輪を描きながら耳の横まで上げる。手の平は傾く方向へ向ける。左側のストレッチを感じる。

息を吸いながら：背筋を伸ばして立ち、左腕を身体の横に戻して解放する。
息を吐きながら：左に傾きながら、右腕を横に持ち上げてストレッチする。

左右３回ずつ繰り返す

調節：例えば筋緊張、最近の外傷または瘢痕組織のために、耳の横まで腕を持ちあげるのが難しい場合、腕は快適な高さまで持ち上げる。上げた腕を肘関節で曲げてもよい。

効用：体の側部の柔軟性、肩と腕の強化・可動性、バランス改善、骨量増加、腕のリンパドレナージ

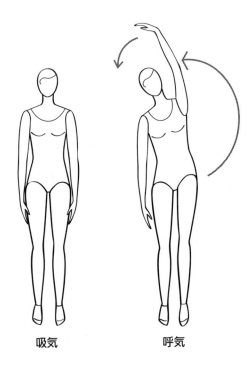

吸気　　呼気

白鳥の翼

背筋を伸ばして立つ。

息を吸いながら：腕を回旋させる。手の平は前を向いた後外向きになり、母子が外側やや後方を向く（p.74の「親指を上に向ける」を参照）。肩甲骨を寄せながら胸を開く。

息を吐きながら：再び手の平を大腿に向けて、腕を回旋させる。

息を吸いながら：手の平を外側へ向けて、腕を外側に伸ばし輪を描いて天井に向け、頭上で快適な肢位で手の平を相互に向ける。

息を吐きながら：翼を閉じるように腕を輪を描きながら下ろして直立位に戻り、体の横で手の平を大腿に向けて休める。

羽ばたきで生まれる風のように呼吸を感じながら、10回呼吸して繰り返す。

調節：例えば筋緊張、最近の外傷または瘢痕組織のために、耳の横まで腕を持ちあげるのが難しい場合、腕は快適な高さまで持ち上げる。繰り返すごとに腕の高さを少しずつ上げ、肩の高さで止めるとよい。

効用：肩と腕の強化・可動性、骨量増加、腕のリンパドレナージ

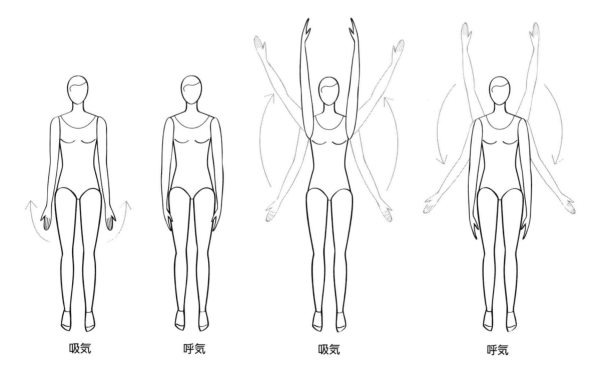

吸気　　　呼気　　　吸気　　　呼気

椅子のポーズ

背筋を伸ばして立つ。手を腰に置き、肘をやや後方に向ける。

息を吸いながら：胸を開く。

息を吐きながら：椅子に座り始めるときのように膝を曲げる。下腹部の筋を作用させ、尾骨を下げる。

息を吸いながら：大腿の上に手を置く。胸を上向きに開きながら手を押し下げる。

息を吐きながら：膝をやや深く曲げ、胸を上向きに開き続ける。足底を床に完全につけたままにする。つま先やかかとが浮かないようにする。

3回呼吸してから直立位に戻る。

調節：膝に痛みがある場合は、膝を浅く曲げる。これをもっと難しくしたい場合は、膝を深く曲げて低く座る。ただし、腰を膝の高さより下げるべきではなく、足底は完全に床につけておくべきである。

効用：脚・腰・コアの強化、骨量増加、バランス改善、循環改善

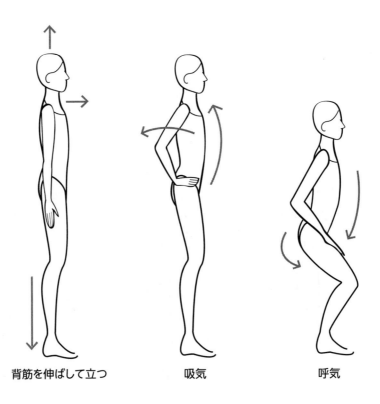

背筋を伸ばして立つ　　　吸気　　　呼気

三日月

背筋を伸ばして立つ。

息を吸いながら：白鳥の羽のように腕を外側に伸ばして上げる。
息を吐きながら：腕を上げたまま、手の平を外向きに回転させる。

息を吸いながら：右手で左手首をつかみ、腕を優しく上方へ引く。
息を吐きながら：右に上体を傾け、側屈する。右手で左腕を優しく引き続ける。両足はしっかりと床につけ、胸は前方を向けておく。

息を吸いながら：手首はつかんだまま、直立に戻る。
息を吐きながら：再び右に傾き、側屈する。

**呼吸に従って5回繰り返す。その後、直立位に戻り、反対側で行う。
左手で右手首をつかんで、左に5回側屈する。**

調節：腕を高く持ち上げたり、腕をまっすぐ伸ばしたりするのが難しい場合、腕は快適な高さまで持ち上げ、肘をわずかに曲げる。

効用：体側の柔軟性、肩と腕の強化・可動性、バランス改善、骨量増加、腕のリンパドレナージ

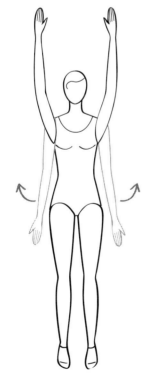
吸気―腕を外側に伸ばして上げる
呼気―手の平を外向きに回転させる

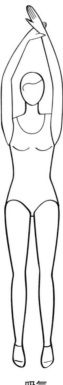
吸気

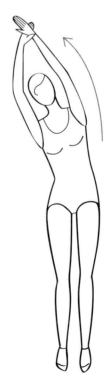
呼気

壁際で下を向いた犬

必要なプロップ：壁

足を腰幅に開いて壁を向いて立ち、両腕は伸ばして手の平を壁につける。両手は肩幅に開き、中指がまっすぐ上を向くようにする。

壁から離れて歩き始める。歩きながら、腰を90度まで前屈し、腰の高さまで壁で手を下向きに歩かせる。体をL字にし、足は床につけ、手の平は壁につける。耳が上腕の間に来るよう頭を維持する。

息を吸いながら：膝と肘をわずかに曲げる。胸を持ち上げて壁の方を見る。
息を吐きながら：脚と腕をまっすぐ伸ばして、頭と首をもとの肢位に戻す。手の平で壁を押し、足は床にぴったりつける。下腹が作用しているのを感じ、脊椎の方へ持ち上げる。

5回繰り返す。呼吸しながら脚と腕を曲げ伸ばしする。

調節：脚または腰に張りがある場合、このポーズで脚を完全にまっすぐ伸ばすことはできないかもしれない。シークエンスの間、膝をわずかに曲げるとよい。肩または胸に過剰な圧迫を感じる場合は、壁についた手を腰よりやや高くしてみる。肩にさらに圧迫がかかってしまわないよう、頭が肘より下がらないようにする。

効用：全身のストレッチと強化、脚・腰・脊椎・腹部・胸・体側・肩・腕の柔軟性の改善、コア・脚・肩・腕の強化、骨量増加

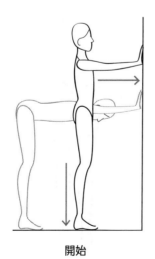
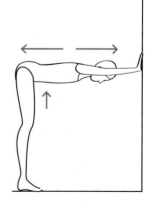

開始　　　　　　　　　吸気　　　　　　　　　呼気

太陽礼拝

ここに紹介する伝統的なヨガのシークエンスである太陽礼拝は、がん患者およびサバイバーに有害となりうる肢位やポーズを避けつつ、昔ながらの効用を提供するものである。深い前屈は、前屈中に圧迫される椎骨がもっとも弱まって折れやすいことから、化学療法中とその後の骨粗鬆症のリスクを高めるため、避けられる。ダウンドッグとプランクのポーズは、手術またはリンパ浮腫に関連するリスクにより腕に全体重をかけることが腫瘍専門医から禁止されることが多いため、避けられる。「がんのためのヨガ」方法論は特に、手術、疲労またはうつによって肩、胸、腹部が虚脱する傾向に対処するべく胸を開くことを強化するため、プロップを用いて太陽礼拝を調整する。これらのシークエンスの間、胸を開いて持ち上げることで、コアの筋力が作用して、より難しいポーズで脊椎を支える。ヨガ経験者でも、プロップを用いて腹筋の認識と深呼吸を強化するこのシークエンスを行うことで効用が得られる。

なぜ膝を足首の真上で曲げて維持することが重要なのか

太陽礼拝のランジ、戦士のポーズ、サイドアングルの間、膝を足首の真上で曲げて維持することが重要である。ランジや戦士のポーズなど体重のかかるポーズにおいて足首を超えて膝を曲げると、膝関節が不安定になり、損傷を引き起こす可能性がある。膝を足首の真上に維持することによって、脚の筋を適切に作用させ、かかとからつま先まで体重を均等に分散することができ、バランスが改善されポーズにおける全身のアラインメントが安定する。膝を足首の真上で曲げることができない場合は、このアラインメントを達成するために必要な屈曲が少なくてすむよう、このポーズで両足をつける（p.126の囲み「立つポーズで両足の間隔をどれくらい開ければよいか」を参照）。

片足を後ろに引いた太陽礼拝

必要なプロップ：ブロック2個

マットの前にブロック2個を、もっとも長い辺を縦にして肩幅に開けて置く。これらの間に背筋を伸ばして立つ。ブロックの前端につま先をそろえる。

パート1

息を吸いながら：両腕を白鳥の翼のように外側上方に伸ばす。
息を吐きながら：椅子のポーズを取るように膝を曲げて腕を下ろし、手をブロックまで持っていく。

息を吸いながら：脚をまっすぐに伸ばし、両腕を白鳥の翼のように外側上方に伸ばす。
息を吐きながら：腕を体の横に戻す。

3回繰り返す。

パート2

息を吸いながら：両腕を白鳥の翼のように外側上方に伸ばす。
息を吐きながら： 椅子のポーズを取るように膝を曲げて腕を下ろし、手をブロックの上に置く。

息を吸いながら： 右足を後ろに引いてランジの肢位を取る。右かかとを後ろに伸ばしながら頭頂部を前に伸ばす。左膝は左足首の真上にあること。
息を吐きながら： 右足を前に進めて胸を持ち上げ椅子のポーズを取り、手をブロックの上に置く。

息を吸いながら：脚をまっすぐ伸ばし、両腕を白鳥の翼のように外側上方に伸ばす。
息を吐きながら：腕を下ろし、背筋を伸ばして立つ。

左足を後ろに引き、反対側で繰り返す。

調節：腕の可動域が制限されている場合、腕は快適な高さまでのみ持ち上げる。立位から膝を曲げるとき手がブロックに届かない場合、各手の下にブロック2個を積み重ねる。

効用：全身の強化、バランス改善、骨量増加、リンパ系の刺激、腕のリンパドレナージ、心血管系の健康のための心拍の増加

片足を後ろに引いた太陽礼拝

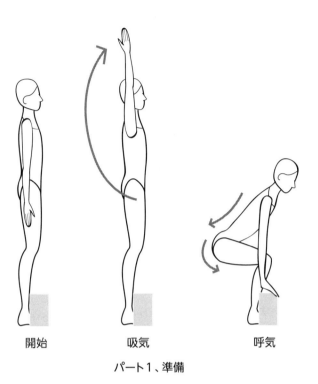

開始　　　吸気　　　呼気

パート1、準備

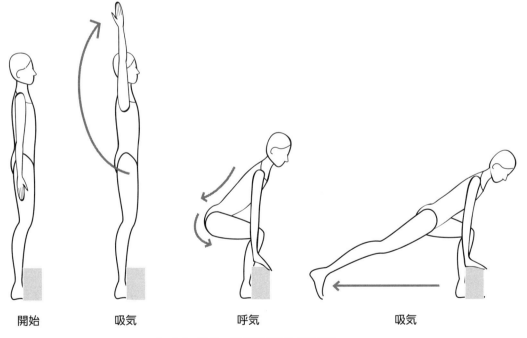

開始　　　吸気　　　呼気　　　吸気

パート2、後ろへ足を引く動作を加える

膝をおろした太陽礼拝

必要なプロップ：ブロック2個、ブランケット（任意）

マットの前にブロック2個を、もっとも長い辺を縦にして肩幅に開けて置く。これらの間に背筋を伸ばして立つ。ブロックの前端につま先をそろえる。

息を吸いながら：両腕を白鳥の翼のように外側上方に伸ばす。
息を吐きながら：椅子のポーズを取るように膝を曲げて腕を下ろし、手をブロックの上に置く。胸は持ち上げておく。

息を吸いながら：右脚を後ろに引いてランジの肢位を取る。右かかとを後ろに伸ばしながら頭頂部を前に伸ばす。左膝は左足首の真上にあること。
息を吐きながら：マットまたはブランケットまで右膝を下げ、足の甲が床につくようつま先を伸ばす。

息を吸いながら：両腕を外側上方に持ち上げ、胴体を直立にする。

太陽礼拝のポーズをするには、図を右から左にたどり、これらと逆の動作を繰り返す。
息を吐きながら：ブロックまで手を下げる。

息を吸いながら：右つま先を立てて右膝を持ち上げる。
息を吐きながら：膝を屈曲し、胸を持ち上げて、右足をブロックの間まで前進させる。

息を吸いながら：脚をまっすぐ伸ばし、両腕を白鳥の翼のように外側上方に伸ばす。
息を吐きながら：腕を下げる。再び背筋を伸ばして立つ。

左脚を後ろに進め、反対側で繰り返す。

調節：膝が敏感な場合、膝をつくマットの中央に畳んだブランケットを置く。腕の可動域が制限されている場合、腕は快適な高さまでのみ持ち上げる。立位から膝を曲げるとき手がブロックに届かない場合、それぞれの手の下にブロック2個を積み重ねる。

効用：全身の強化、バランス改善、骨量増加、リンパ系の刺激、腕のリンパドレナージ、心血管系の健康のための心拍の増加

膝をおろした太陽礼拝

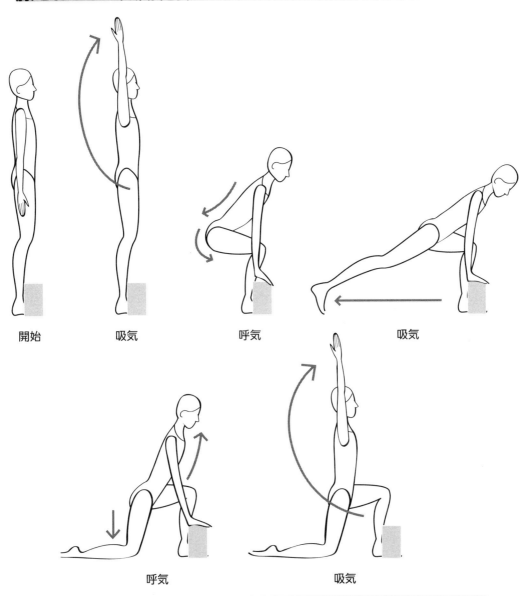

「胸を持ち上げる」とはどういうことか

太陽礼拝では、胸を持ち上げながら、椅子のポーズから後ろに下がってランジの肢位を取る。胸を持ち上げるとは、胸を腰の高さより上に維持することを意味する。また、胸を開いたままにして（p.75の「ヨガのチェストオープナーとは何か」を参照）、胸の中央にヘリウム風船とつながる紐があるかのように、自発的に上方へと伸ばすことも意味する。これを意識して、膝を曲げて腰を下げながらも、胸を持ち上げて開き続ける。

片足を後ろに引いたねじり

必要なプロップ：ブロック2個、ブランケット（任意）

マットの前にブロック2個を、もっとも長い辺を縦にして肩幅に開けて置く。これらの間に背筋を伸ばして立つ。ブロックの前端につま先をそろえる。

息を吸いながら：両腕を白鳥の翼のように外側上方に伸ばす。
息を吐きながら：椅子のポーズを取るように膝を曲げて腕を下ろし、手をブロックの上に置く。胸は持ち上げておく。

息を吸いながら：左脚を後ろに引いてランジの肢位を取る。左かかとを後ろに伸ばしながら頭頂部を前に伸ばす。右膝は右足首の真上にあること。
息を吐きながら：マットまたはブランケットまで左膝を下げ、足の甲が床につくようつま先を伸ばす。

息を吸いながら：右腕を天井に向かって外側上方に持ち上げ、手と膝をねじりながら胸を右に回転させる。右手を目で追う。
息を吐きながら：右手をブロックまで下ろす。

呼吸に従って、この右へのねじりを3回繰り返す。

両手をブロックに戻したら、

息を吸いながら：左つま先を立てて左膝を持ち上げ、ランジの肢位を取る。
息を吐きながら：膝を屈曲し、胸を持ち上げて、左足をブロックの間まで前進させる。

息を吸いながら：脚をまっすぐ伸ばし、両腕を白鳥の翼のように外側上方に伸ばす。
息を吐きながら：腕を下げる。背筋を伸ばして立つ。

右脚で後ろに進み、左にねじって反対側で繰り返す。

調節：膝が敏感な場合、膝をつくマットの中央に畳んだブランケットを置く。

効用：脊椎の柔軟性、全身の強化、バランス改善、骨量増加、リンパ系の刺激、腕のリンパドレナージ、心血管系の健康のための心拍の増加

片足を後ろに引いたねじり

片足を後ろに引いたねじりの調節

片足を後ろに引いたねじりの調節版は、「手と膝をついたねじりの調節（p.95）」と同様で、太陽礼拝のねじりまで達したら適用できる。

息を吸いながら：右腕を肩の高さで外側へまっすぐ伸ばす。

息を吐きながら：右肘を曲げて手を頭の後ろに当てる。手の平で後頭部を揺らす。

息を吸いながら：右肘をやや高く持ち上げ、肩甲骨を背中に引き寄せながら胸を右に回転させる。右を見る。

息を吐きながら：右手を楽に垂らしながら右肘をブロックにかける。腹筋を脊椎に引く。

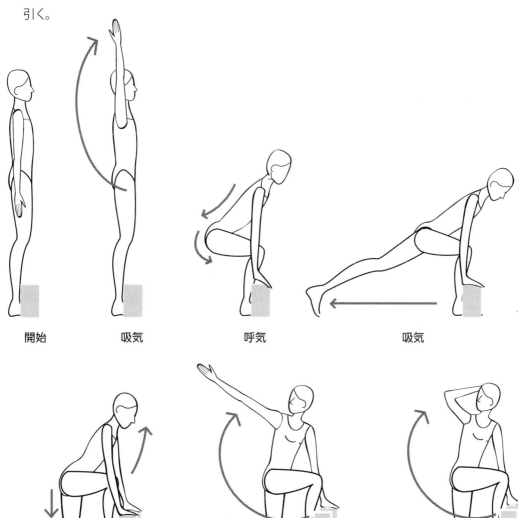

開始　　　吸気　　　　　　呼気　　　　　　吸気

呼気　　　　　　吸気　　　　　　腕の調節

片足を後ろに引いたシーソー

マットの前にブロック2個を、もっとも長い辺を縦にして肩幅に開けて置く。これらの間に背筋を伸ばして立つ。ブロックの前端につま先をそろえる。

息を吸いながら：両腕を白鳥の翼のように外側上方に伸ばす。
息を吐きながら：椅子のポーズを取るように膝を曲げ、手をブロックまで持っていく。胸は持ち上げておく。

息を吸いながら：右脚を後ろに引いてランジの肢位を取る。右かかとを後ろに伸ばしながら頭頂部を前に伸ばす。左膝が左足首の真上にあること。
息を吐きながら：左足で床を押して、左脚をまっすぐ伸ばす。胸は開いたまま前方に伸ばす。

息を吸いながら：左足首の真上で左膝を曲げる。

呼吸に従って、左足の曲げ伸ばしの運動を5回繰り返す。
太陽礼拝が完成したら、

息を吐きながら：膝を屈曲し、胸を持ち上げて、右足をブロックの間まで前進させる。

息を吸いながら：脚をまっすぐ伸ばし、両腕を白鳥の翼のように外側上方に伸ばす。
息を吐きながら：腕を下げる。再び背筋を伸ばして立つ。

左脚を後ろに引いてランジの肢位を取って右脚を伸ばして曲げ、
反対側で繰り返す。

調節：ハムストリングスが張っている場合、前の脚を完全にまっすぐ伸ばすことは難しい。無理にはストレッチせず、できる限りまっすぐ伸ばせばよい。腕の可動域が制限されている場合、腕は快適な高さまでのみ持ち上げる。立位から膝を曲げるとき手がブロックに届かない場合、各手の下にブロック2個を積み重ねる。

効用：ハムストリングの柔軟性、全身の強化、バランス改善、骨量増加、リンパ系の刺激、心血管系の健康のための心拍の増加

片足を後ろに引いたシーソー

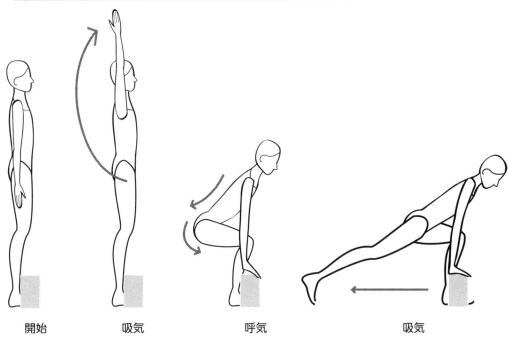

開始　　　　吸気　　　　　　呼気　　　　　　　吸気

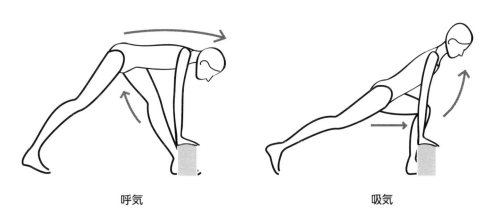

呼気　　　　　　　　　　　吸気

「呼吸に従う」とは何を意味するのか

呼吸を観察し、呼吸に従い、呼吸とともに動くことは、一見単純に聞こえる。だが、ただ続けて呼吸することは驚くほど難しい。ヨガのシークエンスの間に呼吸に従うとは、吸気と呼気の自然な長さを観察し、呼吸と調和させて体を動かすことを意味する。呼吸によってペースを作り、それに体が従う。そのためには、精密さと集中力、コントロールが必要となる。

戦士のポーズ

戦士1

必要なプロップ: ブロック2個

マットの前にブロック2個を、もっとも長い辺を縦にして肩幅に開けて置く。これらの間に背筋を伸ばして立つ。ブロックの前端につま先をそろえる。

息を吸いながら: 両腕を白鳥の翼のように外側上方に伸ばす。
息を吐きながら: 椅子のポーズを取るように膝を曲げて腕を下ろし、手をブロックの上に置く。胸は持ち上げておく。

息を吸いながら: 右脚を後ろに引いてランジの肢位を取る。右かかとを後ろに伸ばしながら前を見る。左膝が左足首の真上にあること。
息を吐きながら: マットに右かかとを下ろし、つま先が右手を向く角度で右足を置く。

息を吸いながら: 両手を左大腿に置きながら、胴体を持ち上げて直立になる。
息を吐きながら: 腹部を脊椎の方へ引く。

息を吸いながら: 安定し、この状態でバランスを維持できていると感じたら、腕を前上方に伸ばす。3回完全に呼吸する間、戦士1のポーズを維持する。
息を吐きながら: ブロックまで手を下げる。

息を吸いながら: 右かかとを床から持ち上げ、つま先が前を向きかかとがマットの後ろ側を向くよう足を回転させる。
息を吐きながら: 膝を屈曲し、胸を持ち上げて、右足をブロックの間まで前進させる。

息を吸いながら: 両脚をまっすぐ伸ばし、両腕を白鳥の翼のように外側上方に伸ばす。
息を吐きながら: 腕を下げる。再び背筋を伸ばして立つ。

左脚を後ろに引き、反対側で繰り返す。

調節: 腕の可動域が制限されている場合、腕は快適な高さまでのみ持ち上げる。立位から膝を曲げるとき手がブロックに届かない場合、各手の下にブロック2個を積み重ねる。

効用: 全身の強化、バランス改善、骨量増加、リンパ系の刺激、腕のリンパドレナージ、心血管系の健康のための心拍の増加

戦士1

筋力、骨、バランスの強化 ● 戦士のポーズ

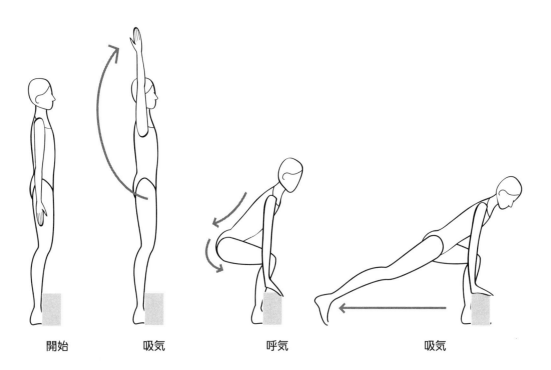

開始 　　　吸気 　　　呼気 　　　吸気

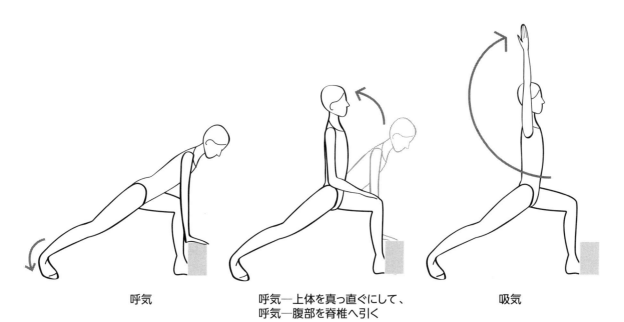

呼気 　　　呼気―上体を真っ直ぐにして、 　　　吸気
　　　　　　呼気―腹部を脊椎へ引く

戦士2

マットの長辺の方を向く。両足を平行にして開く（快適で安定した立ち幅で）。両腕を左右に開いて肩の高さにする。手の平は下に向ける。

マットの短辺の方へ左つま先を向ける。腰の高さを維持する。胸はマットの長辺の方を向けたままである。頭を回転させて左手の指先の向こうを見る。

左足首の真上まで左膝を曲げる。

3回呼吸して戦士2のポーズを維持する。息を吸いながら、胸の開きを感じ、反対方向へ腕を伸ばす。息を吐きながら、足を床にしっかりとつけて脚の筋を作用させ、下腹部を内側および上方へ動かす。

ポーズから解放するには、左膝をまっすぐ伸ばす。手を腰に当てる。左足を右と平行になるよう内側に回転させる。右足を外側に回転させ、反対側で繰り返す。

調節：足幅を広げる程度は、脚の柔軟性、筋力および長さによって異なる。必要に応じて、どの幅を選択しても曲げた膝が足首より向こうへ行かないよう調節する。

効用：腰の可動性、脚の強化・柔軟性、腕と肩の強化、コアの活性化、バランス改善、骨量増加、リンパ系の刺激、心血管系の健康のための心拍の増加

立つポーズで両足の間隔をどれくらい開ければよいか

戦士2またはトライアングルのポーズを作るとき、足幅を開けて始める。ではどのくらい開ければよいだろうか。それは、脚の長さ、柔軟性、筋力、バランス、快適性など体次第である。安定しているが適度に難しく感じる立ち幅を見つける。足首の上で膝を曲げて戦士2のポーズに移るとき、膝が足首よりも前に出やすいか否かを確認する。その場合は、立ち幅を長くする。足首が膝の下に並ぶよう膝を十分曲げることが難しい場合は、立ち幅を短くする（p.115の囲み「なぜ膝を足首の真上で曲げて維持することが重要なのか」を参照）。戦士2はサイドアングルのポーズおよびトライアングルのポーズにおけるアライメントの基本であるため、ここで適切な立ち幅が見つかれば、他のポーズに適用できる。

戦士2

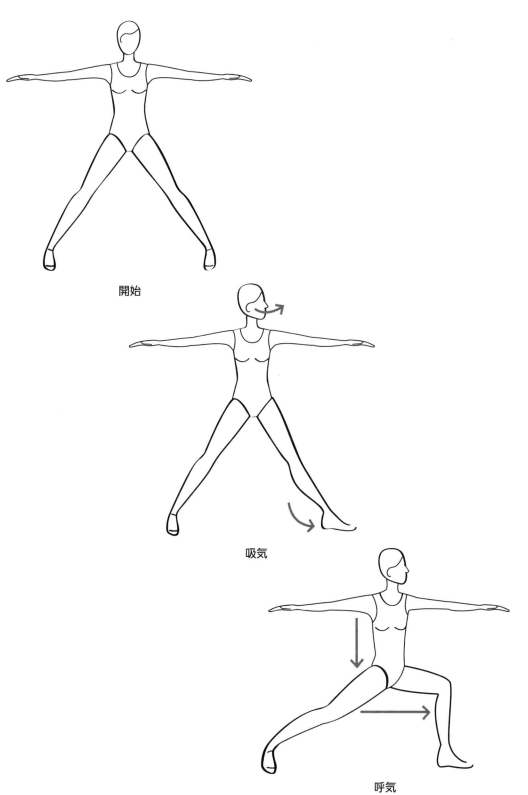

開始

吸気

呼気

筋力、骨、バランスの強化 ● 戦士のポーズ

サイドアングル

必要なプロップ： ブロック2個

**戦士2のポーズで左膝を曲げ、左足首の後ろに長辺を縦にしたブロックを置いて
始める**

息を吐きながら： 左に傾き、左腕をまっすぐに伸ばしてブロックの上に左手を置く。
右腕は右側に休めておく。これがサイドアングルである。

息を吸いながら： 左腕を天井に向けてまっすぐ伸ばす。

3回呼吸してサイドアングルを維持する。息を吸いながら頭頂部と右足を反対方向に
伸ばして、全身を伸ばす。息を吐きながら、両足を床にしっかり均等につけ、胸を開
いて天井へと回転させ、持ち上げた腕の方を見上げる。

ポーズから解放するには、戦士2のポーズに戻る。曲げた脚をまっすぐ伸ばし、足を
並行にする。右足首の後ろにブロックを置き、反対側で繰り返す。

調節： 腰や手首に圧迫を感じることなく下側の手をブロックに伸ばすのが難しい場合、
高さを上げるため手の下のブロックを2つ積む。肩、胸または腕に張りがあって上腕
を天井へ向けて持ち上げるのが難しい場合、快適な高さにのみ持ち上げるか、持ち上
げる腕の肘を曲げ、手を頭の後ろへ置く。また、戦士2と同様、足幅を広げる程度は、
脚の柔軟性、筋力および長さによって異なる。必要に応じて、どの幅を選択しても曲
げた膝が足首より向こうへ行かないよう調節する。

効用： 腰の可動性、脚の強化・柔軟性、腕と肩の強化・可動性、体側のストレッチ、
コアの活性化、バランス改善、骨量増加、腕のリンパドレナージ、リンパ系の刺激、心
血管系の健康のための心拍の増加

サイドアングル

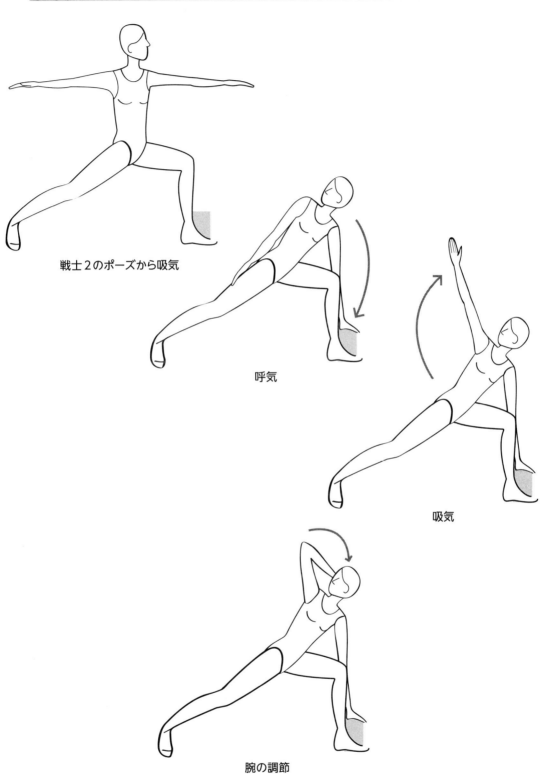

戦士2のポーズから吸気

呼気

吸気

腕の調節

筋力、骨、バランスの強化 ● 戦士のポーズ

トライアングル

必要なプロップ：ブロック1個

マットの長辺の方を向く。両足を並行に幅を開ける（快適で安定した立ち幅で）。左足首の後ろにもっとも長い辺を縦にしたブロックを置く。

マットの短辺の方へ左つま先を向ける。腰の高さを維持する。胸はマットの長辺の方を向けたままである。腕を外側へ肩の高さまで伸ばす。手の平は下向きにする。頭を回転させて左手の指先を見る。

息を吐きながら： 腰から動きを始め、上体を左へ傾けて、腰の両側を長く維持する。左手をブロックに置く。右腕をまっすぐ上に伸ばす。手の平は胸と同側で外側に向け、手は肩の真上に来るようにする。ガラス2枚に挟まれているかのように、下半身と同じ平面で上体を維持する。

3回呼吸してトライアングルを維持する。息を吸いながら腕を反対方向へ伸ばし。胸の開きを感じる。息を吐きながら、両足を床にしっかり均等につけ、胸を開いて天井へと回転させる。持ち上げた手の方を見上げる。

ポーズから解放するには、脊椎を直立にする。手を腰に置く。左足を回転させ右と並行にする。右足首の後ろにブロックを置き、反対側で繰り返す。

調節： 脚をまっすぐ伸ばしながら下側の手をブロックに伸ばすのが難しい場合、高さを上げるため手の下のブロックを2つ積む。肩、胸または腕に張りがあって上腕を天井へ向けて持ち上げるのが難しい場合、快適な高さにのみ持ち上げるか、サイドアングルと同様、上腕を体側に休める。上げた手を見上げることで首に痛みがある場合は、代わりに胸と同側で前方を見る。また、戦士2と同様、足幅を広げる程度は、脚の柔軟性、筋力および長さによって異なる。必要に応じて、どの幅を選択しても曲げた膝が足首より向こうへ行かないよう調節する。

効用： 腰の可動性、脚の強化・柔軟性、腕と肩の強化・可動性、体側のストレッチ、コアの活性化、バランス改善、骨量増加、腕のリンパドレナージ、リンパ系の刺激、心血管系の健康のための心拍の増加

トライアングル

131

筋力、骨、バランスの強化 ● 戦士のポーズ

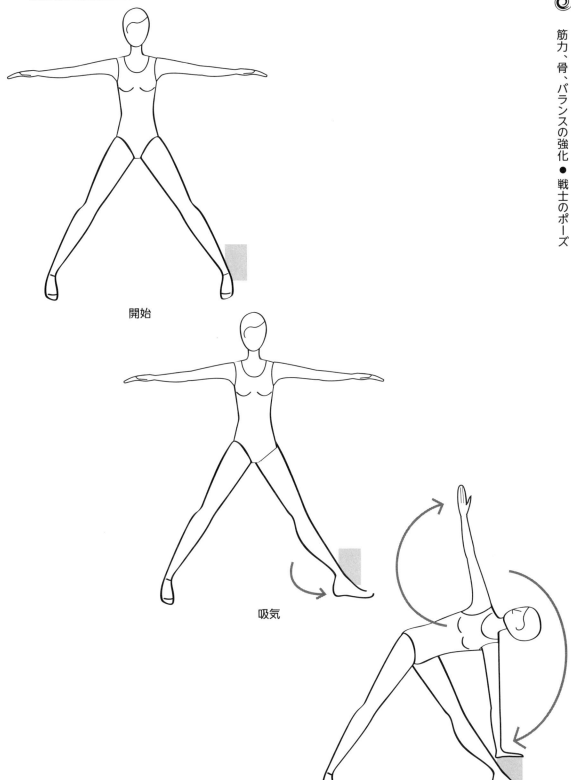

開始

吸気

呼気

バランス動作

背筋を伸ばして片足立ち

必要なプロップ：：ブロック1個または階段状ステップ

もっとも短い辺を縦にしたブロック（または階段状ステップ）の右側に背筋を伸ばして立つ。

息を吸いながら：左足をブロックに置く。前をまっすぐ見ながら頭を維持する。

息を吐きながら： 脚をまっすぐ伸ばした左足に体重を移動させる。バランスを取るのに必要であれば、右つま先を床と接触させたままにする。十分に安定している場合は、左足でバランスを取りながら、右足を前後に揺らす。最適な骨形成のため、10回の呼吸で維持する。

右足でバランスを取り、反対側で繰り返す。

調節：バランスを取ることが難しい場合、壁に片手をついてこのポーズを練習してもよい。ブロックにのせた脚と反対側の手を使うこと。

効用：骨量増加、脚・足・コアの強化、バランス改善、腰の緊張緩和

背筋を伸ばして片足立ち

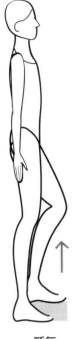

呼気

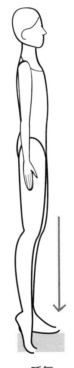

呼気

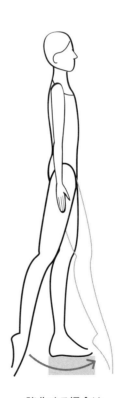

強化する場合は、
前後に足を揺らす(任意)

壁際で戦士3

必要なプロップ：壁、テーブルまたは背もたれが高く安定した椅子

壁際で下を向いた犬のポーズで始める（壁の代わりに椅子の背もたれまたはテーブルに手を置いてもよい）。

息を吸いながら： 右膝をやや曲げる。左脚を持ち上げて後ろにまっすぐ伸ばし、中立な脊椎を維持する。

息を吐きながら： 右足で床を押し、左脚をまっすぐ伸ばす。腹筋を作用させて脊椎を支える。左かかとを後ろに伸ばしてつま先を下方へ屈曲しながら、頭頂部を壁に伸ばす。股関節の片側が他方より高く上がっていないかどうか確認し、股関節を均等にする

任意で：

息を吸いながら： 右腕を右腰に沿って腰に手の平を向けながらまっすぐ後ろへ伸ばす。

息を吐きながら：戦士3でバランスが取れるよう、左腕を左腰に沿ってまっすぐ後ろへ伸ばす。

3回の呼吸で維持する。息を吸いながら、頭頂部から持ち上げたかかとまでを伸ばす。息を吐きながら、立っている方の足で体を支える。ポーズから解放するには、手を壁に持って行く。左足を床に下ろして、手で壁を伝い立位に戻る。

右脚を後ろへ伸ばして反対側で繰り返す。

調節： 脚または腰に張りがある場合、このポーズで脚を完全にまっすぐ伸ばすことはできないかもしれない。シークエンスの間、膝をわずかに曲げるとよい。肩または胸に過剰な圧迫を感じる場合は、壁についた手を腰よりやや高くしてみる。肩にさらに圧迫がかかってしまわないよう、頭が肘より下がらないようにする。持ち上げた脚を腰の高さまで上げる必要はない。脚をまっすぐに維持しながら、上げられる高さまで上げる（腰より高くしない）。

効用：骨量増加、全身（コア、脚、腰、肩、腕、背筋を含む）の強化、脚の柔軟性の向上、リンパ系の刺激、心血管系の健康のための心拍の増加

壁際で戦士3

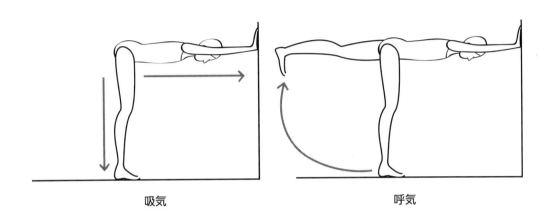

吸気　　　　　　　　　呼気

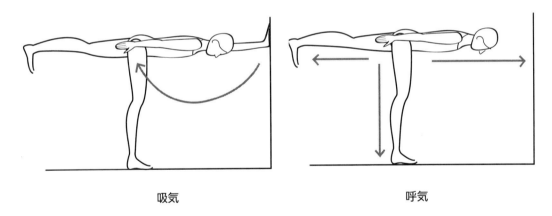

吸気　　　　　　　　　呼気

強化する場合は手を壁から離す（任意）

自由な戦士 3

必要なプロップ： ブロック2個または安定した椅子

ブロック2個を、もっとも長い辺を縦にして肩幅に開けて置く。図のようにブロック2個を積むか、代わりに椅子を用いてもよい。

ブロックから45cmほど後ろに背筋を伸ばして立つ。

息を吸いながら： 両腕を白鳥の翼のように外側上方に伸ばす。

息を吐きながら： 股関節から前方に曲がり、手をブロックの上に持ってくる。脊椎をまっすぐ維持し、頭頂部を前方へ伸ばす。脊椎が丸まったり、頭が下がったりしないようにする。頭が腰より低い場合は、手の下の支えを追加する。

息を吸いながら： まっすぐに伸ばした左脚を上後方に持ち上げ、腰の高さで維持する。持ち上げたつま先を下方へ屈曲する。

> **任意で：**
> **息を吸いながら：** 右腕を耳に沿って頭に手の平を向けながらまっすぐ前に伸ばす。

3回の呼吸で維持する。息を吸いながら、右脚をわずかに曲げる。頭頂部（および伸展した腕）から持ち上げたかかとまでを伸ばす。息を吐きながら、右脚をまっすぐ伸ばす。へそを脊椎の方へ引くことでコアを作用させる。

反対側で繰り返す

調節： 脚または腰に張りがある場合、このポーズで脚を完全にまっすぐ伸ばすことはできないかもしれない。シークエンスの間、膝をわずかに曲げるとよい。肩または胸に過剰な圧迫を感じる場合は、壁についた手を腰よりやや高くしてみる。肩にさらに圧迫がかかってしまわないよう、頭が肘より下がらないようにする。持ち上げた脚を腰の高さまで上げる必要はない。脚をまっすぐに維持しながら、上げられる高さまで上げる（腰より高くしない）。

効用： 骨量増加、全身（コア、脚、腰、肩、腕、背筋を含む）の強化、脚の柔軟性の向上、リンパ系の刺激、心血管系の健康のための心拍の増加

自由な戦士3

筋力、骨、バランスの強化 ● バランス動作

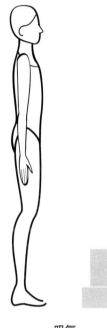

吸気

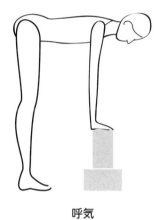

呼気

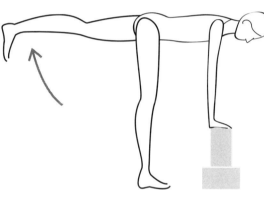

吸気

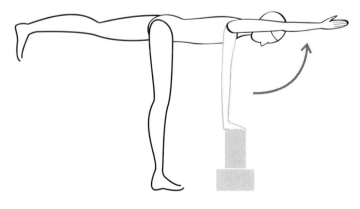

吸気

強化する場合は片方の腕を持ち上げる

休息と回復

リストラティブなポーズ

リストラティブなポーズの物理的な難しさは、体が緊張を解放して完全にリラックスできる肢位を見つけることである。体のすべての部位が快適で支えられるには、プロップを用いる必要がある。体に合わせて適宜すべてのプロップを調節する。暖かく、暗く、静かな環境での休息を求めるなら、ブランケットで体を覆い、電気を消し、携帯電話の電源を切っておく必要があるだろう。リストラティブなポーズを行う準備が整ったら、スティルネスに専念する。

リストラティブな肩立ち

必要なプロップ：ブロック2個、ブランケット2枚、補助枕、アイピロー（任意）、ストラップ（任意）

補助枕の長辺とマットの長辺が平行になるように、マットの中心に補助枕を置く。マットの最下部（足側）にブロック2個、マットの最上部（頭側）に畳んだブランケットを左右1枚ずつ置く（p.91の「腕をサボテン形で支えるにはどうすればよいか」を参照）。

ブロックの方を向き、補助枕の中央に座る。ブロックはもっとも長い辺を縦にして、補助枕から脚の長さだけ離して置く。ブロックが補助枕より高くなるようにする（補助枕がかなり大きめかブロックが小さい場合は、追加のプロップが必要になることがある。下記の「調節」を参照のこと）。

腕を使って支える場合、上体を床まで下げて頭と肩をマットの上に休める。一度に両脚を伸ばして、ブロックに足首・ふくらはぎをのせ、かかとを垂れる。畳んだブランケットに前腕を休めて、腕をサボテンの形にする。

目を閉じる。5分以上休息する。

調節：肩または胸の可動性が制限されている場合は、サボテンにした腕の下に追加のブランケットが必要かもしれない。手、手首、前腕、肘がすべて支えられるようにすること。常に、両腕を同じ高さで支え、体の対称性を維持する。首を支えるため、首の下に小さく巻いたブランケットを置く。首に痛みを感じる場合は、頭の下に低い枕を置いて支えを追加するとよい。ヨガストラップを大腿部に巻いて脚を維持し、脚が完全にリラックスできるようにしてもよい。補助枕を2つまたは追加のブランケットを持っている場合は、それらのブロックの上に置いて足首・ふくらはぎの支えを柔らかくする。この場合、低いブロックが必要になるかもしれないが、足首は腰よりも高く維持する。

リストラティブな肩立ち

効用：脚・骨盤・腹部からのリンパドレナージ、下肢からの静脈還流の増大、胸の開き、心身のリラクゼーション・落ち着き・ストレス緩和を促す副交感神経系の活性化

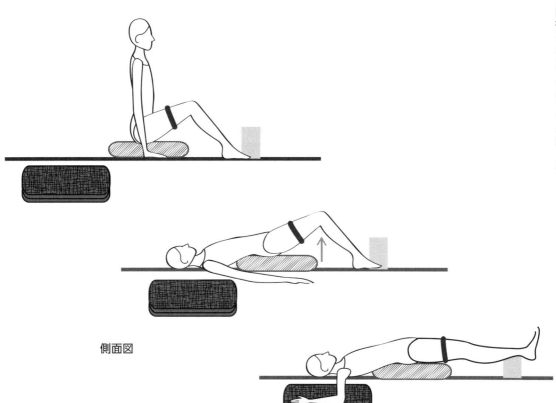

側面図

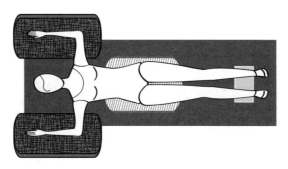

上から見た図

リストラティブなコブラ

必要なプロップ：補助枕、ブランケット（またはクッション）、ブロック2個、アイピロー（任意）、追加のブランケット（任意）

補助枕の長辺とマットの長辺が平行になるように、マットの中心に補助枕を置く。マットの最上部（頭側）にもっとも近い補助枕の端に畳んだブランケット（またはクッション）を置く。ブロックは届く範囲に置くこと。

腰が補助枕の短辺の端に面するようにマットの中央で補助枕の前に座る（補助枕には座らない）。膝を曲げて足の裏を合わせ、脚がダイヤモンド型になるよう膝を開いて下ろす。各膝または大腿の下に、脚の高さを完全に支えられる高さでブロックを置く。

上体を補助枕に下ろし、頭と首を畳んだブランケットで支える。補助枕の両側に腕を手の平を上向きにして伸展する。

目を閉じる。5秒以上休息する。

調節：胸のストレッチが強いまたは腕が不快である場合、腕の下に畳んだブランケットを追加して、前腕と手を支える。

効用：胸の開き、心身のリラクゼーション・落ち着き・ストレス緩和を促す副交感神経系の活性化

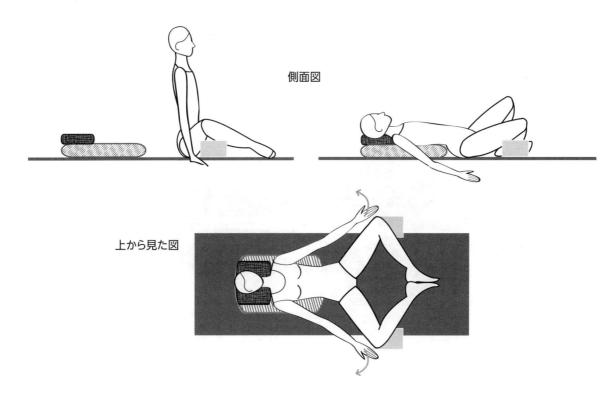

側面図

上から見た図

リストラティブポーズのヒント

なぜ対称性が重要なのか

体が完全に対称であることはないが、対称な方法で体を動かすことや対称な肢位で体を支えることによって、筋のリラクゼーションやバランスを促進する。片方の肩がもう片方より動く場合、白鳥の翼のポーズなどで片方の腕がもう片方よりも高く上がることに気付くかもしれない。あるいは、リストラティブな魚のポーズで片方の腕がブランケットに容易に休まるのに対してもう片方の腕が上に浮いてしまうかもしれない。同様に、片方の股関節がもう片方より柔軟である場合、リストラティブなコブラのポーズで片方の膝がもう片方の膝に比べて低いブロックに容易に休まるかもしれない。しかし、制限として受け入れることは難しいかもしれず、対称な方法で、体の可動性の制限や柔軟性の少ない側を参考に、ヨガのポーズを配置することは重要である。白鳥の翼では、片方の腕を高く上げることができても、両腕を同じ高さに持ち上げる。リストラティブなコブラでは、柔軟性の少ない方の快適性のために必要な高さで両膝を支える。

首を適切に支える方法とは

休息と回復のポーズにおける頭と首の肢位は、その他の部位が完全にリラックスできるかどうかで決まる。ポーズの準備ができたら、あごが天井に向けて張り出していないか、首の後ろが短縮または圧迫されていないかを確認する。その場合、前腕があごよりやや高くなるよう、畳んだブランケットまたは小さい枕などの追加のプロップを用いて頭と首を支える。首の後ろが伸び、あごが下がるよう頭のアラインメントを調節するだけで、追加のプロップなしで改善できる場合もある。首が解放されリラックスしたら、他の部位も楽になる。

なぜアイピローを使うのか

暗いと休息が促される。すべての休息と回復のポーズで、アイピローを用いて目を覆うことで、穏やかな暗さを作り出して眼筋の完全なリラックスを促し、目と前頭部に優しい圧をかけて心を落ち着かせる効果がある。

両脚を壁に上げる

必要なプロップ：壁、ブランケット2枚、アイピロー（任意）、補助枕、またはクッション（任意）、ストラップ（任意）、追加のブランケット（任意）

ヨガマットの短辺を壁まで寄せる。畳んだブランケットをマット中央の両側に置く。

マットの長い辺を向き、左肘を曲げて肩を壁に接して座る。

右腕を支えにして体の右側に寝そべり、背中に転がって両脚を壁に上げ伸ばす。腰は壁から5、6cm離す。両腕を「両膝をつけて座りねじるサボテン」（p.90を参照）のようにサボテン形にして畳んだブランケットに休める。

目を閉じる。5分以上休息する。

調節：首に痛みを感じる場合は、頭の下に低い枕を置いて支えを追加するとよい。ハムストリングスが張っている場合は、壁に脚を持ち上げるとストレッチのように感じるかもしれず、腰の後ろは床に平らではないかもしれない。その場合は、マットに完全に休まるよう、腰をさらに壁から離す。これにより、脚の背部の緊張も緩和される。肩または胸の可動性が制限されている場合は、サボテンにした腕の下に追加のブランケットが必要かもしれない。手、手首、前腕、肘がすべて支えられるようにすること。常に、両腕を同じ高さで支え、体の対称性を維持する。任意で、腰の下に補助枕（長辺を壁と並行にする）またはクッションを置いてもよい。ヨガストラップを大腿部に巻いて脚を維持し、脚が完全にリラックスできるようにしてもよい。

効用：脚からのリンパドレナージ、下肢からの静脈還流の増大、心身のリラクゼーション・落ち着き・ストレス緩和を促す副交感神経系の活性化

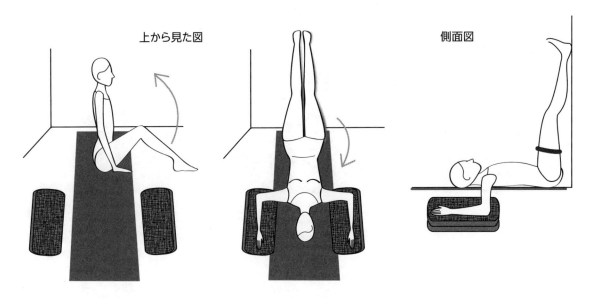

リストラティブな魚

必要なプロップ：ブランケット2枚、ブロック2個、アイピロー（任意）

中間の長さの辺を縦にしたブロックを、マットの短辺と平行に後ろに1個置く。2つ目のブロックを1つ目から約30cm前にもっとも短い辺を縦にして置く。畳んだブランケットをマットの両端に置く（p.91の「腕をサボテン形で支えるにはどうすればよいか」を参照）。

ブロックに背を向けてマットの中央に座る。膝を曲げ、足底を床につける。腕を支えにし、上体をブロックまで下ろす。

低い方のブロックに肩甲骨の下端を休める。このブロックに、腰、首の後ろまたは肩の上部を休めない。高い方のブロックで頭を支える。必要に応じて、ブロックの位置を調節する。

脚を伸展する。サボテン形にした腕を畳んだブランケットに休める。

目を閉じる。5分以上休息する。

調節：足または足首に不快感がある場合は、膝を曲げ、支えのため補助枕か巻いたブランケットを膝の下に置く。ブロックに休めている頭が不快な場合は、クッション性を高めるためブランケットやタオルをブロックに敷く。肩または胸の可動性が制限されている場合は、サボテンにした腕の下に追加のブランケットが必要かもしれない。手、手首、前腕、肘がすべて支えられるようにすること。常に、両腕を同じ高さで支え、体の対称性を維持する。

効用：胸の開き、肩と腕の可動域の改善、脊椎の柔軟性の改善、上部脊椎の柔軟性の改善、心身のリラクゼーション・落ち着き・ストレス緩和を促す副交感神経系の活性化

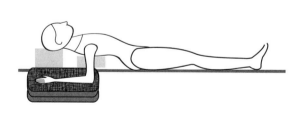

側面図

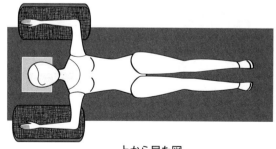

上から見た図

リストラティブなブリッジ

必要なプロップ： ブロック1個、ブランケット2枚、アイピロー（任意）

マットの最上部の両側に畳んだブランケットを置く（p.91の「腕をサボテン形で支えるにはどうすればよいか」を参照）。ブロックは届く範囲に置くこと。

背中の方に横たわる。膝を曲げ、足を腰幅に広げて床につける。腕を手の平を下向きにして体の横に休める。

腰を持ち上げるため、脚と腕を床に押し付ける。両腰が支えられるよう、もっとも短い辺を縦にして水平に置いたブロックを腰の下までずらす。サボテン形にした腕を畳んだブランケットに休める。

目を閉じる。5分以上休息する。

調節： ブロックが高すぎて腰に合わない場合、代わりに畳んだブランケットまたはクッションを使う。脊椎またはウエストではなく腰の底部（仙骨）がサポートされるようにする。首に痛みを感じる場合は、頭の下に低い枕を置いて支えを追加するとよい（p.141の「首を適切に支える方法とは」を参照）。肩または胸の可動性が制限されている場合は、サボテンにした腕の下に追加のブランケットが必要かもしれない。手、手首、前腕、肘がすべて支えられるようにすること。常に、両腕を同じ高さで支え、体の対称性を維持する。

効用： 胸の開き、肩と腕の可動域の改善、脊椎の柔軟性の改善、骨盤と腹部からのリンパドレナージ、心身のリラクゼーション・落ち着き・ストレス緩和を促す副交感神経系の活性化

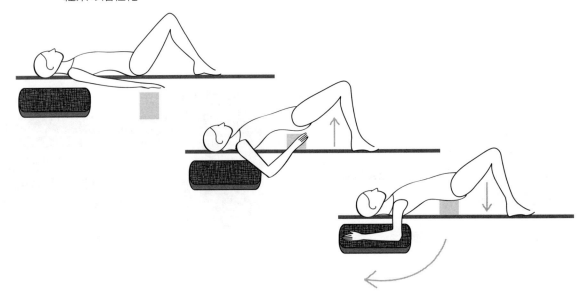

屍／日の入りのポーズ

屍／日の入りのポーズ

任意のプロップ：ブランケット、アイピロー、補助枕

仰向けになる。脚を伸展してわずかに開く。手の平を上向きにした腕を体側からやや離して休める。

体が他のプロップ、すなわちポーズを支えていない物に触れないこと。

床に休めた体の背面を感じる。腰、脊椎、肩、頭、首が中立で快適な肢位で休まるよう調節する。

目を閉じる。息を吐きながら、体重を床へと解放する。5分以上休息する。

調節：首に不快感がある場合は畳んだブランケットを頭と首の下に置く。補助枕または巻いたブランケットを膝の下に置いて、下背部の緊張を解放する。

効用：心身のリラクゼーション・落ち着き・ストレス緩和を促す副交感神経系の活性化

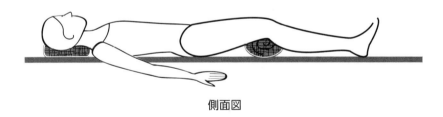

側面図

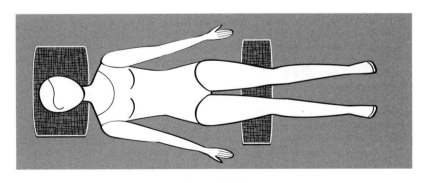

上から見た図

リスクのある生活によってのみ
自由が得られる

ゲオルク・ヴィルヘルム・
フリードリヒ・ヘーゲル

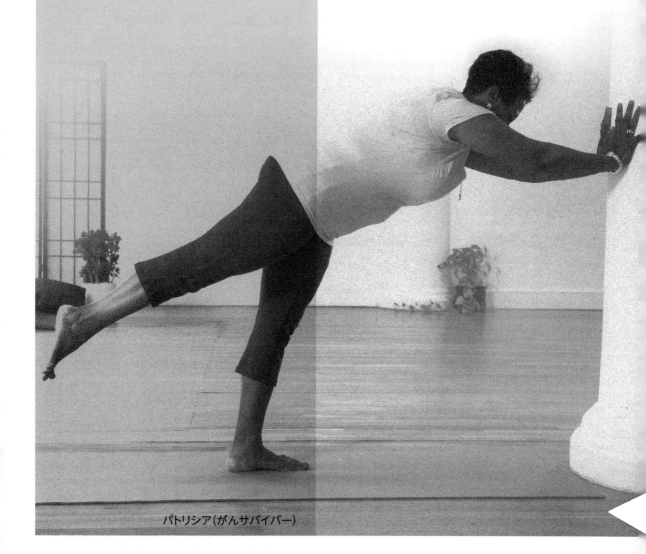

パトリシア(がんサバイバー)

4
様々な治療および回復段階に応じたプラクティスの例

　本章は、その日の感じ方によってシークエンスを柔軟に選択できるよう、様々なレベルや時間に基づくプラクティスの例を提供する。これらは初心者にも経験者にも効果的にデザインされている。前章で紹介した個々のポーズが、完成したプラクティスとして注意深く順序立てられている。治療期、回復期、新たな正常を維持する期間、筋力を取り戻す期間にあるがんサバイバーには、これらの例は自宅でのプラクティスを構築する方法として役立つ。がん患者やがんサバイバーのためのヨガ講師には、クラスの計画を立てる基本方針として役立つ。

　効果的で安全な自宅でのプラクティスを構築する：ヨガのクラスに通うことには多くのメリットがあるが、忙しいスケジュールをこなす中、自宅でのプラクティスはより実用的であり、個々のニーズに合わせることができ、自分自身の健康計画を管理する能力だけでなく広い洞察力を身に付けることができる。ヨガの初心者にも、長年ヨガを実践している人にも、自宅でのプラクティスは、自分の身体が日々必要とするものに注意深く耳を傾けるという課題を与えてくれる。

　がんを恐れるのは正常な反応である。
　がんと恐怖、その両方にどう対処するのかが課題だ。

タリ・プリンスター

自分の身体が講師なのだ。それぞれのポーズでどのように感じるかに関心を持ち、その日の自分が望む、必要だと感じるヨガポーズを感覚的に選択できる能力を養う。例えば、疲労感を覚えているなら、よりリストラティブな「治療期」のシークエンスを選択することが賢明かもしれない。治療中ではあるが体力があると感じているサバイバーなら、よりエネルギーを要する「回復期」や「新たな正常状態の維持」のシークエンスを選択するかもしれない。好奇心と想像力を持って、自分に必要なことを探索すれば、自然に分かるようになる。これらのシークエンスは枠組みに過ぎない。自分の身体の感覚、呼吸、感情、思考に関する認識と好奇心を持つことが、プラクティスである。

治療期—30分

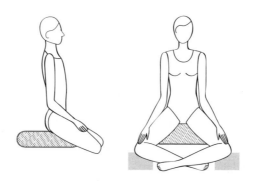

ダイナミック・スティルネス／呼吸／瞑想(p.63〜p.70)

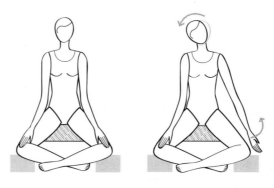

首のストレッチ(p.72)

治療期のプラクティスの例―30分

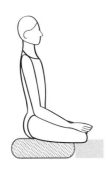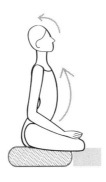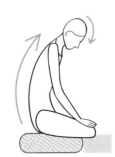

座った猫と牛（p.79）

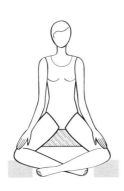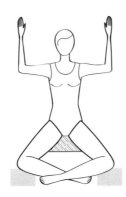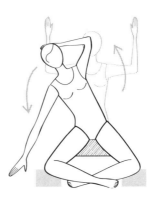

サボテンのティーポット（p.77）

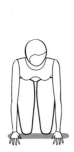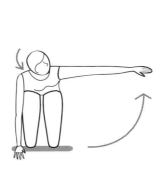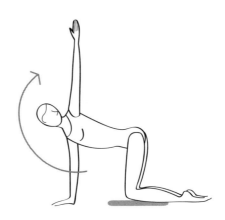

手と膝をついたねじり（p.94）
（必要な場合は、p.95の腕の調節を参照）

治療期のプラクティスの例—30分

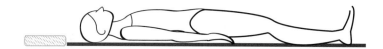

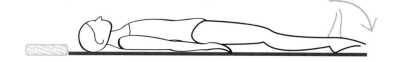

パート1、足のみ

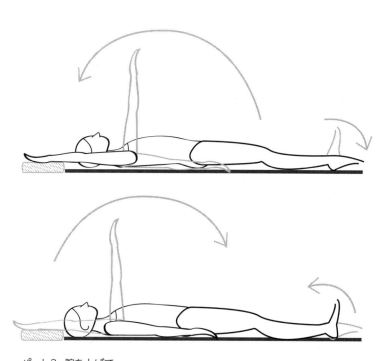

パート2、腕を上げて

全身ストレッチ(p.82)

治療期のプラクティスの例—30分

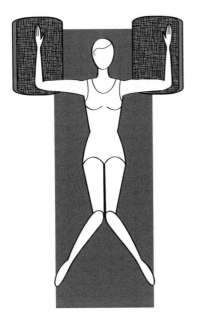
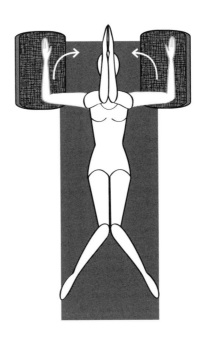

両膝をつけて手を打つサボテン(p.89)

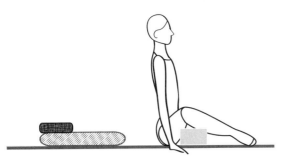

リストラティブなコブラ(p.140)

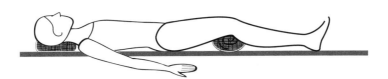

屍／日の入りのポーズ(p.145)

様々な治療および回復段階に応じたプラクティスの例

回復期 — 30分

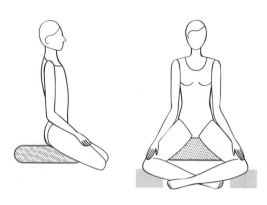

ダイナミック・スティルネス／呼吸／瞑想(p.63〜p.70)

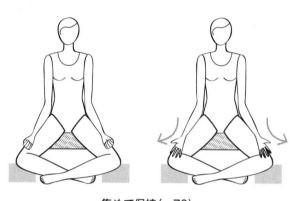

集めて保持(p.73)

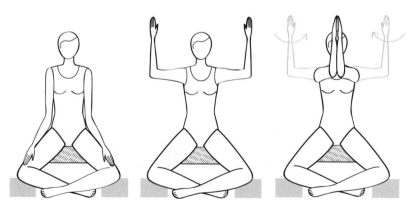

手を打つサボテン(p.75)

回復期のプラクティスの例—30分

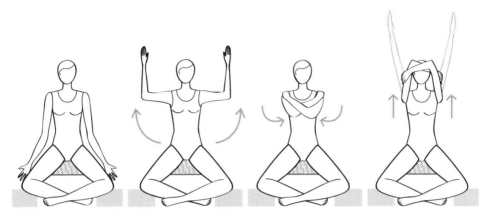

汚れたTシャツ（p.78）

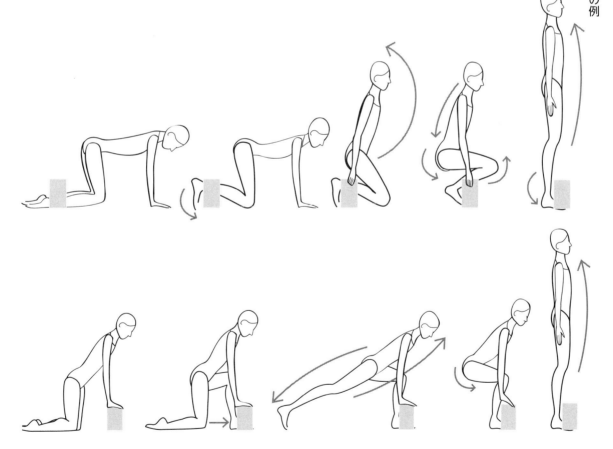

つま先のマッサージから立つ（上）またはランジから立つ（下）（p.106〜p.108）

回復期のプラクティスの例―30分

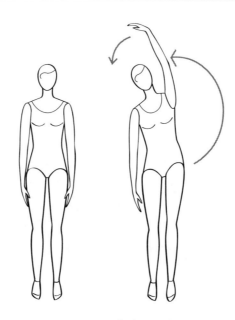

風にたなびく(p.110)

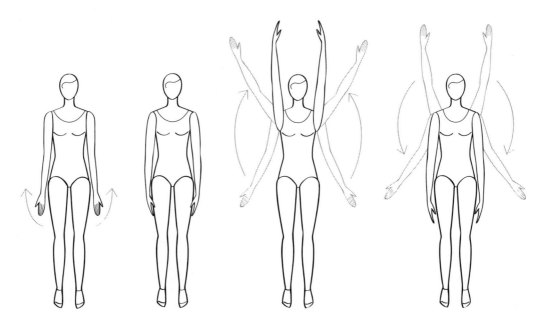

白鳥の翼(p.111)

回復期のプラクティスの例―30分

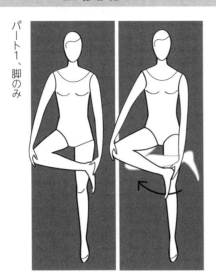
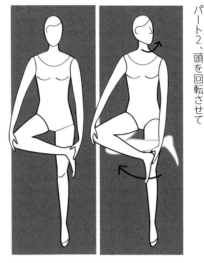

パート1、脚のみ　　パート2、頭を回転させて

脚揺らし（p.84）

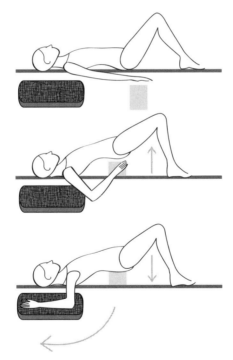

リストラティブなブリッジ（p.144）

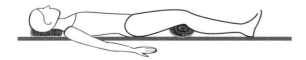

屍／日の入りのポーズ（p.145）

新たな正常状態の維持—30分

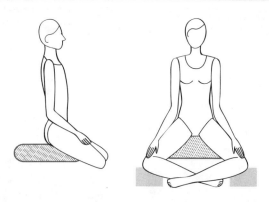

ダイナミック・スティルネス／呼吸／瞑想(p.63〜p.70)

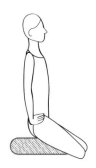 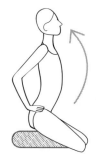 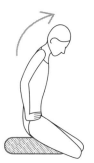

骨盤傾斜(p.71)

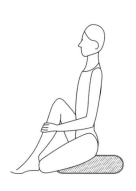 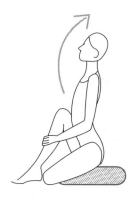 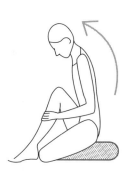

片膝を立てた猫と牛(p.80)

新たな正常状態の維持のプラクティスの例―30分

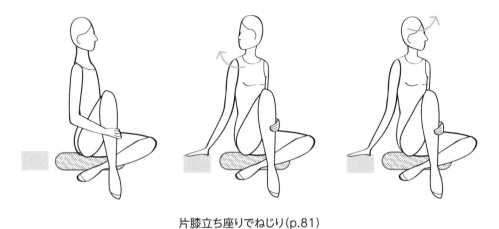

片膝立ち座りでねじり(p.81)

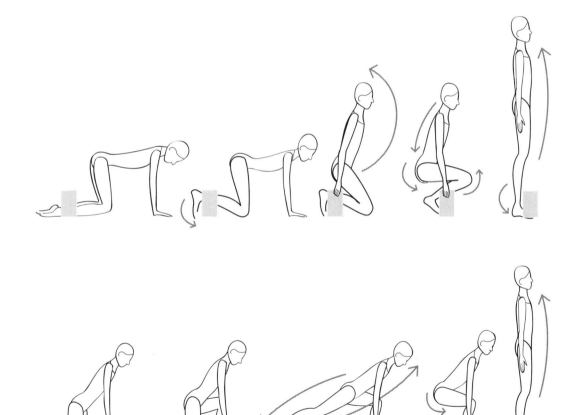

つま先のマッサージから立つ(上)またはランジから立つ(下) (p.106～p.108)

新たな正常状態の維持のプラクティスの例—30分

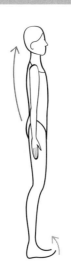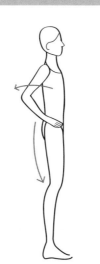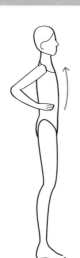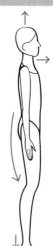

背筋を伸ばして立つ(p.109)

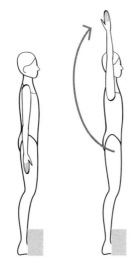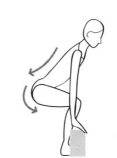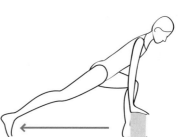

片足を後ろに引いた太陽礼拝(p.116)

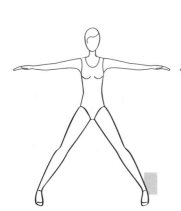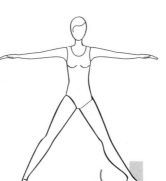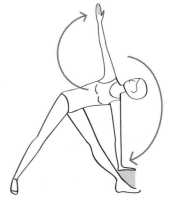

トライアングル(p.130)

新たな正常状態の維持のプラクティスの例―30分

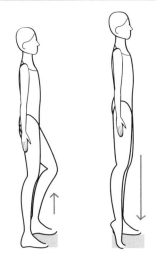

背筋を伸ばして片足立ち(p.132)
(必要な場合は、p.133の任意の強化を参照)

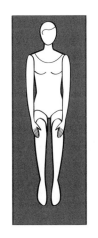
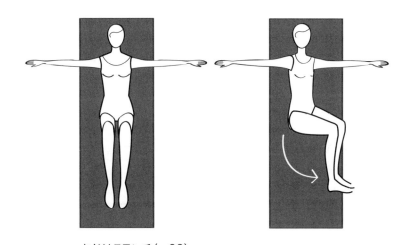

ねじりクランチ(p.88)

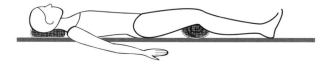

屍／日の入りのポーズ(p.145)

筋力強化—30分

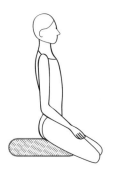 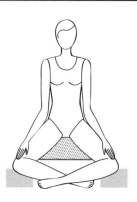

ダイナミック・スティルネス／呼吸／瞑想(p.63〜p.70)

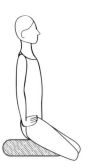 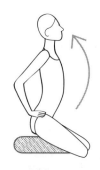 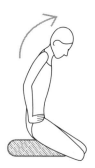

骨盤傾斜(p.71)

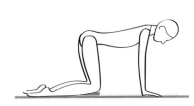 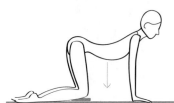 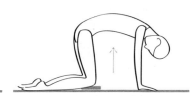

猫と牛(p.93)

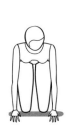 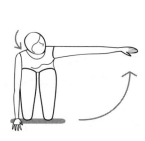 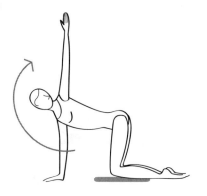

手と膝をついたねじり(p.94)
(必要な場合は、p.95の腕の調節を参照)

筋力強化のプラクティスの例—30分

様々な治療および回復段階に応じたプラクティスの例

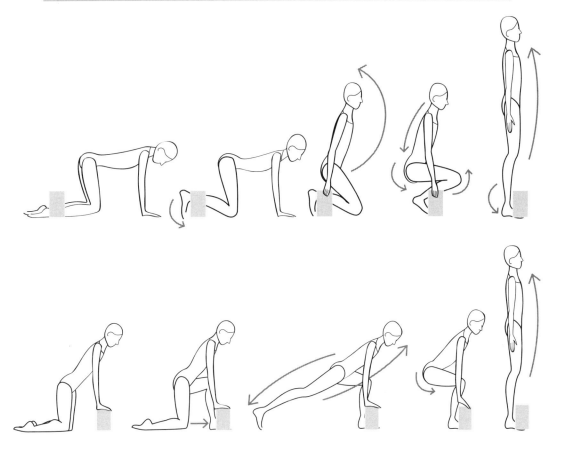

つま先のマッサージから立つ（上）またはランジから立つ（下）（p.106〜p.108）

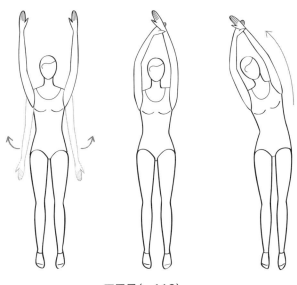

三日月(p.113)

筋力強化のプラクティスの例—30分

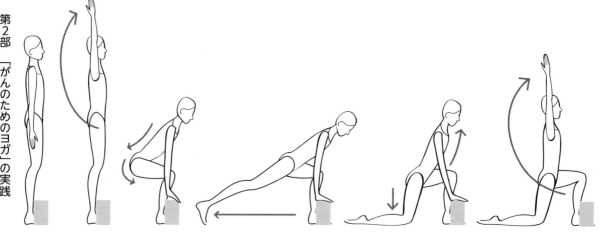

膝をおろした太陽礼拝（p.118）

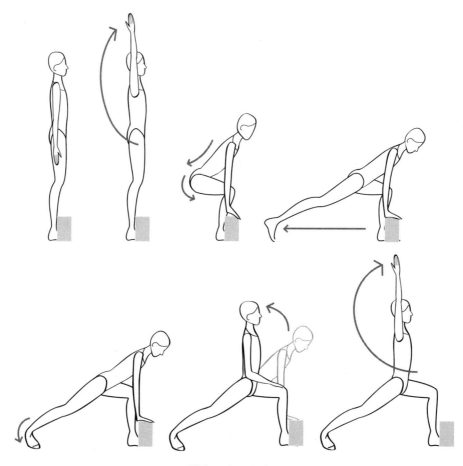

戦士1（p.124）

筋力強化のプラクティスの例—30分

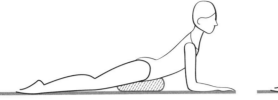

パジャマ・パーティ(p.103)

パート1、脚のみ　　　　　　　パート2、頭を持ち上げて

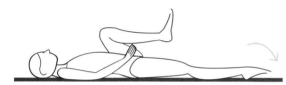 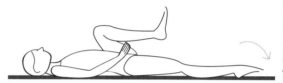

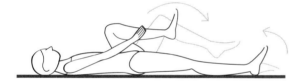 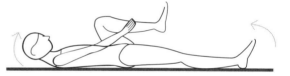

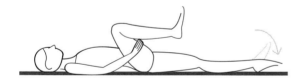 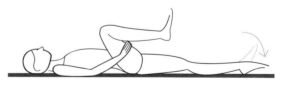

クランチとスイッチ(p.86)

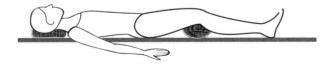

屍／日の入りのポーズ(p.145)

様々な治療および回復段階に応じたプラクティスの例

治療期—60分

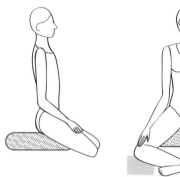
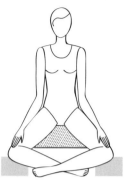

ダイナミック・スティルネス／呼吸／瞑想(p.63〜p.70)

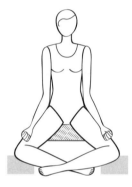
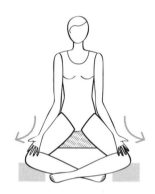

集めて保持(p.73)

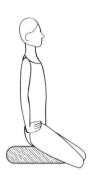
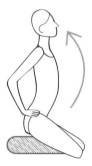

骨盤傾斜(p.71)

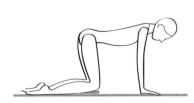
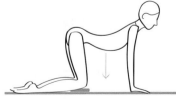
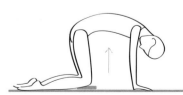

猫と牛(p.93)

治療期のプラクティスの例—60分

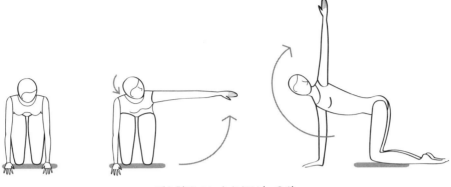

手と膝をついたねじり(p.94)
(必要な場合は、p.95の「手と膝をついたねじりの調節」を参照)

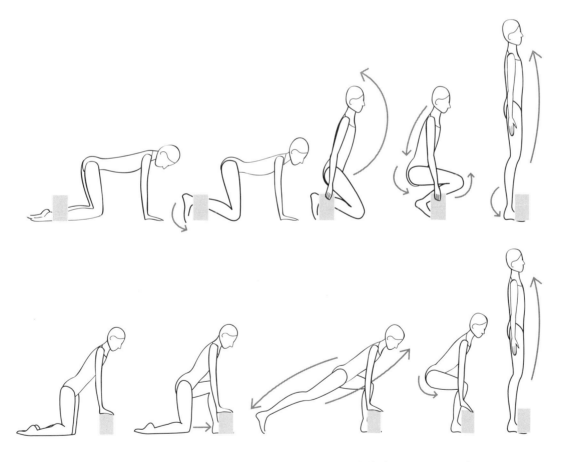

つま先のマッサージから立つ(上)またはランジから立つ(下)(p.106〜p.108)

治療期のプラクティスの例―60分

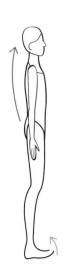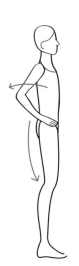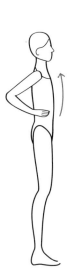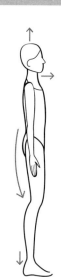

背筋を伸ばして立つ(p.109)

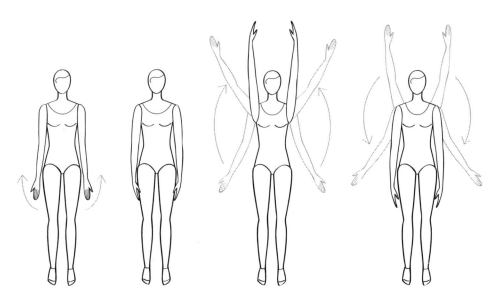

白鳥の翼(p.111)

治療期のプラクティスの例―60分

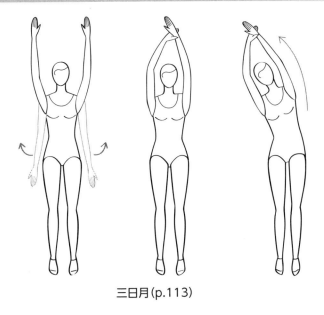

三日月（p.113）

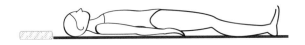

パート1、足のみ

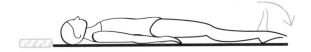

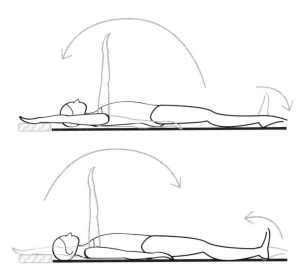

パート2、腕を上げて

全身ストレッチ（p.82）

治療期のプラクティスの例—60分

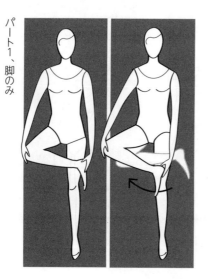
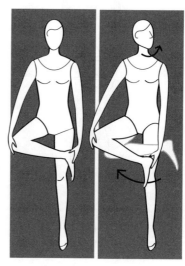

脚揺らし（p.84）

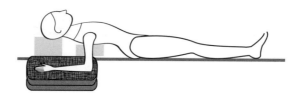

リストラティブな魚（p.143）

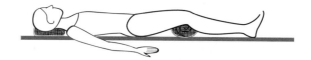

屍／日の入りのポーズ（p.145）

回復期—60分

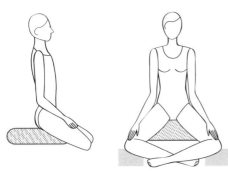 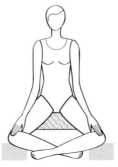

ダイナミック・スティルネス／
呼吸／瞑想(p.63～p.70)　　　　首のストレッチ(p.72)

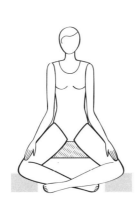 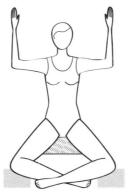 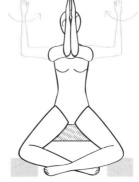

手を打つサボテン(p.75)

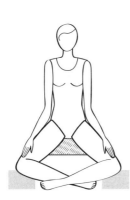 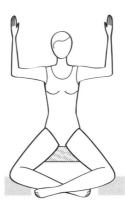 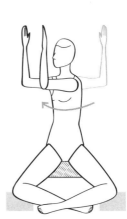

ねじったサボテン(p.76)

回復期のプラクティスの例―60分

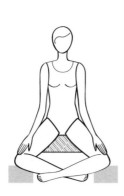
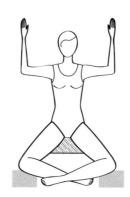
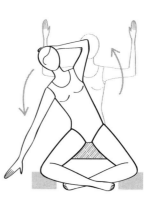

サボテンのティーポット(p.77)

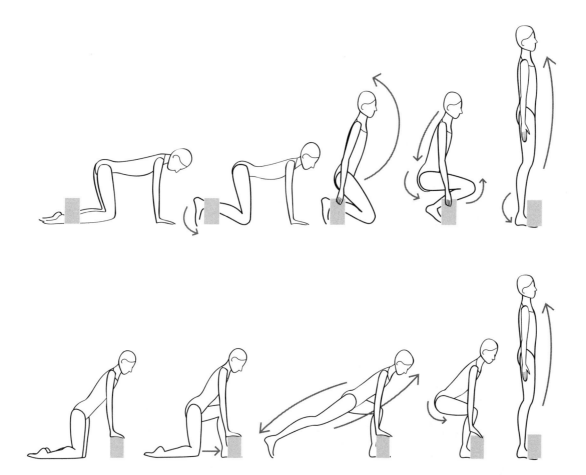

つま先のマッサージから立つ(上)またはランジから立つ(下) (p.106〜p.108)

回復期のプラクティスの例―60分

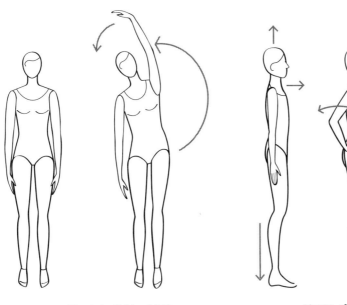

風にたなびく(p.110)

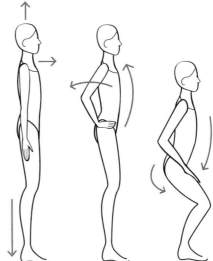

椅子のポーズ(p.112)

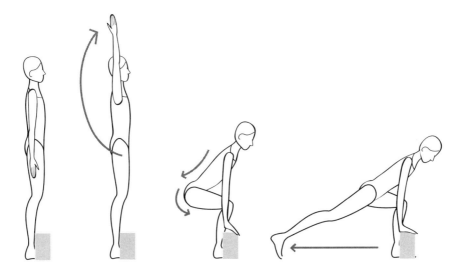

片足を後ろに引いた太陽礼拝(p.116)

様々な治療および回復段階に応じたプラクティスの例

回復期のプラクティスの例―60分

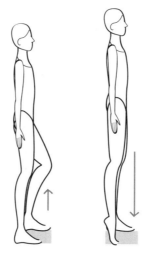

背筋を伸ばして片足立ち(p.132)
(必要な場合は、p.133の任意の強化を参照)

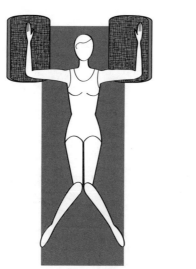
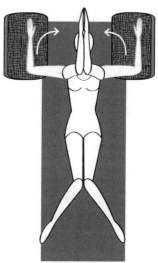

両膝をつけ手を打つサボテン(p.89)

回復期のプラクティスの例―60分

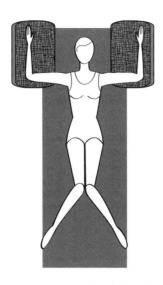
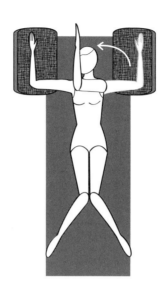

両膝をつけねじったサボテン(p.90)

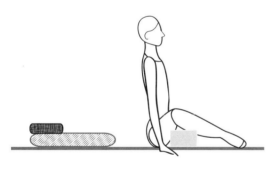

リストラティブなコブラ(p.140)

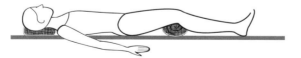

屍／日の入りのポーズ(p.145)

新たな正常状態の維持—60分

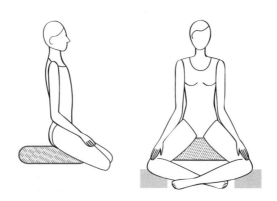

ダイナミック・スティルネス／呼吸／瞑想(p.63〜p.70)

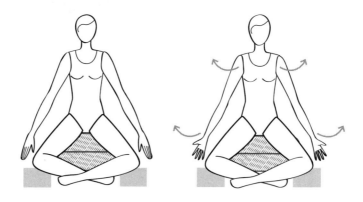

親指を上に向ける(p.74)

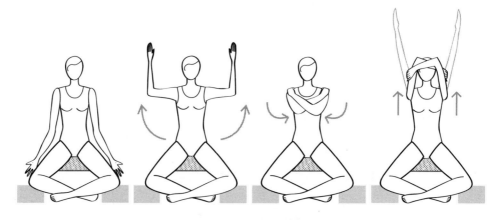

汚れたTシャツ(p.78)

新たな正常状態の維持のプラクティスの例―60分

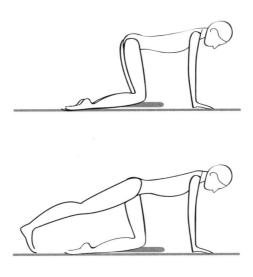

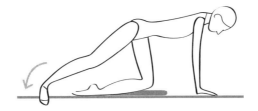

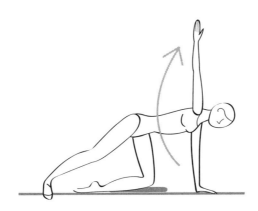

ねじり脚伸ばし(p.98)
(必要な場合は、p.100の腕の調節を参照)

新たな正常状態の維持のプラクティスの例—60分

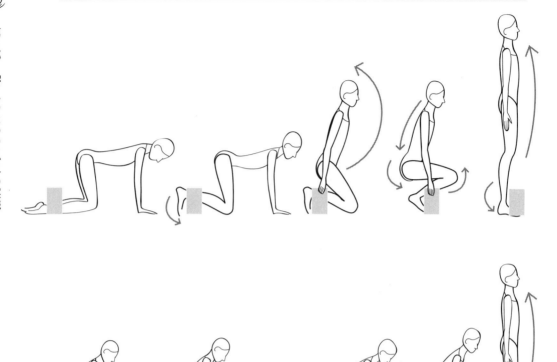

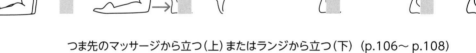

つま先のマッサージから立つ（上）またはランジから立つ（下）（p.106〜p.108）

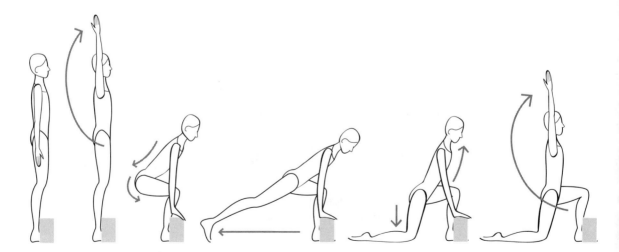

膝をおろした太陽礼拝（p.118）

新たな正常状態の維持のプラクティスの例―60分

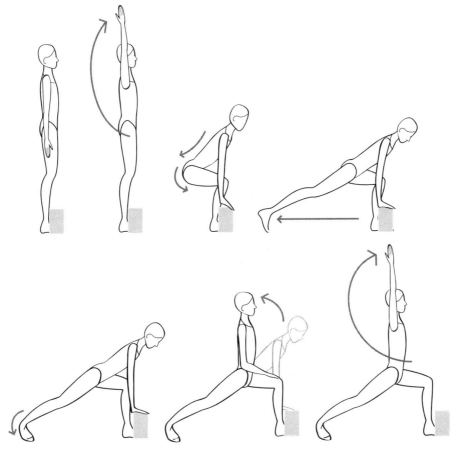

戦士1（p.124）

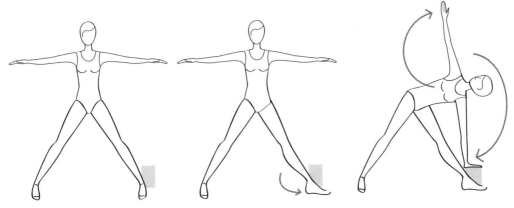

トライアングル（p.130）

新たな正常状態の維持のプラクティスの例—60分

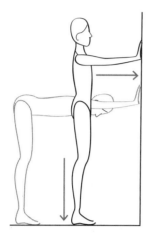
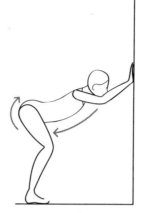
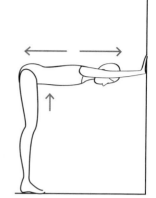

壁際で下を向いた犬(p.114)

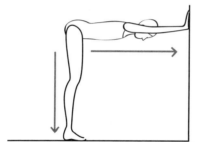
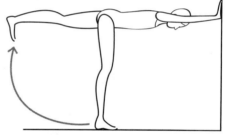

壁際で戦士3 (p.134)
(必要な場合は、p.135の任意の強化を参照)

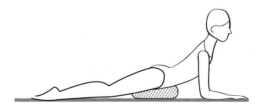
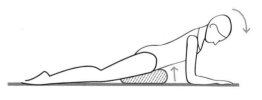

パジャマ・パーティ(p.103)

新たな正常状態の維持のプラクティスの例―60分

パート1、脚のみ
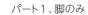

パート2、頭を持ち上げて
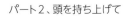

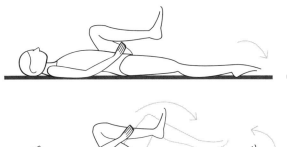
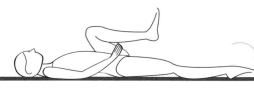
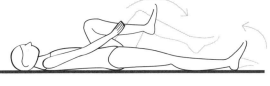
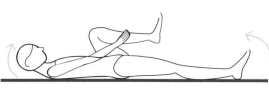
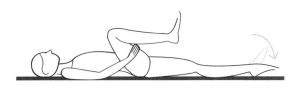
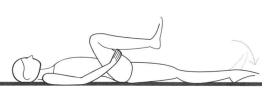

クランチとスイッチ(p.86)

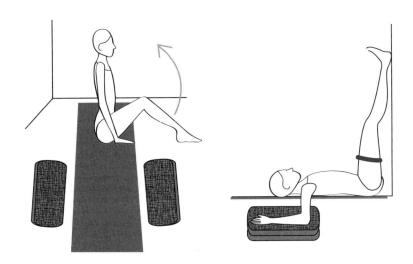

両脚を壁に上げる(p.142)

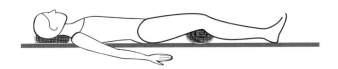

屍／日の入りのポーズ(p.145)

様々な治療および回復段階に応じたプラクティスの例

筋力強化―60分

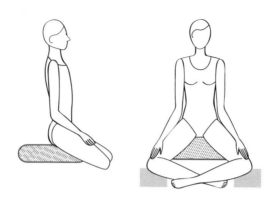

ダイナミック・スティルネス／呼吸／瞑想（p.63〜p.70）

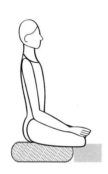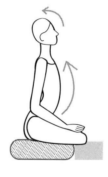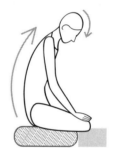

座った猫と牛（p.79）

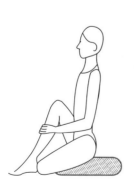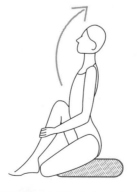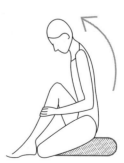

片膝を立てた猫と牛（p.80）

筋力強化のプラクティスの例―60分

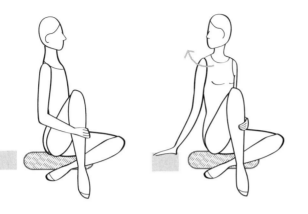
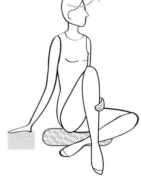

片膝立ち座りでねじり(p.81)

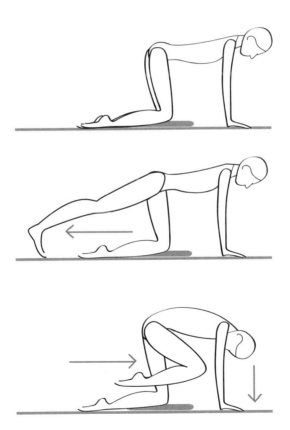

手と膝をついて脚伸ばし(p.96)

筋力強化のプラクティスの例―60分

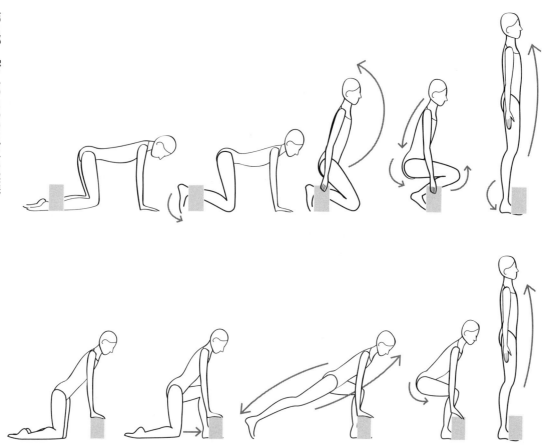

つま先のマッサージから立つ(上)またはランジから立つ(下)（p.106〜p.108）

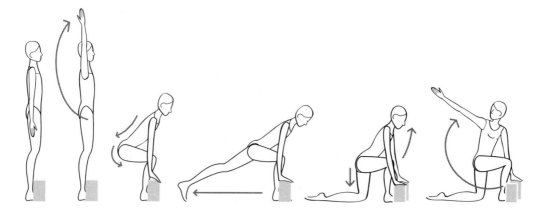

片足を後ろに引いたねじり(p.120)

筋力強化のプラクティスの例―60分

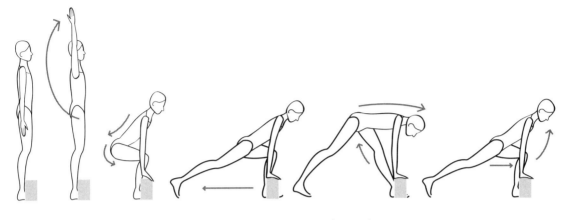

片足を後ろに引いたシーソー（p.122）

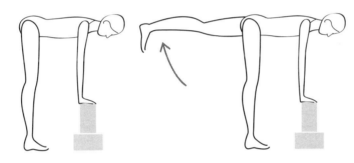

自由な戦士3（p.136）
（必要な場合は、p.137の任意の強化を参照）

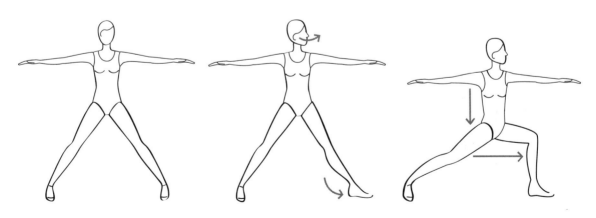

戦士2（p.126）

筋力強化のプラクティスの例—60分

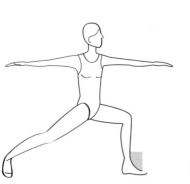
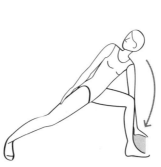
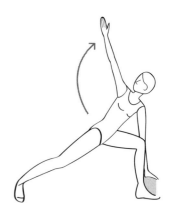

サイドアングル(p.128)
（必要な場合は、p.129の腕の調節を参照）

パート1、ウォームアップキック　　　　　　　　パート2、頭を回転させ足をつかんで

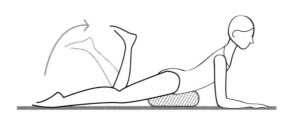
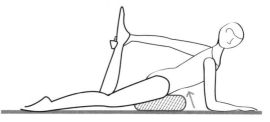

バットキック（半弓）(p.104)

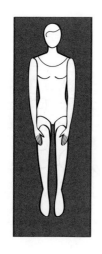
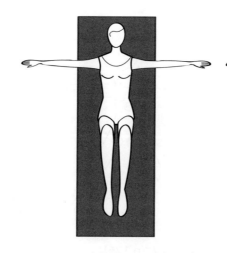
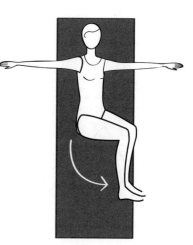

ねじりクランチ(p.88)

筋力強化のプラクティスの例—60分

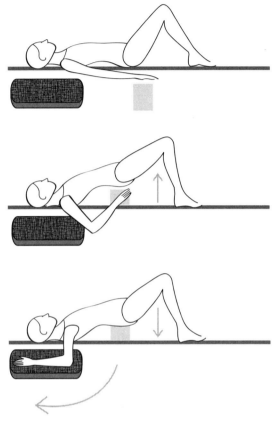

リストラティブなブリッジ(p.144)

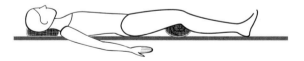

屍／日の入りのポーズ(p.145)

筋力強化―90分

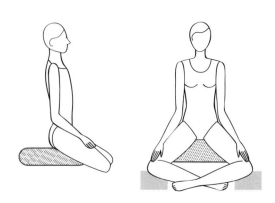

ダイナミック・スティルネス／呼吸／瞑想(p.63〜p.70)

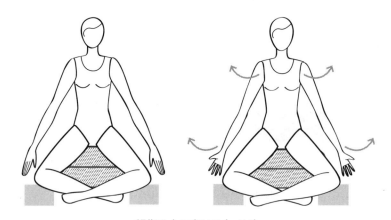

親指を上に向ける(p.74)

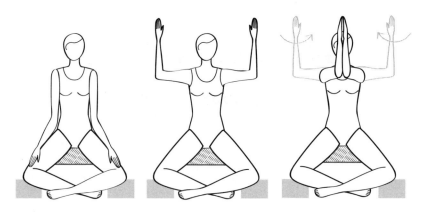

手を打つサボテン(p.75)

筋力強化のプラクティスの例—90分

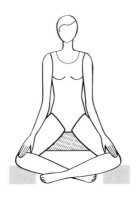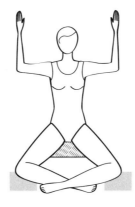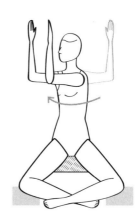

ねじったサボテン（p.76）

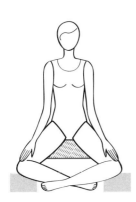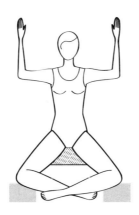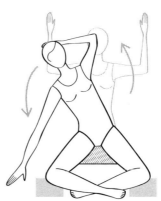

サボテンのティーポット（p.77）

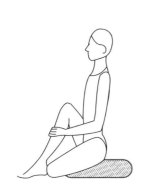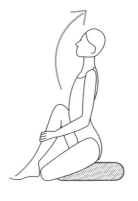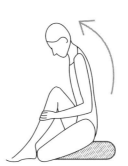

片膝を立てた猫と牛（p.80）

筋力強化のプラクティスの例—90分

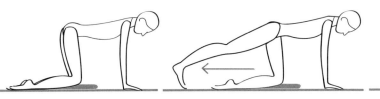
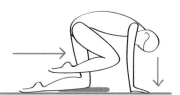

手と膝をついて脚伸ばし(p.96)

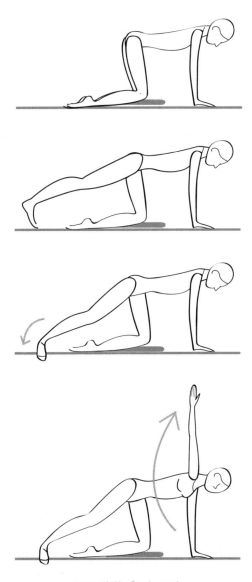

ねじり脚伸ばし(p.98)
(必要な場合は、p.100の腕の調節を参照)

筋力強化のプラクティスの例―90分

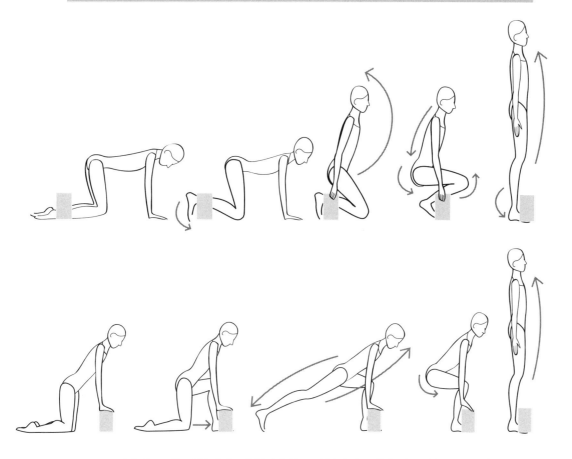

つま先のマッサージから立つ（上）またはランジから立つ（下）（p.106〜p.108）

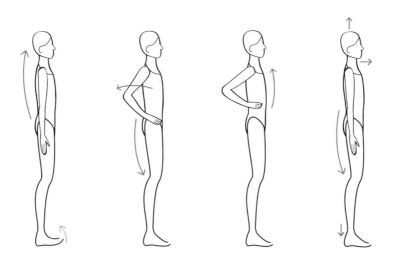

背筋を伸ばして立つ(p.109)

筋力強化のプラクティスの例—90分

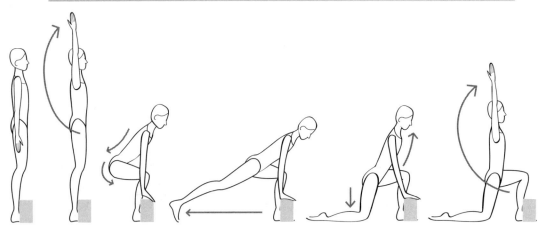

膝をおろした太陽礼拝(p.118)

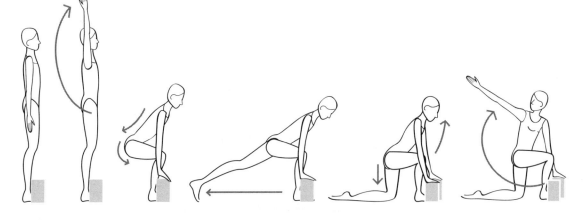

片足を後ろに引いたねじり(p.120)

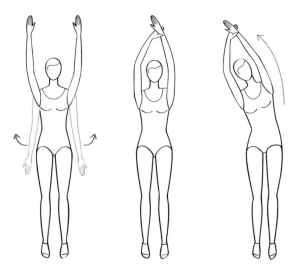

三日月
(p.113)

筋力強化のプラクティスの例―90分

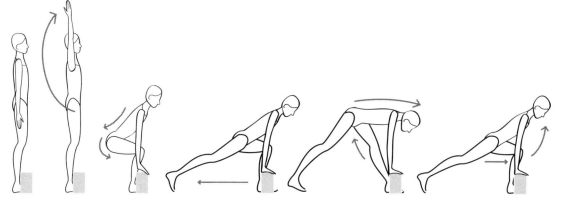

片足を後ろに引いたシーソー(p.122)

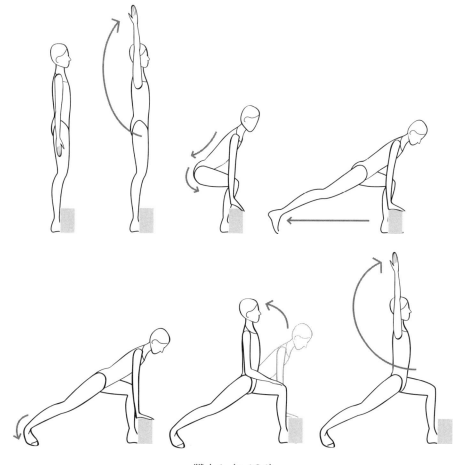

戦士1 (p.124)

筋力強化のプラクティスの例—90分

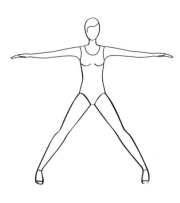 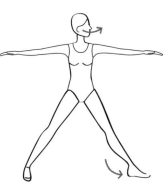 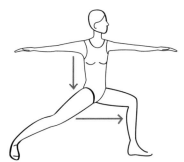

戦士2（p.126）

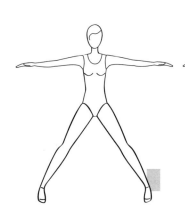 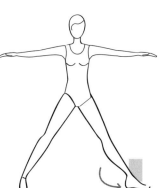 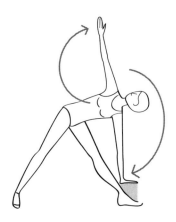

トライアングル（p.130）

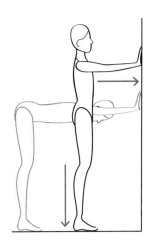 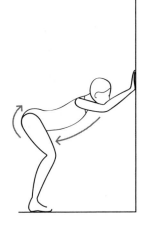 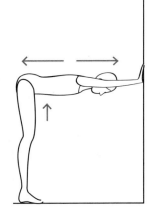

壁際で下を向いた犬（p.114）

筋力強化のプラクティスの例—90分

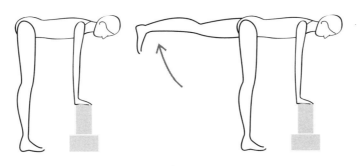

自由な戦士3（p.136）
（必要な場合は、p.137の任意の強化を参照）

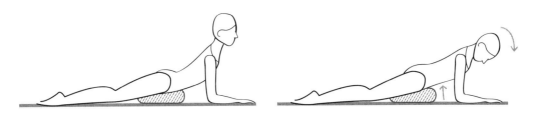

パジャマ・パーティ（p.103）

パート1、ウォームアップキック   パート2、頭を回転させ足をつかんで

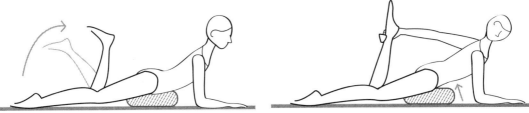

バットキック（半弓）（p.104）

筋力強化のプラクティスの例―90分

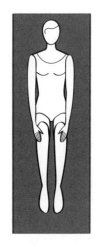
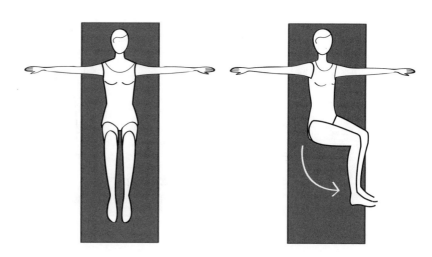

ねじりクランチ(p.88)

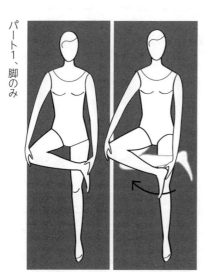
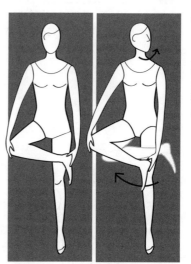

脚揺らし(p.84)

第2部 「がんのためのヨガ」の実践

筋力強化のプラクティスの例―90分

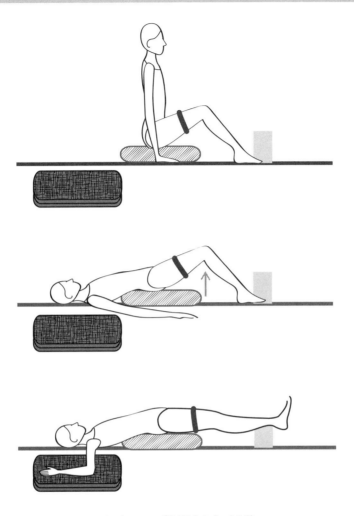

リストラティブな肩立ち(p.138)

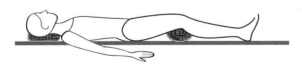

屍／日の入りのポーズ(p.145)

人生は、
果敢な冒険か、
何もないかのどちらかだ。

ヘレン・ケラー

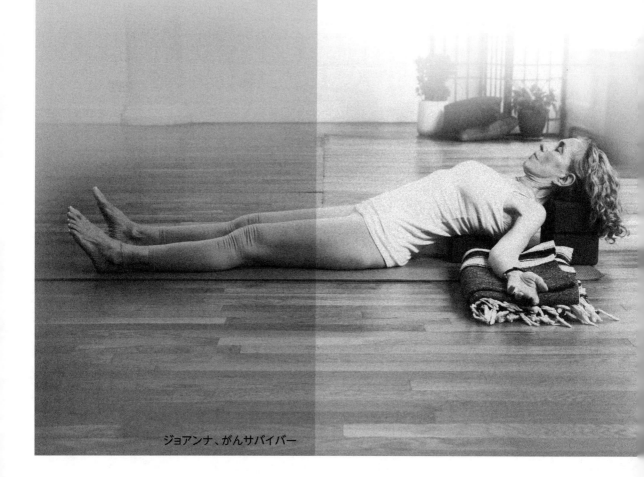

ジョアンナ、がんサバイバー

5
一般的な副作用を対象とするポーズ

　これまでにも述べた通り、がんとその治療の副作用が悪化して長期的に続くことは多い。サバイバーが正常だと感じ、不快感やストレスなく日常の作業をこなせるために、リンパ浮腫、便秘、体重増加、不安および骨量減少などの副作用を日常的に管理する必要がある。化学療法後の解毒や瘢痕組織による制限および不快感などの他の副作用は、個人の治療と個々の感覚、体の反応に基づく集中的なサポートを要する。

　本章で分類されたポーズは、いくつかの最も一般的な副作用の管理に役立つようデザインされている。最良の効果を生むために、これらは「様々な治療および回復段階に応じたプラクティスの例」（p.147）の完全なシークエンスとともに用いられるべきである。そうすることで、ヨガのあらゆる効用をフル活用することができる。しかし、以下のシークエンスは特定の日の集中的治療として単独で用いることができる。

　役立つものは他にも多いが、それぞれの副作用の管理に最も効果的なポーズをここでは選択した。読者の皆さんがご自身の回復計画を最も適切に管理できるよう、多くの手段と見解を提供することが私の望みである。

197

リンパ浮腫

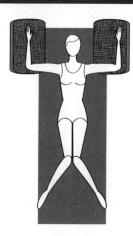
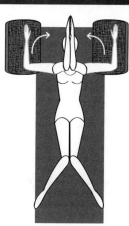

両膝をつけて手を打つサボテン(p.89)

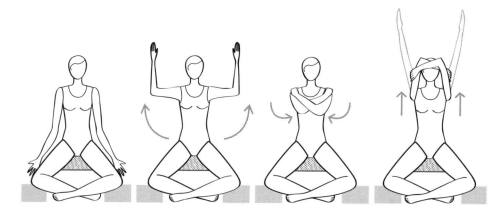

汚れたTシャツ(p.78)

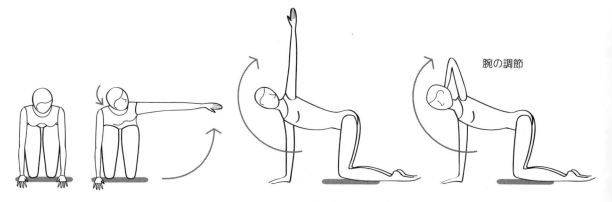

腕の調節

手と膝をついたねじり(p.94)

リンパ浮腫（続き）

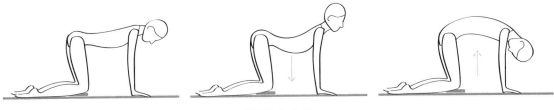

猫と牛(p.93)

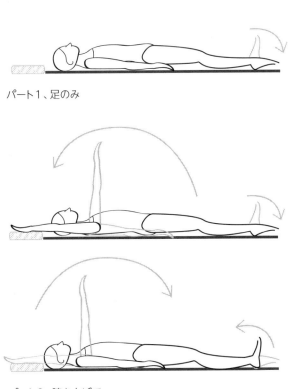

パート1、足のみ

パート2、腕を上げて

全身ストレッチ(p.82)

一般的な副作用を対象とするポーズ

骨量減少

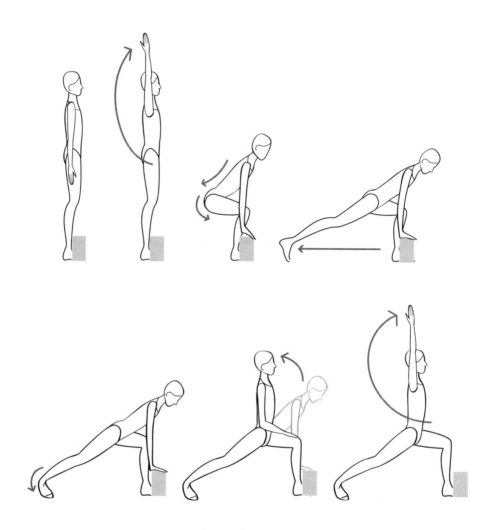

戦士1（p.124）

骨量減少(続き)

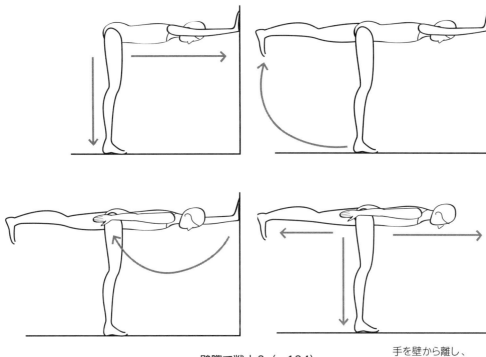

壁際で戦士3 (p.134)

手を壁から離し、
強度を高める(任意)

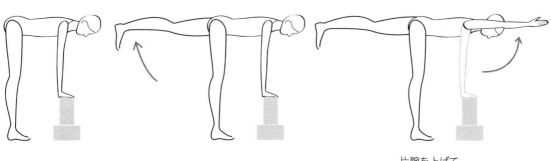

自由な戦士3 (p.136)

片腕を上げて、
強度を高める(任意)

一般的な副作用を対象とするポーズ

骨量減少（続き）

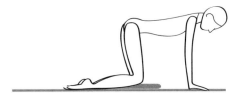

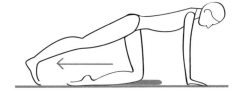

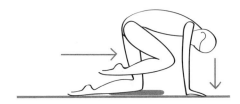

手と膝をついて脚伸ばし(p.96)

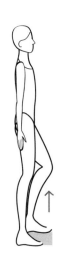
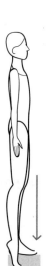
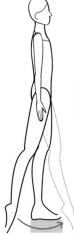

前後に
足を揺らし、
強度を
高める(任意)

背筋を伸ばして片足立ち(p.132)

体重増加

一般的な副作用を対象とするポーズ

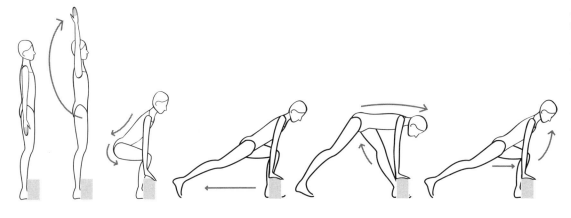

片足を後ろに引いたシーソー(p.122)

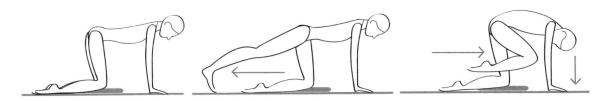

手と膝をついて脚伸ばし(p.96)

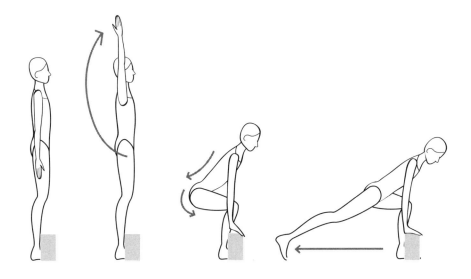

片足を後ろに引いた太陽礼拝(p.116)

体重増加（続き）

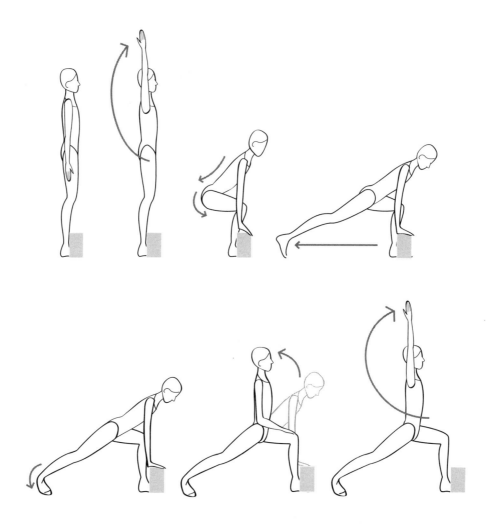

戦士1（p.124）

体重増加（続き）

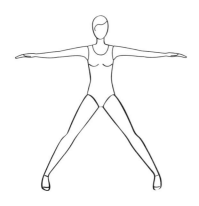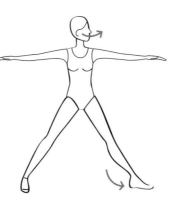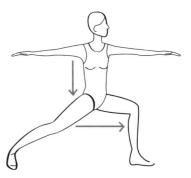

戦士2（p.126）

パート1、脚のみ　　　　　　　　　パート2、頭を持ち上げて

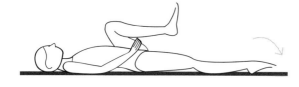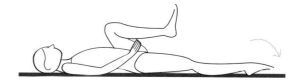

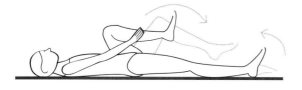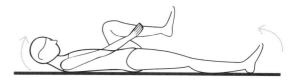

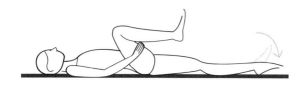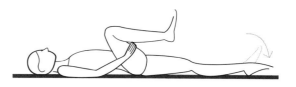

クランチとスイッチ（p.86）

体重増加(続き)

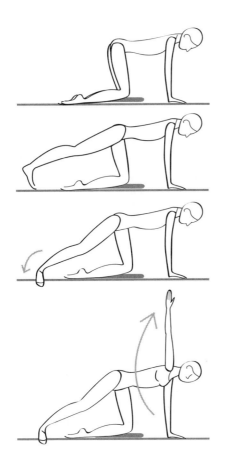

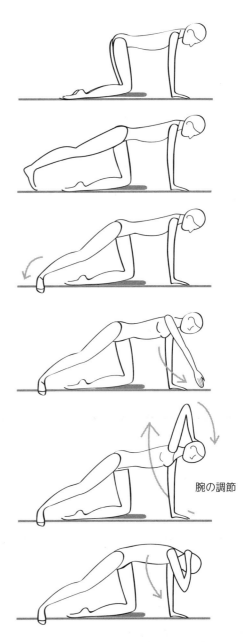

腕の調節

ねじり脚伸ばし(p.98〜p.101)

可動域／瘢痕組織—上肢

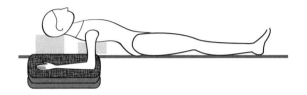

リストラティブな魚（p.143）

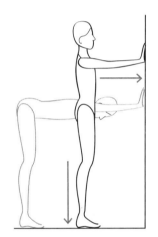 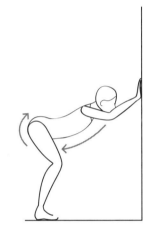 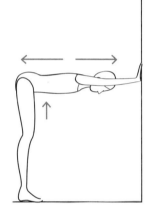

壁際で下を向いた犬（p.114）

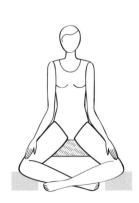 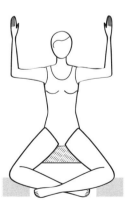 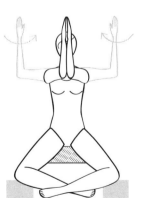

手を打つサボテン（p.75）

可動域／瘢痕組織―上肢（続き）

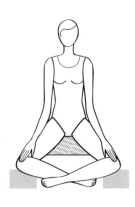
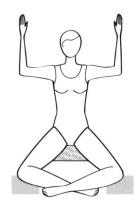
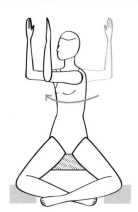

ねじったサボテン（p.76）

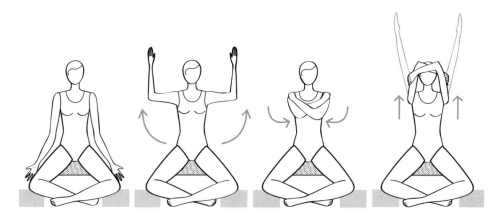

汚れたTシャツ（p.78）

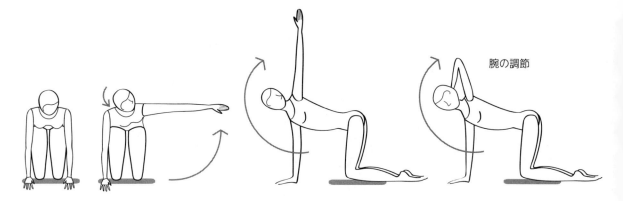

腕の調節

手と膝をついたねじり（p.94）

可動域／瘢痕組織―上肢（続き）

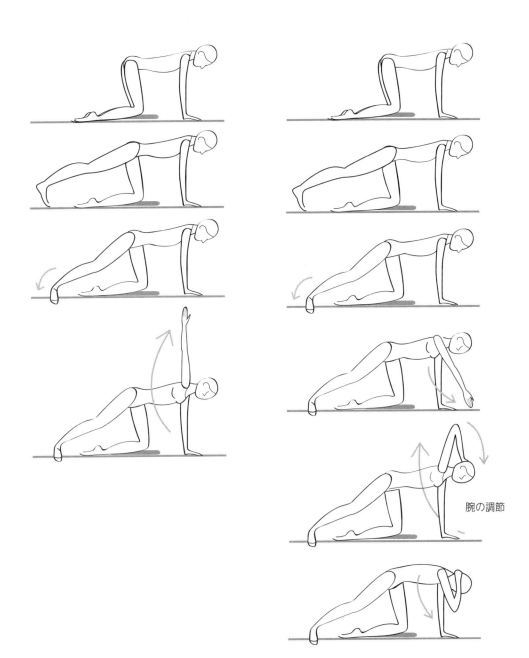

ねじり脚伸ばし（p.98〜 p.101）

可動域／瘢痕組織—上肢（続き）

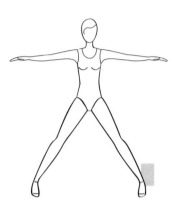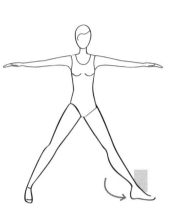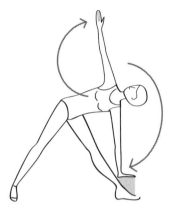

トライアングル（p.130）

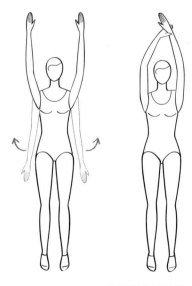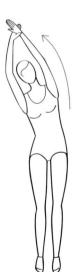

三日月（p.113）

可動域／瘢痕組織—下肢

一般的な副作用を対象とするポーズ

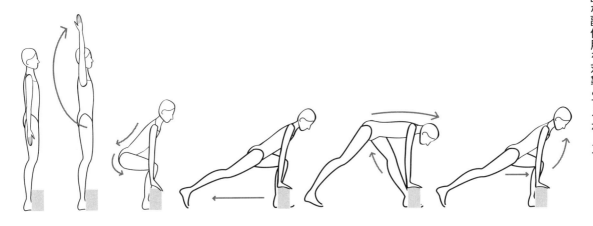

片足を後ろに引いたシーソー（p.122）

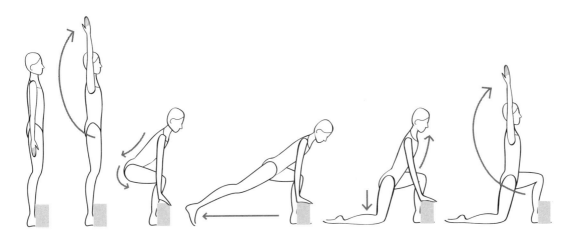

膝をおろした太陽礼拝（p.118）

可動域／瘢痕組織―下肢（続き）

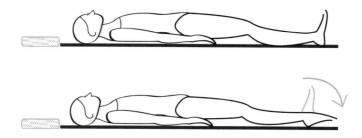

パート1、足のみ

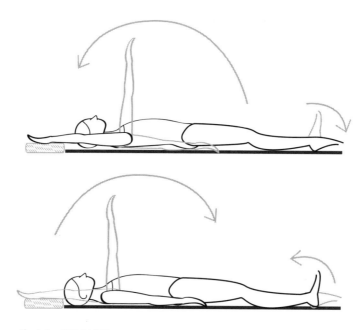

パート2、腕を上げて

全身ストレッチ(p.82)

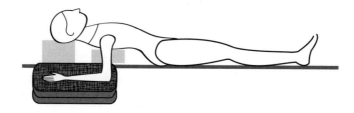

リストラティブな魚(p.143)

可動域／瘢痕組織—下肢（続き）

一般的な副作用を対象とするポーズ

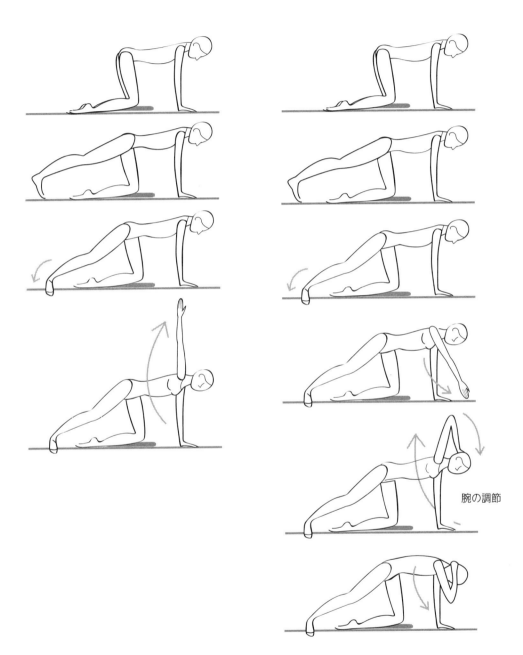

ねじり脚伸ばし（p.98〜p.101）

不安／不眠症

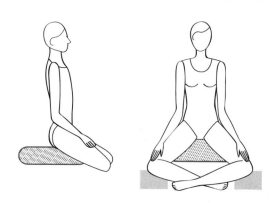

ダイナミック・スティルネス／呼吸／瞑想（p.63〜p.70）

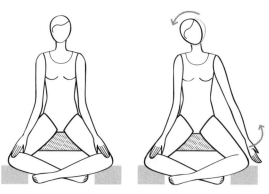

首のストレッチ（p.72）

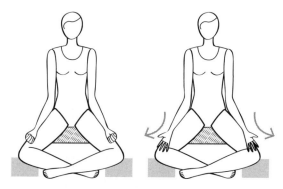

集めて保持（p.73）

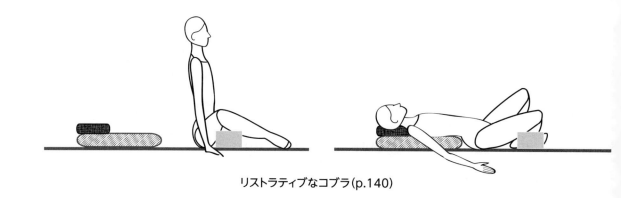

リストラティブなコブラ（p.140）

不安／不眠症（続き）

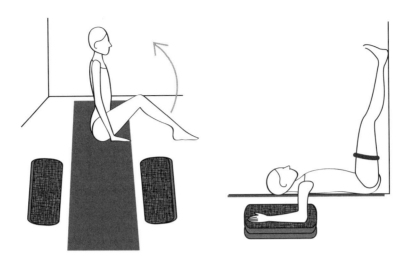

両脚を壁に上げる(p.142)

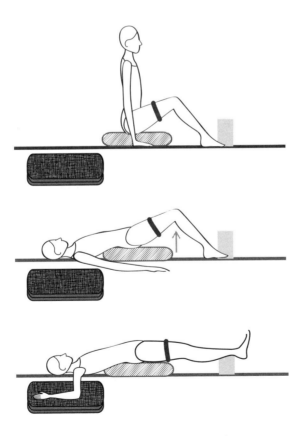

リストラティブな肩立ち(p.138)

便秘／腹部膨満／腸閉塞

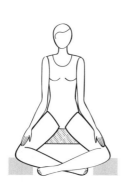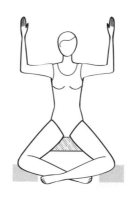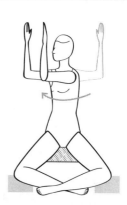

ねじったサボテン(p.76)

パート1、脚のみ　　　　　　　　　　パート2、頭を持ち上げて

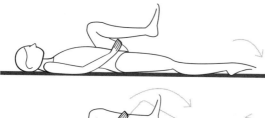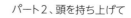
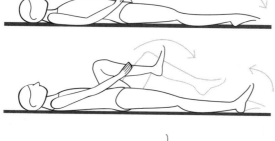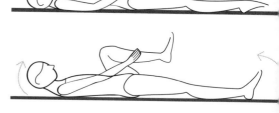
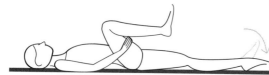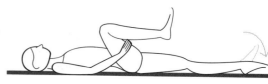

クランチとスイッチ(p.86)

腕の調節

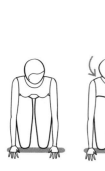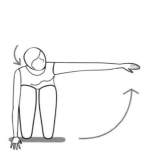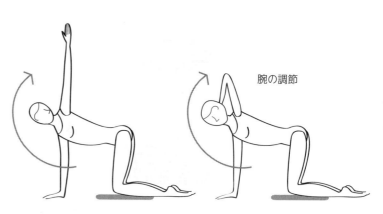

手と膝をついたねじり(p.94)

便秘／腹部膨満／腸閉塞（続き）

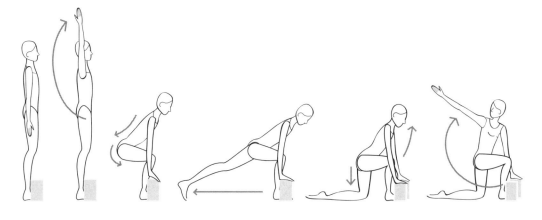

片足を後ろに引いたねじり（p.120）

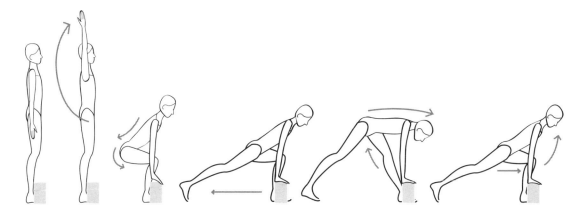

片足を後ろに引いたシーソー（p.122）

パート1、ウォームアップキック　　　　　　　　　パート2、頭を回転させ足をつかんで

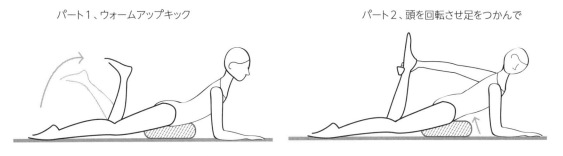

バットキック（半弓）（p.104）

解毒

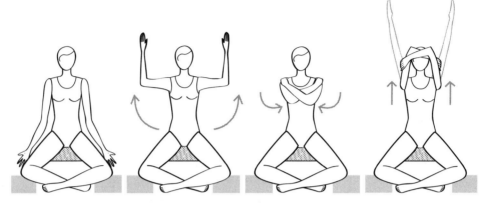

汚れたTシャツ(p.78)

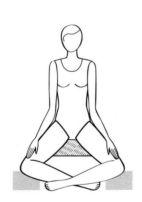 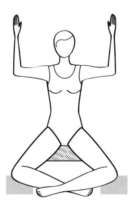 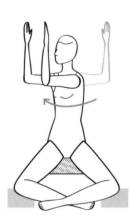

ねじったサボテン(p.76)

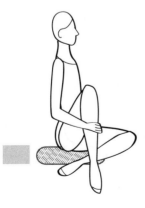 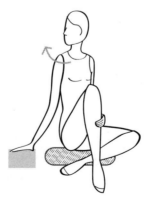 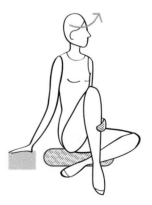

片膝立ち座りでねじり(p.81)

解毒（続き）

一般的な副作用を対象とするポーズ

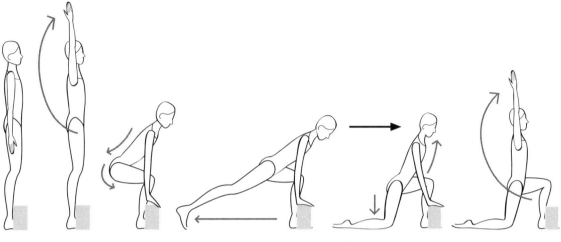

片足を後ろに引いた太陽礼拝(p.116)　　　　膝をおろした太陽礼拝(p.118)
（左の「片足を後ろに引いた太陽礼拝」から始める）

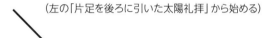

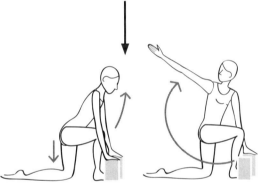

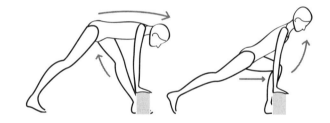

片足を後ろに引いたねじり(p.120)　　　　片足を後ろに引いたシーソー(p.122)
（左上の「片足を後ろに引いた太陽礼拝」から始める）　　（左上の「片足を後ろに引いた太陽礼拝」から始める）

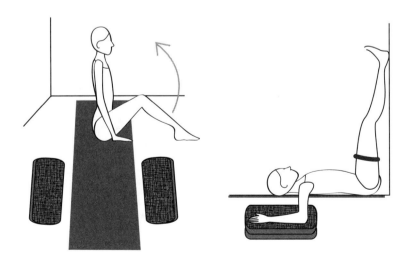

両脚を壁に上げる(p.142)

ニューロパチー（神経障害）

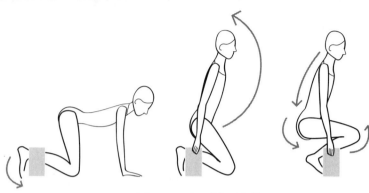

つま先のマッサージ(p.106)

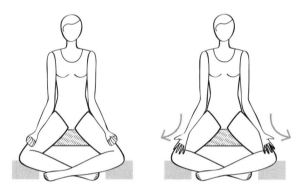

集めて保持(p.73)

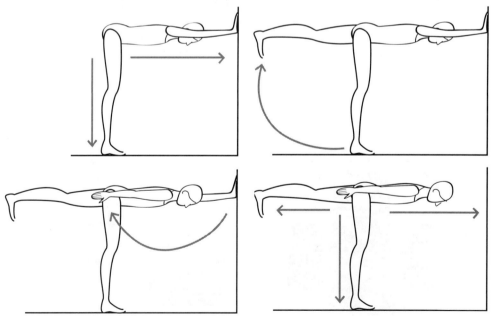

壁際で戦士3 (p.134)　　　手を壁から離し、強度を高める(任意)

ニューロパチー(神経障害)(続き)

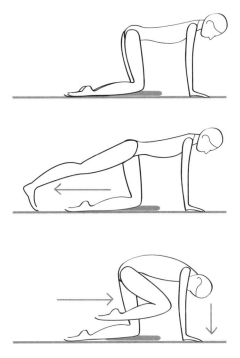

手と膝をついて脚伸ばし(p.96)

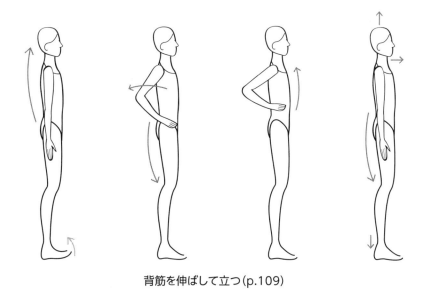

背筋を伸ばして立つ(p.109)

失禁

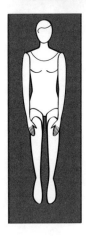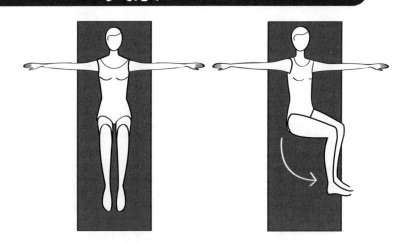

ねじりクランチ（p.88）

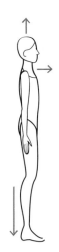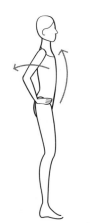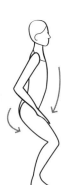

椅子のポーズ（p.112）

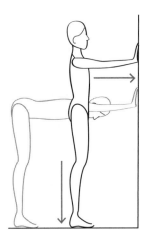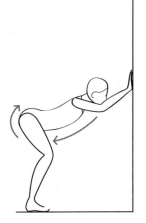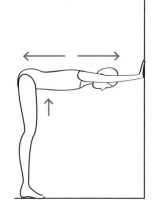

壁際で下を向いた犬（p.114）

失禁（続き）

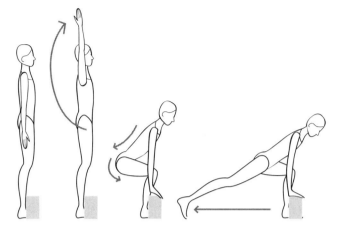

片足を後ろに引いた太陽礼拝（p.116）

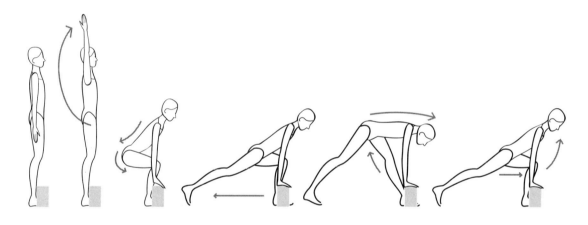

片足を後ろに引いたシーソー（p.122）

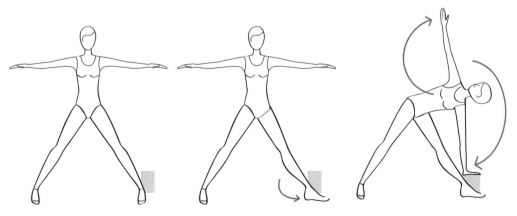

トライアングル（p.130）

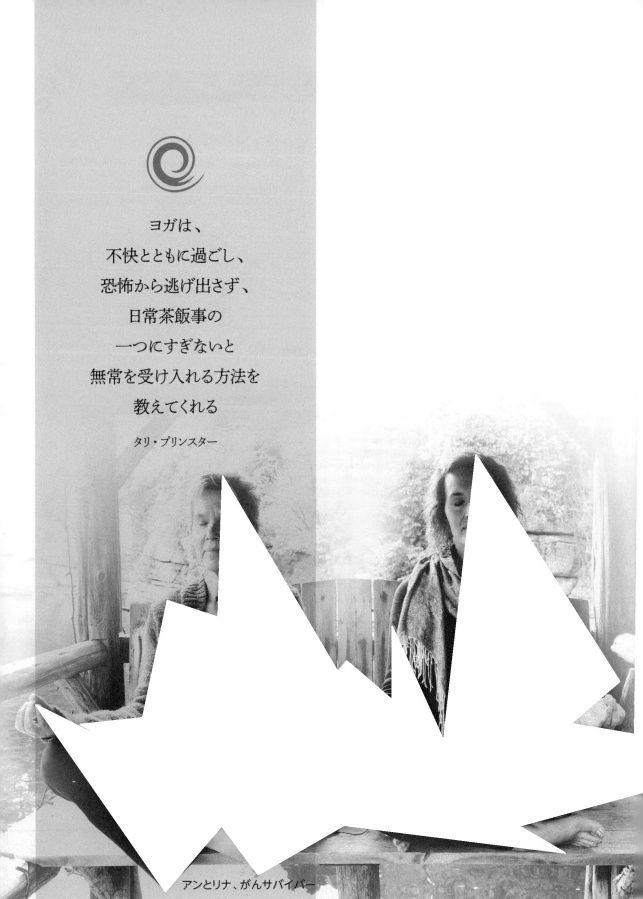

ヨガは、
不快とともに過ごし、
恐怖から逃げ出さず、
日常茶飯事の
一つにすぎないと
無常を受け入れる方法を
教えてくれる

タリ・プリンスター

アンとリナ、がんサバイバー

第3部

がんおよびヨガの効果の理解

あなたが
自分の体と呼ぶ
あなたの心の一部で考えて

アニ・ワインスタイン

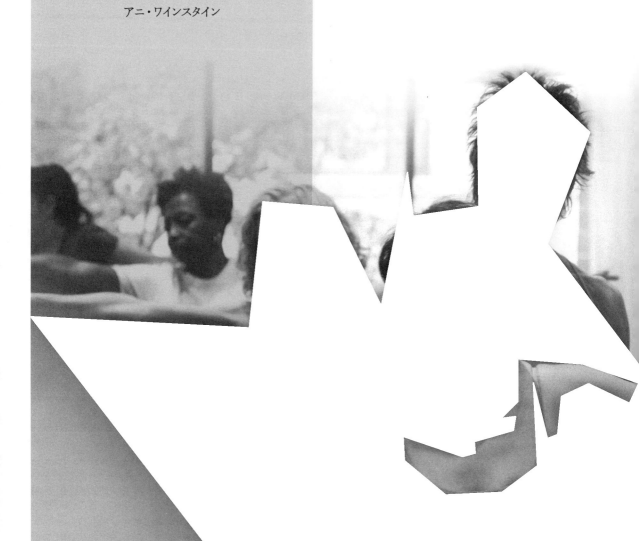

ニューヨーク市のyoga4c

1

がんとヨガの科学的理解

　人生のどこかのタイミングで、どの家族にも何らかの種類のがんが訪れる。それは人間の寿命が延びていることも理由の一つである。アメリカがん協会（American Cancer Society）によると、生涯リスクとは人間が生涯にがんを発症するか、がんにより死亡する可能性を意味する。米国では、男性のリスクは2人に1人をわずかに下回り、女性のリスクは3人に1人をやや上回る*。2012年、1380万人のアメリカ人ががんおよび／またはがん治療の副作用を患っており、死亡率が下がり続ける一方で発症率は増加しており、次の10年でサバイバー人口は24パーセントまで上昇する[1]。

　早期発見すれば、がんを治癒・管理するチャンスは高くなる。だが、多くの健康問題と同様、貧しい人や地方に住んでいる人、あるいは白人以外の人では早期発見されることが少ないという現実がある†。私たちの文化に広がるがんへの恐怖心（死全般の恐怖を意味するものではない）から、存在するがんの種類や受けられる治療法、そしてもっとも重要ながんの原因に関する正しい情報と誤った情報の共有が促されている。がんに関する開放精神の高まりは、拒絶したり、知ろうとしなかったり、

---

* 最新情報については、アメリカがん協会（ACS）のウェブサイト ： www.cancer.orgを参照のこと。一般的考察については、『The Cancer Chronicles』（George Johnson 著、New York: Alfred A. Knopf、2013年）も参照のこと。

† オンラインBBCレポートは、イギリスの若い黒人女性が若い白人女性と比べて進行性乳がんと診断される割合が高く予後が不良であるとの研究結果を引用している。www.bbc.co.uk/news/health-24624517?print＝trueを参照のこと。

がんという言葉すら発することができなかったりするよりはいい。ここからが始まりである。それでも、がんを管理し、がんやがんとの共生についてより多く学ぶことに対する恐怖はある。

本章では事実と科学を検証し、次の質問に答える。がんの本当の正体は何か。がんはどのようにして起こるのか。最も重要な疑問として、ヨガは回復の道のりにおける強力な手段となるだけでなく、再発の予防と防止にも役立つのか。がんとヨガを結ぶ科学について検証してみよう。

疾患に適応される処方は、2つのことを必要とする。1つは科学を根拠とすることである。すなわち、西洋医学、東洋医学または現代医学のいずれにせよ思考様式が系統的でなければならない。そしてもう1つは、それを処方する術を学んだ医師がいることである。今回の場合、あなたが医師であり、推奨するものはヨガである。あなたが目指すのは、医師の役割として、症状を緩和し、不安を軽減し、体を強化し、最も重要なこととして生活の質を最大限高めてがん再発率を最小限に抑えるための新しいライフスタイルを開拓するべく、自分自身で処方することである。本書は、その処方の一部であるヨガをあなたが記述できるようお手伝いするためのものである。

生命の謎

生命は謎であり、がんも謎に満ちている。西洋科学は、これら2つの謎を理解および説明しようと努め、発展している。私たちの多くが、がんは1つの細胞の偶発的な突然変異から始まり、それが無限に増殖して、健康な正常細胞の身体資源を奪い合う、ということを知っている。異なる特性や振る舞いをする数百種類のがんが存在し、一人一人に固有の方法で起こるため同じ種類のがんでも治療計画は様々であることを私たちは理解している。個人の遺伝的プロファイルに合わせて個別化できる有効な治療が増えていることを私たちは学んでいる。評判の悪い疾患だが、研究は続けられている*。

では、どこから始めようか。あなたは思いもよらずがんの診断を受けたばかりである。がんと診断されたあなたは、「がん大学」で博士号を取るためのスタート地点に立った。多くの疑問があり、時間は限られ、不安でいっぱいである。

---

* がんの予防と治療に関わる現在のすべての研究、そして多くの論議について読むことは、科学者にとってだけでなく素人にも難しい。国立がん研究所（www.cancer.gov）などの国家および連邦機関からの最新の研究を読むことをお薦めする。

最近出版されている書籍2冊も読む価値がある：改善された治療法に対する課題な要求について書かれた『The Truth in Small Doses』（Clifton Leaf 著）、Siddhartha Mukherjee による評価の高いがんの自伝『The Emperor of All Maladies』。

あなたは問うだろう、「なぜ私なのか」「原因は何だったのか」「どうやって取り除くのか」「増殖または再発をどうやって予防するのか」と。

もちろんこれらは難しい質問だが、このように考えてみてほしい。すなわち、がんの診断が私たちに扉を開いてくれたのだ。私たちはこの脅威を逆手に取って、体と心がどのように機能するかを学び、最も重要なこととして、この危険を活用して、食事、エクササイズ、生活全般で受けるストレスのレベルについて考える方法を学ぶための動機づけにするのだ。がんについてただ知るだけの怖れる患者であるとき、私たちは「がんとは何か」「なぜ罹ったのか」「どのように取り除くのか」というシンプルな質問さえ、医師に問うことを拒絶するかもしれない。

がんの原因を尋ねることで、がんの再発または新たながんの発症を予防および阻止するために不可欠な疑問に関する情報が与えられる。なにより、質問することで、どう生活するかや、残された時間について、できるだけ完全に考える手助けになる。

多くの場合、最も重要な「がんとは何か」という質問は尋ねられない。ギリシャ語でがんという語は「かに」を意味する。曲がった足を持ち四方八方に動き回るあの生き物である。だが、がんはもちろん、そんな風に体内をはい回る生き物ではない。

次の例えの方が適切である。すなわち、がん細胞は抑えが利かないティーンエイジャーのように振る舞う。異常に活発で、成長がやたらに速く、家中にものを散らかし、ルールを破るのだ。まさに、がんはコソコソ動き、自分勝手で、頑固である。

これでもまだ、あなたは「がんとは何か」と思うだろう。がんが何かを理解することは、「がんは何ではないのか」を知ることから始まる。それは、風邪や頭痛を患うのと同じ方法でがんに罹るとか、がんは管理できる疾患ではなく制御不能であってどんどんひどくなる、という昔の考えを取り払うことである。これらの物事の考え方はいずれも間違った意味合いを含んでいる。すなわち、何らかの外界の生物がどこかから体内に入ったもので、体の一部ではなく、体の他の部分はただ乗っ取られるのを黙って見ている、というものである。

まずは科学者のように、新しい方法でがんについて考えてみたいと思う。つまり、特定のがんがどのように振る舞うかに関する難問・疑問として、がんについて考えるのである。確かに、がんは生命を脅かすが、それはどのように作用しているのだろうか。体内でどのように発生し、がんを取り除くまたはその増殖を管理するための治療に対しどのように反応するのだろうか。体系的に考えてみたい。

私は、生命とがんが多くのものを共有することを学んだ。生命もがんも、水がどのように雲から落ち、地下水を流れて海に流れ落ち、雲にまで昇ってまた落ちるのか、などといった作用と複雑な過程を調べることによって、科学が説明し制御しようとしている現象である。がんがどのように振る舞うかを理解するため、まずは、あらゆる生物がどのように振る舞うのか、特に細胞レベルでの振る舞いパターンと複雑な相

互作用についてみていく。

　共通する原因によって起こりすべての人に同じ症状が起きる疾病と異なり、がんは一人一人固有の症状を呈する。本章では、あなたに特有の症状の性質を理解することの価値を示し、あなたの健康と希望を取り戻すための道筋へあなたを導く。

　がんを理解するため、私たち自身の受胎と人間としての成長についてまずは見ていく。知っての通り、すべてのヒトは母親からの卵細胞1個と父親からの精細胞1個、合わせて2個の細胞が結合するところから始まる。その瞬間から、それは謎または奇跡と呼べよう。この細胞の固有の組合せが分裂し始め、それぞれの細胞が、同一で固有の遺伝暗号を含む次の細胞を生む。2個の細胞は4個、16個、32個、64個と、完全な体が形成されるまで増殖していく。完全に成人した人には、75兆個から100兆個の細胞が含まれるものと推定される。それらがすべて緊密に働き、各細胞は、何をするか、どのように分裂するか、どのように目やつま先になるかに至るまで、遺伝子によってプログラムされる。分裂・分化したこの細胞の塊は最終的に、生命を保護するという1つの目的のために進化した連動する生体システムで構成される完全な人体となる。

　誕生時、医師にお尻をピシャリと打たれたとき、あなたは最初の呼吸をする。横隔膜筋が動きだし、胸郭が広がって、肺に空気がたまる。相互につながったすべての生体システムは、意識的に努力せずとも外見的には機能する。心臓のポンプの働きで血液が流れ、酸素がすべての細胞へ送り込まれる。脳は脊髄を上下およびすべての体肢へ信号を送る。胃は撹拌し、ホルモンは駆け回る。これらのことがすべて起こる一方で、私たちの理解すべき強力な免疫系が発達する。

　細胞は永遠には存続しない。受胎の瞬間から、卵細胞と精細胞は次の世代を生み出す。あらゆる生命の両親のように、その「親細胞」には仕事があり寿命がある。親細胞は自身とそっくりの子細胞を生み、その後、自然の法則に従って死滅する。すべての細胞は絶えず置き換えられる。その生存中、各細胞は、全体すなわちあなたを作るための機能を実行している。

　謎の魔術は、各細胞がその仕事を決定する一連の指示を保持することである。存在するまたはこれから生まれる全細胞において、その指示はデオキシリボ核酸（DNA）と呼ばれる青写真に記載される。体の各細胞のDNA分子に遺伝暗号が見つけられる。遺伝暗号は、よく耳にする有名な概念だが、それついて考えることはあまりない。DNA暗号は、細胞の生命を、ひいては人の生命を調節する。暗号には、各細胞と身体システムについて実行される指示が含まれている。各細胞の一連のルールが与えられ、何をするのか、どう生きるのか、いつ再生するのか、いつ死ぬのかが伝えられる。正常なすべての細胞がこのパターンに従う。実際、すべての種のすべての細胞に共通すること、そして、がんにおける細胞の突然変異を理解す

るカギとなるのが、細胞の自然なライフサイクルである、

　各正常細胞に停止の仕組みが予め備わっている。ところが、がん細胞では元の停止メカニズムがオフになる（抑えの効かないティーンエイジャーのように）。ここで、がん細胞が示す異なる振る舞いについて最初の手掛かりが得られる。

　私たちはこのようながん細胞を抱えて生きている。大半が特定されて体内から追い出され、従来理解されているがんのような結果にはならない。だが、遺伝的、環境的、行動的または知られざる理由により、体ががんを特定または効果的に排出できないとき、ある種のがんが発症する。ならば、体はこれらの悪細胞をどのように特定するのだろうか。それが免疫系の働きである。

　先へ進む前に、私たちはヒトの免疫系について簡潔でよいが広く理解する必要がある。それでは謎について話そう。免疫系とは何なのか。それはどこにあるのか。どのように機能するのか。体が機能する様子についてお話ししたい*。他の生物種と同様、ヒトには数えきれないほどの細胞社会が含まれているのだが、この社会は外来者を受け入れない。例えば、胃の特定のバクテリアなど、必要なものももちろんある。だが基本的に、体のバランスを乱すために侵入しようとするウイルスなど内外のトラブルメーカーに対して、体は防御しなければならない。

　これが起こると、コミュニティの防衛システム、すなわち免疫系の出番である。免疫系は、腐った食べ物の中の有害な細菌や虫の咬傷からの毒などの脅威を検出するべく注意を払い、それが何かを特定する。最終的に、コミュニティが生き残るためにその脅威を取り除くための解決策を指示する。

　免疫系は、生き続けるための各機能を果たしながら、統合された体の細胞のコミュニティを保護するという大仕事を担っている。免疫系はまるで警察隊のように、その免疫細胞部隊を結集して侵入者を除外する。多くの場合、免疫系は私たちに先んじて、体に入って来るものまたは体から出ていくものをすべて検査しており、防御を止めることはない。

　だが、ときとして、有害な可能性のある細胞が免疫系によって検出されないまたは捕捉されず、正常細胞のように死なずに無作為に分裂を開始することがある。ここで私たちは、ブレーキの利かないがん細胞を宿し、これが最終的に腫瘍、すなわち生体臓器を構成する他の細胞のリソースを奪う細胞の集合体となる。体内に侵入するウイルスや悪玉菌と異なり、がんはヒトの最も小さな単位である単一の細胞から始まる。

---

* 全身の健康については、多くの書籍やオンラインサービスで扱われている。医療の項目については、www.webmd.comを参照のこと。

サバイバーの物語

　幼い少女だった頃、私は祖父の他にがんに罹った人を知りませんでした。私の祖父は、父が18歳のときにがんで亡くなりました。私は祖父に会ったことがありませんが、祖母や父の兄弟姉妹たち7人から、祖父が勤勉な素晴らしい男性だったと聞いていました。祖父はトラックの運転で何時間も家を空け、妻と7人の子供たちを養うのに苦労しました。私が大きくなると、父は祖父の脳腫瘍のこと、手術、化学療法、放射線療法が必要となったときのこと、起こる発作のこと、仕事が出来なくなったために家族の生活がたいへんだったことを語ってくれました。1966年4月、祖父は2年間の果敢ながん闘病の末に55歳で亡くなりました。祖父が亡くなった1960年代は、今日の腫瘍外科医や放射線科医があらゆる種類のがんをより効果的に治療するために利用するコンピュータなどの技術はありませんでした。

　私は1999年に大学を卒業して親元を離れ、新しい仕事を始めるためにニューヨーク市に移りました。がんが私の目の前に訪れたのは、30歳になる私の姉エイミーが脳腫瘍と診断されたときです。私が仕事を始めてから数ヵ月後のことでした。姉は3人目の子供を出産したところで、家族に女の赤ちゃんができたことにみんな喜んでいました。エイミーとその夫は脳腫瘍治療専門の病院を数件回りました。徹底的に調べた結果、彼らはボストンにあるブリガム・アンド・ウィメンズ病院で手術を受けることにしました。2000年1月11日、家族はエイミーががん性腫瘍の除去手術を受けるボストンへと向かいました。彼女は医師に推奨された化学療法と放射線療法のレジメンを受けていました。辛いがん治療を受けながらもエイミーは笑顔を絶やさず、会う人すべてを心から愛しました。

　2年間の脳腫瘍との戦いの後、姉は32歳で亡くなりました。私は人生でこれまで経験したことがないほど落ち込みました。それはあまりに辛く、私は長いこと現実から目をそらしました。家族とともに悲嘆にくれるうち、私は、私の家族、彼女の夫と3人の子供になぜこんなことが起こったのか、答えを探そうとしました。仕事をしながら、姉を亡くした悲しみにくれる中、私は仕事で提供されているヨガクラスに参加することにしました。初めてのヨガクラスのことを覚えています。それはパワーヴィンヤサヨガと呼ばれるもので、難しいのですがそれ以上に重要で、そのおかげで私は精神的にも情緒的にもとても健やかに感じました。初めてのクラスの間、足と腕を振るわせながら、私は心の中でこうつぶやいていました、「あなたは体調がいい、大丈夫、大したことはない」と。

　このヨガクラスを受けてから、私は夢中になりました。自分が感じたこと、動作の自由、クラスを終えた後に感じた平和を私は愛しました。これをやめることはないし、これが常に私の人生の重要な一部となるだろうと私は悟りました。私は講師になり、ヨガを教え始めました。姉の死により感じた苦しみや空虚感は、ヨガとヨガの指導を通じて、徐々に消え去りました。姉は物理的には私の傍にいませんが、私のことを見てくれているといつも感じます。

時は過ぎ、2011年、私はラスベガスに住み、相変わらずヨガを教えていました。企業を退職し、他に興味が持てるものを模索し始めていました。ニューヨーク州バッファローに住む両親が私を訪れ、私は楽しい時間を過ごしていました。両親が到着して間もなく、私は悪心、脱力、頭痛の症状とともに具合が悪くなりました。私はインフルエンザに罹ったのかと思いましたが、数日経ってもよくならないので、両親とボーイフレンドが心配し始めました。

私が突然発作を起こして数分間意識を失ったとき、看病してくれていた母が寝室にいました。父が911番通報して救急隊員が駆けつけ、私は急きょ病院へと運び込まれました。CATスキャンを受けると、救命救急医師が私と家族のもとにやってきて、私の頭頂部に6cmの脳腫瘍があることを告げました。奇しくも、私ががんと診断された2011年2月7日は、2002年2月7日に姉が亡くなってからちょうど9年後でした。翌日、私は車椅子で手術室まで運ばれ、開頭術を受けました。

手術を終え意識を回復したとき、ベッドサイドに家族とボーイフレンドの姿がありました。私は、自分の身に起きたことが信じられませんでした。最初は父方の祖父、次にエイミー、そして今度は私。私はゆっくり目を覚ますと、指やつま先が動かせること、呼吸ができることへの感謝でいっぱいになりました。回復の旅路を歩み出すと、私は徐々にヨガを再開しました。最初は動くことが快適ではなかったため、呼吸をすることに集中し、瞑想で恐怖心を鎮めました。

術後、放射線療法と化学療法を開始し、体は疲れて動けませんでしたが、瞑想とプラナヤマを用いることで、ヨガを続ける生活を送りました。たとえ、ベッドの上に座って呼吸法とアームヴィンヤサを行うことしかできなくても、毎日ヨガを行いました。治療を完了したとき、私は立つポーズや座位の前屈など、異なる動きを組み合わせ始めました。数週間が過ぎ、私は強くなったように感じだしました。8ヵ月後、私はヨガ講師に復職しました。教室で座って生徒たちを見ていると、あらゆる感情が体に入り込んできました。生徒たちとヨガの贈り物を共有できるありがたさで胸がいっぱいになりましたが、なにより、私は生命と、そして本当に重要なことに感謝していました。私が脳腫瘍と診断された日の試練はそれほど重要ではなく、私はもっとも小さなことに気付き始めました。私の心にやって来たこの喜びのおかげで、私はそのもっとも小さなことを大切にし、自由に真実を話すことができました。未来がどうなるのかは分かりませんが、ヨガのおかげでもっとも暗い日々を乗り越えられたこととヨガが私に光を与えてくれることは分かります。

パタンジャリの言葉に、「私たちがどれほど辛い困難を経験しようと、私たちの中にはいつも、あらゆる悲しみや苦悩から解放された光がある」というものがあります。この光は私たちの中にあると私は信じ、出会ったすべての人とそれを共有したいと思っています。

免疫系とその作用の仕組み

免疫系は接続された多くの構成要素（サブシステム）を持つ。内分泌系、リンパ系、心血管系、神経系、筋骨格系、消化系、呼吸器系、皮膚（外皮）系などが挙げられる。これらは私たちになじみがあるものだが、これらの様々なシステムがどのように協働して、健康の美しい調和を作り出し、細菌やウイルス、変異細胞による脅威から私たちを守っているのかについてはそれほど知られていない。免疫系は、人々が健やかに感じ生活を楽しめるよう、すべての機能の調和を維持するという重要な役割を担っている。これらの各システムが個別に働き、調和して免疫をもたらす仕組みを詳しくみていく。

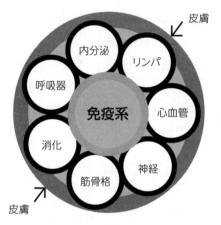

免疫系の構成要素

内分泌系

内分泌系は、体が何をするのか、および、空腹や眠気、性欲などをどのようにコントロールするかをつかさどるホルモンを生成することで知られている。だが、内分泌系は、白血球と連携して潜在的脅威を特定し捕捉し殺すT細胞と呼ばれる天然の抗がんリンパ細胞を形成するホルモンも胸腺で生成する*。

---

* 細胞レベルでの免疫系の働きに関する多くの複雑な専門的疑問は認識しているが、ここでは一般的なものについてのみ取り上げる。

インフルエンザや風邪を引き起こすウイルスや細菌は、免疫系には特定しやすいが、がんは検出が難しい。がん細胞は必ずしも部外者のようには見えない（それががん細胞を「コソコソしている」と考える所以である）。がん細胞は正常細胞から突然変異するため、体の防御システムによる検出を免れることができるのである。

そこで、内分泌系ががん防御の最前線で重要な役割を持つ。骨格系（または新しい白血球が形成される骨）および心血管系（防御のため天然の抗がん細胞を体中に運ぶ血管）と協力して効果的に抗がん細胞が形成され、それらがリンパ節に貯蔵されて、変異細胞を取り除くべく待機する。リンパ球およびＴ細胞などの抗がん細胞はがんを探索・破壊するために、体内の血液およびリンパ液を休みなく巡っている。たいていの場合、私たちは適切に守られている。

リンパ系

リンパ系は一般に、免疫系全体を包含するものという誤った認識がなされている。リンパ系は、リンパ管網、すなわちリンパ液が体中を巡るための一方通行の経路を形成する狭い通路のネットワークで始まるインフラストラクチャを提供している。これは、血液を循環させる動脈と静脈から成る心血管系と同じである。だが、心血管系と異なり、リンパ管網には停止ポイントおよびリンパ節と呼ばれるごみ箱の全身ネットワークがある。

多数の細胞の周囲に小さな空間があり、**間質液**と呼ばれる透明な液体で満たされている。すべての細胞が、蛋白質、ビタミン、ホルモン、抗体の血液供給によって育まれるのを待ちながら浮遊している。血液はこの間質液に流れ込み、細胞に栄養を供給し、細胞を維持する。栄養供給の間、細胞は廃棄物とみなした副産物を振り落とす。これは死細胞、細菌、ウイルスまたはその他の外来物質などである。

間質液に浮遊した残屑はその後、リンパ管網の細いリンパ毛細管を通ってリンパ系に送られる。移植術の途中で排出系を下る残屑などである。間質液がリンパ系の細い通路への旅を始めると、**リンパ液**と呼ばれる。リンパ液は昼も夜も体中を巡る。実際、正常な体の通常の日中、4リットルのリンパ液が体を巡って取り除かれる*。

---

* 最大のリンパ管である胸管の画像と情報については、
www.healthline.com/human-body-maps/thoracic-duct を参照のこと。

第3部　がんおよびヨガの効果の理解

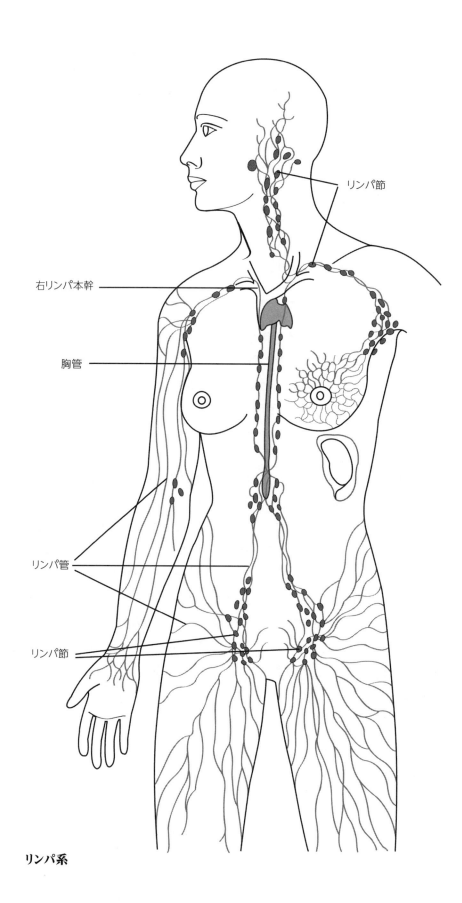

リンパ系

リンパは、通路に沿って存在する節、本幹、腺をつなぐ細い通路を流れる。リンパ節と呼ばれる収容センターまたは再処理施設が、調査室として機能する。ここでは、リンパ球や抗体を含む秘密工作員チームが待ち構えており、迷い込んだ細胞や有害物質を選別して廃棄する。

これらの秘密工作員は、「収容センター」にがんのような異常細胞が到着すればそれを攻撃する。T細胞やその他の抗がん物質が侵入者または体内からの変異細胞を迎え撃つ場所がここである。例えば、インフルエンザワクチンに由来する適切な抗体がその年の株を中和するために存在する場合、中和はここで起こる。潜在的脅威は、感染を引き起こすことなく体外に排出される。排出されない場合、リンパ節またはリンパ腺が「部外者」の存在を知らせるサインとして肥大する。免疫系の他のシステムが援護を集めるうちに、ウイルスは孤立する。医師が腕の下や鼠径部、上胸部などの皮膚表面に近い場所のリンパ節を調べるのはそのためだ。

リンパ節は大きさも全身の配置密度も様々だ。口、鼻腔、頸部など、食物および毒が体内に最初に入ってくる所に多く存在する。胃と腸は、廃棄物を絶えず検査するリンパ腺に囲まれている。体の中央にあるのは、リンパ本幹と呼ばれる主要で最も大切なリンパ節で、サイズが大きい。リンパ腋はここに集められ、静脈循環へと運ばれて濾過され、脾臓、腎臓、肝臓、最後に膀胱を通って体外に排出される。**胸管**はリンパ系の主要な収容センターである。腰椎（第2腰椎）の最上部から首の付け根（第1胸椎および第7頸椎）まで脊椎のすぐ傍を並行に走る。

なぜこれが大事なのか。この本幹の位置と機能が、ヨガの治癒力の科学的基礎を形成するからである。細長い縦の道筋に沿った胸管は、呼吸の作用によってマッサージされる水平な横隔膜筋の動きと常に接している。これが小さな秘密であり、がんの患者やサバイバーだけでなくすべての人の生涯の健康の回復と維持を助ける魔法を作りだす。それが、「がんのためのヨガ」方法論のカギである。

リンパ液の流れを維持することは、私たちの健康に非常に重要で、免疫に不可欠である。だが、心血管系の心臓とは異なり、リンパ系には専用の筋肉がない。なので、体内の浄化、再活性化、解毒のために、リンパ系は他の筋肉やリンパ液を動かす重力に頼っている。そこで私は、ヨガがリンパ系の器官筋となりうると考えたのだ。この作用については、「回復と予防のための科学の適用」（p.261）に詳しく説明する。

人間の身体には血液とリンパ液という2種類の液体の経路網が存在する。それらは、構造上は同じだが違いがある。リンパ液には経路に沿ったチェックポイントがある。リンパ節、リンパ腺およびリンパ本幹である。リンパ液には検査のために一時停止してほしいが、長く留まってほしくはない。一方、血液には一旦停止することなく持続的に流れてほしい。

心血管系

"cardio"は心臓を意味する。"vascular"は血液を循環させる静脈、動脈、毛細血管を意味する。心臓は、酸素化された血液を巨大な動脈ネットワークを経由して体のあらゆる場所へと押し出す。脱酸素化された血液が静脈から心臓へと戻ってくる。心筋は、この血液の持続的な動きを作り出す。血液は体中を循環し、不可欠な栄養素、抗体、ホルモン、酵素、リンパ球（天然の抗がん物質）、酸素を身体の全細胞に運ぶ。また、体外へと除去させる廃棄物を運び出す。血液供給がなければ、身体組織は死んでしまう。血液は必ず体内を同じ方向へ循環する。

適切な血流を維持することが生命維持に不可欠であることは誰もが知っている。心筋が強く、血液の流れる静脈と動脈が詰まっていなければ、最も適切に血液が流れることを多くの人が認識している。そして、心筋が止まったり血管が詰まったりすれば何が起こるのかを私たちは痛感している。心臓は体に良いあらゆるものと身体によくない一部のものを体中に運ぶ、体内の配送システムである。また、免疫を維持するという重大な仕事における不可欠なチームプレイヤーである。

神経系

神経系は他方面の防御である。例えば、皮膚の受容器は、「そのストーブの上部は熱いぞ」というメッセージを添えた神経信号を脳に送る。神経系はその信号を直ちに解釈して、何か悪い可能性を評価し、脅威に対処できるよう他のシステムにメッセージを送る。何か火傷を起こすような熱いものがある場合、神経系は骨格系に「離れて」と伝える。そうした反応は、何百万年を経て、反応を遅らせてしまう意識的思考を介さずに非常に高速に起こるよう進化した。

神経は、体のあらゆる部位へと流れる情報を維持しメッセージを送付する諜報機関として機能し、皮膚と神経は危険を特定および分析するために共に働くという点で、免疫系の一部となる。神経はバランスを維持するのを助け、間違った警報の発信元にもなりうる。神経の覚醒があまりに多いのは、あまりに少ないのと同様に有害となりうる。システムを動かし通信させるための刺激が必要なときがあるのと同じくらい、休息も必要である。

筋骨格系

　筋骨格系は、私たちの運動を可能にし、内臓を形成および保護する、骨、筋、軟骨、腱、靭帯、関節およびその他結合組織で構成されている。その役割は一見明らかなようだが、私たちの免疫に寄与する隠し玉を持つ。

　私たちの骨格は体の構造と強さを提供するだけでなく、基本的な防衛線である。骨は、新しい血液細胞の工場として機能するため、生命には不可欠である。脚や股関節などの大きな骨の中心にある骨髄は、あらゆる体細胞を補充、維持するべく新鮮な血液を生成する柔らかい海綿状組織で、感染や病原体に対し警報を発し、私たちの身を守るよう機能する。

　筋は骨を動かす。そして、筋骨格系は体が有害な物質から離れるのを助けつつ、免疫系で明らかな役割を担っている。神経、筋、骨はすべて、熱いストーブから指を離すような最小の動作のためにさえ、密接に協調している。

　だが、あまり知られていない別の役割がある。筋は体中に大小様々に分布しており、骨を動かす以外に、心臓、肺、胃腸などの器官の軟部組織も動かしている。内臓はその機能を助けるための特別な筋を備えている。例えば吸気では横隔膜筋が作用している。

　腸の筋の作用は、健康な筋が健康な免疫系の動力であることを示している。その仕事は、危険物をドアの外へ出すことである。すべての廃棄物を通す一方で、別のことが起こっている。すなわち、私たちを保護する秘密工作員により常に危険を分析および特定することで内分泌系、リンパ系、心血管系に寄与している。酵素、抗体およびリンパ球がいずれも、腸内で脅威を攻撃する準備をして待ち構えている。

　本章でヨガの科学についてさらにクローズアップしていくと、完全な機能と健全な体を維持し危険から身を守るためにすべての筋が協力して働くことがどれほど重要であるかがよく分かる。それらは、刺そうとする蚊を払いのける手の筋でも、歩いたりマラソンを走ったりするときに下肢の筋に酸素を送り込む横隔膜のような呼吸筋でも、筋は協働している。筋の動きは、私たちの免疫と健康になくてはならないものである。

消化器系

　消化器系は、兆単位の体細胞への栄養供給と、有害な体外からの毒素の特定という重要な役割を果たしている。そして、身体システムが完全に相互に連携していることを示すモデルである。例えば、あなたが今おいしい朝食をお腹いっぱい食べたばかりだとしよう。今、燃料タンクは満タンで、忙しい一日を乗りきる準備ができている。あなたの消化器系は食べた物をすべて調べ始める。食べ物を調べて消化するのに合わせて小さな筋を使ってすべてのものを動かす。その後、消化器系は何か有害なものを認識すると、筋を活性化して有害な物を除外する。私たちの胃が傷んで、食べ物を吐き出したり下痢になったりするときが、その作業中である。いずれも、「脅威」に対する生理学的反応であり、筋に助けられて起こる。免疫系においてそれらが共に重要な役割を担っている。

呼吸器系

　体の全細胞が酸素の継続的な供給を必要とする。私たちが呼吸をするのはそのためだ。呼吸器系は肺に空気を出し入れするよう設計されている。呼吸器系が肺にどのように空気を引き込んでいるのか不思議に思うかもしれない。それは、胸腔の最下部にドーム形に横たわる横隔膜と呼ばれる特殊な筋が関わって始まる。横隔膜は私たちの呼吸を制御する。

　吸気時は下方に拡大して、肺のためにより広い空間を作る。吐気時は、空気を放出するために上方へ収縮する。吸気時、空気は口や鼻から引き込まれ、喉頭、気管、気管支を通って、膨らませた風船のように大きく肺が拡大する。酸素の豊富な空気が、肺胞と呼ばれる約6億個もある小さな海綿状の袋を満たす。これらは、肺毛細血管のネットワークに囲まれている。ここでは魔法が起こる。酸素が回収されて、肺胞から動脈血流へと吸収される。同時に別の交換が起こる。酸素を奪われた血液が肺胞の薄い壁を通り抜けて、二酸化炭素を放出する。この酸素を引き込み二酸化炭素を押し出すガス交換が、呼吸器系の主要な機能である。

　だが、空気とガスの交換以外にもっと他のことがここで起きている。この過程は体内から二酸化炭素の他に好ましくない物を排除する。例として、鼻から息を吸うとき、何らかの物が鼻をくすぐり、くしゃみが出ることがある。それは正常な保護的免疫反応である。あなたの筋が、花粉や風邪のウイルスなどの外来物として特定されたものを追い出しているのである。不要な要素を体内に取り込む前に侵入を阻止する素晴らしい反応である。

　さて、これをさらに別のレベルで見てみよう。それは人体のもっとも重要な側面の一つである。呼吸器系はどのように免疫を高め、がんへの抵抗を助けるのか。簡単にいえば、体の廃棄物処理システムであるリンパ系への触媒もしくは電力となること

でがんへの抵抗を促している。横隔膜の動きは、体内で最大のリンパ節であり解毒に重要な働きを持つ胸管を補助することにより、リンパ系を支えている。従って、すべての呼吸、特に深呼吸は、くしゃみと同様、体が有害な外来物を除外するのを助けている。この外来物には悪質ながん細胞も含まれる。この過程の詳細は「回復と予防のための科学の適用」（p.261）の「効用1：ヨガは体を解毒する」（p.265）で述べる。

　呼吸器系の驚くべき効果は、神経系と心血管系の両方にも重要な影響を及ぼす。調整された呼吸は、ストレスホルモンを低減し、睡眠を改善し、不安を緩和する効果的なリラクゼーション手段であることが研究で示されている。呼吸のペースや深さを変えることで、心を鎮めることができる[2]。同様に、プラナヤマ（93ページ参照）のような簡単なヨガの呼吸法を用いて落ち着きを得ると血圧が低下するため、心血管系疾患を管理する有用な手段となる[3]。この概念については、「効用8：ヨガは恐怖感や不安の管理を助ける」（p.273）で詳しく説明する。

皮膚（外皮系）

　皮膚は免疫系の大きな要素であるだけでなく、体の最大の器官である。皮膚は体の要塞であり、防御の第一線である。私たちの身体を覆い保護するばかりでなく、何か危険な可能性のあるときや外来物の存在を感じ取ったときに神経系を通じて信号を送るための受容器を備える。塔の中の役人に信号を送って決定を仰ぐ番兵だと思ってほしい。

　個別にも一緒にも働く体内の様々なシステムが免疫系を構成し必要な保護をもたらす様子について広く簡単にみてきた。これらはすべて、体が悪質な前がん細胞を特定したり、機能を正常に支えたりする（一般的な風邪の防御など）様子を示す例である。以上が、ヨガが身体やがん細胞に及ぼす効果と影響を理解するための基礎となる人間生物学の基本的理解である。

　次のセクションでは、ヨガがこれらのシステムや機能をどのように支えるかを示す、物理学の科学的原則と解剖学について説明する。意識と情動について学ばれる心理学の科学さえも、瞑想とマインドフルネスのヨガプラクティスに適用できる。ヨガプラクティスの背景にある科学にクローズアップし、ヨガが治癒の過程においていかに役立ち、リスク因子を改善し、よい感覚をもたらすかについてみていきたい。

「がんのためのヨガ」方法論の科学的基礎

ヨガは精神的であると同時に科学的である。重力などの物理の法則が機械の機能をつかさどるのと同じように、体とその動きをつかさどっている。ヨガは運動、運動の抵抗と制限、重力、弛緩反応の原則に従う。さらに、ヨガの精神的な利点は、通常ヨガクラスでは聞かれない心理学の研究から説明できる。物理学、生物学、心理学からの強力な概念が体と心を明快でバランス良く、強くするヨガの背景の科学を提供している。

なぜ運動が重要なのか

私たちは、運動、運動がどう作用するか、人生のあらゆる段階における運動の価値について理解する必要がある。ヨガの最大の強みはおそらく、筋肉、骨、身体系のすべてが刺激されて健康が促進されることである。ヨガは私たち一人一人の運動の仕組みに着目し、体を健康に維持するためにいくつかの種類の運動を必要とする。全身を場所から場所へ移動するにせよ、髪をとかしたりキーボードを使ったりするような生活上の課題をこなすために体の一部を動かすにせよ、結局、運動は私たちの日常に欠かせないものである。酸素を細胞へ循環したり消化管を通して食べ物を移動させたりするような、皮下で起こり意識を伴わない、目には見えない種類の運動もたくさんある。

体は動くようにできている。人体は、成長と衰弱を続けている。例えば、私たちの骨は質量を失い、古い細胞が死んで新しい細胞が生まれるのと同時に再構築される。運動しなければ、衰弱が成長より早く起こり、体は壊れ始める[4]。例えば、ベッドでの静養が長引けば、筋が衰え骨は細る。運動は身体系のバランス状態を維持するのに役立つ。動かなくても運動はできる。バランスを保つだけでも、体は筋の伸展と収縮の運動を必要とする。もちろん、逆立ちでバランスを取るならともかく、ただ椅子に座ったり両足で一カ所に立ったりするような持続的でわずかな筋の調節を通常認識することはない。

適切な運動は筋力と柔軟性の両方を養う。筋を動かすことにより、筋力と筋の柔軟性が維持および改善され、生活の質に不可欠な日常生活活動（ADL）を実行することが可能になる。痛みや不快感や疲労がなく、前かがみになったり、ネクタイを結んだり、家の雑貨を運んだり、食べ物を高い戸棚に置いたりする能力はいずれも自立の形態であるが、手術や病気、不動状態、加齢に伴う身体障害に遭遇するまで、そんなことは考えもしない。

運動は薬

「運動は薬」とは、メイヨー・クリニックの物療学・リハビリテーションの準教授であるアンドレア・シュヴィル医師の言葉である*。200年前、古代ギリシャのヒポクラテスは、病気を癒すための休息論を提唱した。過去100年、エクササイズは病気を予防できるものとしかみなされなかった。この25年でようやく、エクササイズの持つ積極的な治癒と延命の可能性について研究されてきている[†]。

今日、健康のための運動の重要性は以前よりも認識されてきている。糖尿病、関節炎、喘息、高血圧およびがんなどの重篤な疾患に対する、休息を上回る運動の価値は徐々に認識されている。アメリカがん協会（American Cancer Society）は、がん、心血管疾患、糖尿病のリスクを軽減するために、健康成人に対し150分の中度の運動もしくは75分の激しい運動を週全体を通して実施することを推奨している[‡]。かの有名なディーン・オーニッシュ医師は、心臓病を予防および管理するためのエクササイズについて評価し、心疾患を食い止めるためのプログラムを作成した[5]。

他の研究では、治癒のための運動とエクササイズの価値が裏付けられている。116,000名以上の女性を対象とした2001年の研究では、エクササイズにより死亡率が低下することが判明した。ボストンのブリガム・アンド・ウィメンズ病院で実施された2005年の研究では、乳がん治療中および治療後におけるエクササイズとがん回復の関連付けがなされた。それによると、エクササイズが一般的な副作用を軽減し、気分を改善することが示された。同研究では、3-4時間を超える歩行が週当たり何回を超えると乳がん関連死のリスクが50％下がるかが調べられた[7]。

---

* アンドレア・シュヴィル医師の業績は、『*Insight*』春号（2006年）の"Working It Out: Exercise and Weight Management for Health and Well-Being"（モナ・クラインベルク著）に記されている。『*Insight*』は、Living Beyond Breast Cancer（www.lbbc.org/About-LBBC）が発行する季刊誌である。

[†] ヒポクラテスについて詳しくは、http：//en.wikipedia.org/wiki/Hippocratesを参照のこと。エクササイズとがんに関する事例の増加に関する一般的考察については、『*Healing through Exercise*』（ヨルク・ブレッヒ著、New York: Merloyd Lawrence Books/Perseus, 2009）の第12章を参照のこと。

[‡] アメリカがん協会は、がんのリスク軽減だけでなく、健康補助に有益な手段に関する推奨も行っている（www.cancer.org/healthy/index）。

ヨルク・ブレッヒの著書『Healing through Exercise』には、「跳躍は作られる」、「病を克服し寿命を延ばすために動け、動け、動け」とある[8]。だが、手術、化学療法および放射線療法を受けた後のがん患者に対して、医療専門家は当然のように「家に帰って楽にせよ」と勧める。エクササイズを回復のために推奨する気運は高まっているが、私は、薬の処方箋を書いている方が楽だと思った医療専門家がただ病院の付属クリニックのフィットネス専門家の下へ患者を送り込んだり、この25年の研究で用いられる臨床管理可能な従来の方法(トレッドミル歩行、ジョギング、ウェイトトレーニング)を提供する地元のジムを患者に紹介するだけになったりすることを心配している。ヨガや太極拳など東洋のスピリチュアルな方法はほとんど研究されていないため、推奨されることが少ない。

現在の研究は、エクササイズによってどのようになぜ寿命が延び、回復が早まり、生活の質が改善するかという説明が欠けている。これらの研究は歩行やジョギング、ウェイトリフティングによる簡単に測定できる結果に基づいている。1985年にオーニッシュが心疾患患者を対象に実施したようなヨガ、気功、太極拳の効果についての研究はなぜ行われないのか。エクササイズとがんに関するこれらの研究が成功すれば、研究の継続につながる。その結果、エクササイズが体を保護する方法についてもっと学べる。研究者、医師および西洋医学コミュニティの課題は、どの種類のエクササイズがもっとも功を奏するかを明らかにすることである。ヨガとがんに関する最近の文献レビューの結果、幸福感の増加を促すことが判明したが、より適切な理論の必要性という研究者の課題が指摘された[9]。研究者にとって困難な課題の一つは、ヨガなどの複雑な活動の中で、特定の人々や特定のがんにもっとも効果的な要素を切り分けることである。

サバイバーの物語

ヨガを神に感謝

適切なクラスを見つけることがカギでした。経験豊富なヨギーとして、私はヴィンヤサのプラクティスを続けたかったのですが、リンパ節廓清を伴う乳房切除と数回の化学放射線療法の後、それは不可能でした。私はその治療の間中、プラクティスを続けました。私はアスレチックヨガを教えました。化学療法の期間、ヘッドスタンドの手本を示しているときに一度、鼻血を出したことが不快でした。髪が抜けてしまったとき、生徒たちは、私が仏教の信心から頭を丸めたくらいに思っていました。

私のクラスは人気がありました。

タリのクラスを見つけ、目の前が開けました。ようやく、私の状況を知る先生がいてくれることで気が楽になりました。私の左腕は疼き、胸は肋骨が折れてきつく締められて

いました。私はリンパ浮腫のことを心配しました。タリは本当にいろいろよく分かっていて、私は安心しました。彼女は、愛情にあふれ、親切で、博識で、あらゆる的を射ていました。がんが胸骨に転移し、私は胸骨の40％を切除しました。それは痛くはあったものの奏功しました。一生懸命やっても、ホイールポーズを取ることはもうできません。自分の能力の衰えを知るのはつらいことですが、ヨガに対する真の理解は深まりました。単に見かけのポーズではないのです。完全にポーズの瞬間をとらえられる能力です。

消し去ること

がんが再転移し、股関節と脊椎へのステージ4の骨転移が見つかりました。私の股関節は今では人工関節で、放射線療法による副作用と炎症があります。ヨガ講師のメアリーは、いくつかの素晴らしく優しいヒップオープナーを私に示してくれました。たちまち、腫脹が治まり始めました。今ではそれを私のクラスで教えています。最近、がんが脊椎に再発し、私は3週目の放射線療法を終えたところです。椎骨はもろいので、持ち上げたり、ヨガをしたり、何もしたりしないように言われました。外科医は、装具を付けましょうと言ったのです。今こそ真のヨガの発揮どころです。

強く優しいヨガのプラクティスは、私が生き抜く方法です。医師からどうやって脊椎を支えるのかと尋ねられたら私はこう答えます。「体幹で支えるのよ」と。体幹が弱ってしまったら、背中は折れ曲がってしまうでしょう。ヨガは、私を強くするだけでなく私の心を集中させてくれます。ヨガをすることによって、私は悲しみや恐れ、不安をすべて体の外へ追い出すことができるのです。見つめ、巡らせ、そして消し去るのです。ですが、私は敢えてそれを感じます。消し去るために感じなければならないのです。ヨガはそのことを皆さんに教えてくれます。マットの上でプラクティスをし、人生にそれを適用することは素晴らしいことです。必ずしも簡単ではありませんが、このがんと恐怖と不確かさを経験してから、それがとても重要であることに気づきました。

がんによって早くに悟りを開ける人もいるのです。がんに罹る前よりも、私ははるかに多くのことを理解しています。おかげで私はよい講師になれました。クラスの間、若く健康な生徒たちがペディキュアをチェックし、iPhoneのメッセージを見ています。ヨガクラスの生徒たちを眺めると、彼女たちは理想的にも、完全に美しく集中しています。私たちの人生、生活の質はそれにかかっています。それは重要なことです。素晴らしいことです。

リラクゼーションと瞑想の時間は前よりも重視しています。深いリラクゼーションがなければ、私たちは治癒しません。それは事実です。私はまだ座ることができ、体、呼吸に耳を傾けることができます。心をクリアにして重要なことをする余裕が持てるのは私にとって大きな能力です。がんはあなたを混沌とショックの状態に陥れます。私は何も見いだせなくなります。それは単にケモブレインやホルモン抑制剤のせいではなく、ストレスのせいです。

私はがんで多くを失いました。胸、リンパ節、甲状腺, 胸骨、髪（また生えてきました）、まつ毛（まだ生えていません）などの目に見える身体部位の他に、より深い損失も

あります。パートナー、友人、そして家族でさえも、人々が徐々に私の生活から離れていきます。彼らには荷が重すぎるのです。失ったものはすべて、私が「普通の」生活をするために必要だと思っていたものです。その中で、私は自身と他者との真の友情関係を改めて理解することができました。

ヨガは私にヴァイラーギャ（離欲）を実践することを教えてくれます。何ものにも縛られないことがカギです。それはアビィアーサ（修習）の実践と対になっています。外部のものすべてが去ったときに何が残るのか。それがヨガです。

正しいヨガの実践がすべてなのです。

動くと何が起こるのか

　私たちが動くと、心臓が拍動し、体液が流れ、呼吸が増える。エクササイズをするとき、活動的なヨガポーズを実践するとき、私たちは骨格筋を使っている。筋の収縮は大量の酸素を消費する。酸素と栄養素は血流によって筋に運ばれるため、筋の代謝と収縮活動を補佐するために心臓のポンプ作用が速まり血液循環が増大する。心筋のエクササイズによって、心筋はより強くより効率的になり、心血管の健康が改善される。循環の増加により、体内中のリンパ液の移動も促される。

　定期的なエクササイズにより、体の健康だけでなく精神の健康も改善される[10]。ヨガはもちろんエクササイズだが、それはどのように作用し、どのような方法で私たちに利益をもたらすのだろうか。ヨガのような形式の身体運動は、脳への血液や酸素の流れの増加により思考力を改善し、特にドーパミンなどエンドルフィンのような神経伝達物質のレベル増加により気分を改善することで、意欲を促す[11]。

どのように動くか

　動きは単なる肢位の変化である。健康を保つことは、骨と不可欠な体液という2つのものを動かすことに関連する。ヨガの作用の仕組みと、「がんのためのヨガ」方法論の背後にある生理学と物理学について理解したい場合に検討されるいくつかの種類の身体運動がある。これらの運動は、伸張（屈曲と伸展）、拡張と収縮、ねじり、スクイズ（圧縮）、ソーク（解放）および抵抗である。

　運動は、筋が屈曲と伸展を交互に行うとき、すなわち関節または体肢を屈伸するときに起こる。腕の骨を持ち上げたり、静脈を通して血液を流動させたり、肺に空

気を送り込んだりするために、筋は格子状の扇形の筋線維を働かせて伸張および収縮する。筋は、体の他の部位を伸張、収縮、圧縮、ねじりおよび活動させるためにデザインされた身体組織である。

これらの作用の１つ目である伸張はヨガではよく知られた運動だが、B点からA点を離すというように、２点間の距離を取る試みである。筋を伸張するとき、２方向に同時に働かせることによって、筋を伸ばそうとしている。

反対に距離を縮める運動は収縮と呼ばれる。あるセットの筋を拡張するためには別のセットの筋を収縮しなければならないため、拡張と収縮は同じ運動の構成部分である。これら２つの作用を交互に行うと、伸張が起こる。例えば、指を折って拳を作るとき、手の背側の筋は伸びている。指を広げて伸張するとき、その反対のことが起こる。すなわち、手の背側の筋が収縮するときは掌の筋は拡張する。

ねじりは、２点の距離を作ることが目的である点で、その作用は伸張と同じである。ねじりが異なるのは、軸を中心とした螺旋形であることだ。例えば、回旋形の運動で左股関節から右肩を引き離すときに、螺旋状にねじることで、スパイナルツイストが作り出される。脊椎は適切に上を向いていなければならない。

筋は、同じ拡張と収縮を用いて圧縮もする。１つ異なるのは、作用が一度に１方向に起こることである。心臓や腸などの器官の機能を補助するようデザインされた筋を考えてみてほしい。刺激が与えられると、それらの筋はまず内側へ収縮することにより短くなる。その後、反対のことが起こって弛緩し、外側へ拡張する。この作用が器官の軟部組織の周辺で起こるとき、体液の流れが生じる。例えば、心臓が拍動するとき、心筋は内側へ収縮して心臓の血液を動脈へ押し出す。同じ筋が弛緩する反対の動きによって血液は心臓に戻り、解放の作用が生まれる。解放圧縮の作用では筋は一点に向かって動く。解放では筋が一点から離れて動く。

スクイズ（圧縮）とソーク（解放）の効果

「スクイズ（圧縮）とソーク（解放）」は、ヨガのねじりなどのポーズが物理的圧縮を作り出し体液の循環に影響を及ぼす過程を説明するために、B・K・S・アイアンガーによって造られた表現である[12]。アイアンガー師の教えによると、スポンジが絞られたときに汚水を放出すると、新しい水を吸収して膨らむことができるのと同じように、ねじりが体内の器官を清浄する。血液は周辺部位に押し出され、圧迫が解放されるとその部位が解放されて、新鮮で酸素化された血液が健康な器官と筋に供給される。血液循環との関係における圧縮と解放の健康効能は確立されていない。だが、圧迫によってリンパの流れは改善される。マッサージ療法と圧迫ストッ

キングは、圧迫の原理を用いてリンパ排液を効果的に促すために用いられる一般的な方法である。

抵抗運動：制限

特定の反力を組み合わせた同じ筋の伸展と屈曲が抵抗を作り出す。制限は、壁や床、テーブル、あるいは重力などの反力に対する運動である。体は実際、覚醒時も睡眠時も、歩行時も走行時も、座っているときでさえ、常に重力に抵抗している。私たちは重力についてそれほど考えないが、筋と骨は私たちが重力に対処しそれに依存するのを助けるために進化している。これから学んでいくが、ヨガは骨と筋を強化するために重力を活用する。

物理学とヨガの科学では、体を静止状態に維持することすなわち抵抗運動は、体を運動させるのと同程度の筋力を要する。抵抗作用には、自動と他動の2種類がある。自動抵抗の例は、長時間または数回呼吸する間、立ちポーズを維持する場合がある。この状況では、筋力によって伸張、ねじり、呼吸の作用を伴うポーズを維持する。体は静止しているが筋は働いている。

他動抵抗の例は、ストレッチまたはねじりのポーズに体を維持するために、筋力を減らし重力に身を委ねる場合である。これはリストラティブヨガの基本的概念である。

戦略的な手の位置、ヨガストラップ、または内方向の圧縮力を作り出すのを促すためのウェイトなど、外力を用いることは、なじみは薄いが強力なテクニックである。目的は、特定の方向へ体液の流れを優しく促すことである。このテクニックは、リンパ浮腫などの症状を管理するためのリンパマッサージ療法で効果的に用いられる。圧迫スリーブやストッキングなどの圧迫帯も、同様の他動力を作り出す。

生物学により解明されたヨガの謎

誰もがヨガが「ためになる」ことを知っているが、それがなぜなのかは誰も知らない。一般的に、ヨガは良好に筋をストレッチするための優れたリラクゼーションテクニックであると言われている。人体の生物学を深く探ると、ヨガが私たちのためになる重要な方法が他にある。すなわち、リンパ排液、静脈還流および骨組織の構築は一般的にはヨガと関連しないが、良好な健康を追求する上で重要な生物学的機能である。人体がいかに機能し、ヨガがいかにそれをよりよく、より容易に、より効果

的にする助けをするかを理解することは、健全なパートナーシップの始まりであり、ヨガだけでなく私たちの身体の謎を解き明かすことにもなる。

体液（血液およびリンパ液）が適切に流れているとき、私たちは免疫系を強化し、廃棄物や潜在的な有害毒素の排出が促される。リンパ排液と静脈還流は、筋の運動と重力という天然の手段を使ってものを流す、重要な２つの身体機能である。ヨガはそれを補佐することができる。

サバイバーの物語

がんは、これまで経験したことのない苦痛を私にもたらしましたが、私はヨガを通して痛みを緩和することができました。私はHIVの長期サバイバーとして患ってきましたが、がんの苦痛に対する備えはありませんでした。2009年11月にホジキンリンパ腫と診断されたとき、私はすでにヨガにはまっていました。10年間ヨガを実践しており、ヨガのコミュニティに属していました。なじみ深い先生もいました。一般のクラスに参加しては、自宅でプラクティスを行っていました。私はまた、ボランティアでHIVやその他生命を脅かす疾患を患った人々のためのヨガ講師をしていました。私のパートナーであるマイケルは、私の疾患のほとんどを通じ、ヨガの講師研修プログラムにいました。彼自身もまた没頭するヨガによって強められた彼のサポートが、私の人生を支えてくれました。

病気の間、ヨガは私の通う場所でした。医師の診察や化学療法の予定が詰まっている生活の中で、ヨガは何か「普通」のことを私の日常にもたらしました。がんを患っていることを抜きして私がやることでした。

ある友達のヨガ講師が、アイアンガー師から語り継がれたというリストラティブプラクティスを私に教えてくれました。私は病気の間、週４回以上ヨガを行っていました。がんは私からヨガを奪い去ろうとしました。私の体力の大半を私から奪い、呼吸まで奪おうとすることで、私のヨガプラクティスの核心にまで切り込んできました。私は目的を貫くことができました。ヨガはエネルギーを再生する手段であり、病院と点滴室で過ごす現在のこの世界から私の注意をそらす機会でした。ヨガは私に、心を鎮める方法を与えてくれました。ヨガを通じて、私は常に病の状態にある体に何らかのつながりを感じることができました。

私が化学療法を終えた２週間後、私のパートナーが前立腺がんと診断されました。２人ともすでにさんざん戦ってきたときに、彼の診断は戦いを加速させました。ほんの数週間とその後の数カ月で、患者だった私はすぐに介護人にならなければならなくなりました。私自身の体は回復し始めたので、私のヨガプラクティスはさらにエネルギッシュになりました。ヨガは、これらの不安から安心感をもたらしてくれました。私は一般のクラスに戻り、私のサポートネットワークの一部となったヨガの友人やヨガ講師たちと再度つながりを持ちました。

幸せな結末でした。私たちは二人とも生き残り、私たちの関係も消えなかったのです。ヨガは私自身のがんと闘うために私が必要とする重要なものを私に与え、私のパートナーのがんに耐える力を私にくれたのです。ヨガは私の希望を絶えさせず、人生で最も困難な旅路における恐怖を緩和してくれました。ヨガは、すべてのことが変わってしまったときにも変わらない、数少ないものの一つでした。

リンパ排液

心血管系と異なり、リンパ系は体中に毎日4Lものリンパ液を巡らせるためのポンプは備えていない。結果として、リンパ系は物理的運動と重力に頼りながら流動し、不要な物質（毒素、細胞、その他廃棄物）の蓄積を回避している。リンパ排液は、体の基本的な洗浄ステーションである胸管へと向かうリンパ経路を通してあらゆる部位からリンパ液を単方向へ持続的に流す動きである。この排液プロセスは、いくつかの異なる種類の運動によって作られる。

体内の運動

- 筋の収縮と屈曲が骨を動かす
- 筋の圧迫が圧縮と解放の効果を作り出す（p.247～ p.248参照）
- 心拍数の増加によって血液、リンパ液、呼吸が動く
- 呼吸によって横隔膜が動き、胸管をマッサージする（p.266参照）

体外の運動

- 自然の重力
- リンパマッサージまたはブラッシング*

ヨガは体の解毒を助けるため、これらの自然の運動と身体機能を補助するようデザインされている[†]。

---

* リンパマッサージは、リンパ節切除後に起こりうるリンパ液貯留であるリンパ浮腫の治療のためにドイツで開発されたテクニックである。リンパ節とリンパ経路が皮膚に閉じているため、この簡単で優しいテクニックにより、リンパ経路に沿った方向に手動で動かすもので、リンパ液の流れを増大させるためにデザインされている。『*Foundations of Manual Lymph Drainage*』（M. Foldi and R. Strobenreuther著、Elseuier Mosby Press、2003年）を参照のこと。

[†] リンパ浮腫およびヨガがどのように役立つのかについて詳しくは、www.breastcancer.org/treatment/lymphedema/how/lymph_system and yogainternational.com/article/view/5-natural-ways-to-relieve-lymphaticcongestionを参照のこと。

静脈還流

　心臓は動脈を通して酸素化された血液を体のあらゆる部位に押し出し、静脈を通して脱酸素化された血液を心臓へと引き戻す。私たちが立位でいるとき、脱酸素化血液は心臓へと戻るために下肢から静脈を通して上方へと登らなければならない。これが静脈還流である。ホースを昇って汲み上げられる水と同様、血液の静脈還流は重力の引力によって低下する。不活動化の増大によって、血液が下肢にたまり、腫脹、血塊、静脈瘤の原因となりうる。ヘッドスタンドのようなヨガの逆位のポーズは、重力を用いて下肢から心臓への静脈還流と、より効率的な酸素化血液の再循環を促す。

骨組織の構築

　重力に対する抵抗は、骨が力を維持するために必要なストレスを骨にかける。骨芽細胞と破骨細胞は、骨量に関わる特殊な骨細胞である。骨芽細胞は骨基質を生成し、結果として骨量が増す。破骨細胞は骨基質を再吸収し、結果として骨量が減る。骨芽細胞と破骨細胞は、骨の機械的必要性に応じて、動的均衡を維持する。運動が筋力を高めるのとちょうど同じように、重力に対する抵抗が骨芽細胞の活動を高め、骨を強くする。したがって、立ちポーズやバランスのポーズなど骨に体重をかけるヨガポーズは、重力に対する骨の自動的抵抗を増大し、骨の健康を改善する。

リラクゼーション反応

　もっとも一般的に期待されるヨガの利点であるリラクゼーションは、過小評価されようがない。リラクゼーションの生物力学的および生化学的利点はよく研究されており、世界中で経験されている。日常生活の慢性的なストレスは交感神経系を過剰に活動させ、高血圧、頭痛、疲労、不眠症、不安、うつ病を含む様々な影響を及ぼす。1960年代、ハーバード大学医学大学院のハーバート・ベンソン医師は、脳が刺激されるとリラクゼーションが生み出されることを証明した[13]。彼はこれをリラクゼーション反応と呼び、ストレスに対する身体的および情動的反応を変化させる身体の深い休息状態と説明した。リラクゼーションは、副交感神経系が活性化されると起こる。

　リラクゼーション反応を誘発する簡単な方法はないが、ゆっくり呼吸をする、心に集中する、筋緊張を弛緩するなどの実践が推奨される。瞑想とリストラティブヨガのポーズは効果的である。アクティブヨガのポーズも、運動のあらゆる健康的利点を

提供する一方で、リラクゼーション反応を作り出すためこれら3つの原則を心に留めながら実践される。

心理学の分野からのさらなる見解について考察する前に、ヨガのいくつかの科学的原則について確認しよう。まず、ヨガを行うときに、物理学が体の生体力学に作用する。2つ目に、この活動は細胞レベルで私たちの生物学に直接影響を及ぼす。最後にこれらの基礎がいずれも、ヨガがどのように作用して体を防御しがんのリスクを下げる免疫系の仕事を補佐するかという科学的説明を構築する。

私は、幸福感を改善しがん（その他、加齢等の問題）のリスクを低減するために個人的にヨガプラクティスを構築しながら、心と体について勉強することで、長い希望と健康が始まるものと信じている。結局、人間は回復力があり、がんは体と健康について学ぶ動機的因子となりうる。ほとんどのがんは、早期に発見されれば数年も抑制することができ、私たちは、何を食べるか、どのようにエクササイズするか、ストレスをどのように抑えるかを監視することにより、その脅威を利点として用いる。危機に直面すると、私たちは人生でもっとも重要なことを評価する。

細胞の自然のライフサイクルと、抑えの利かないティーンエイジャーのような振る舞いをするがん細胞とは異なり、各正常細胞には停止の仕組みが組み込まれているという事実について述べた。体は新しい細胞を必要とし、生涯を通して限りなく何世代もの新しい細胞を生成する。T細胞のような多くの種類の抗がん細胞も体によって生成される。私たちが新しく学んでいることの多くは細胞および分子レベルで、ヨガのテキストやクラスで話されるような事柄ではない。

体は大半の時間私たちを守り、この重要な仕事には、新鮮で清浄で生命を与えてくれる酸素が豊富な血液を維持し、栄養を回復する強力な免疫系が必要である。体は、いくつかのシステムの尽力で、悪性細胞などの脅威に対峙する免疫系の多層防御によって保護されている。特にリンパ系は、体から毒素と前がん性細胞を運び出すリンパ経路を提供している。そして、ヨガのポーズと深呼吸が、物理学、重力、意図した体の動きを用いてリンパ排液を刺激することから、ヨガが健康を改善する仕組みについて述べた。

最後に、定期的なエクササイズが身体的健康だけでなく精神的健康も改善することが、各原則からの研究で示されている。健康を回復し維持するため、私たちは日々、骨と筋、そして血液やリンパ液のような基礎の体液を動かして強化する方法を模索している。構造的なポーズとヨガのシーケンスが骨と筋を構築し、血液とリンパ液を動かして私たちを守る。ヨガポーズにおける運動の力学が筋、骨および身体系を刺激し、健康を促進する。

心理学とヨガ

ヨガとその効用に関して、認知社会心理学とカウンセリング心理学の分野から心強い見解がなされている。その他の関連分野は、マーティン・セリグマンらによって過去30年間に進展した、生命の問題よりも個人の成長と発達に着目するポジティブ心理学である。ポジティブな自己評価を重要視することは、ヨガではマイトリー、すなわち自己への慈愛と他者への慈悲と呼ばれるものに等しい。

人は、がんや何らかのストレスフルな状況などの困難を無視したり否定したりするのではなく、困難をどう乗り越えるかについて考えることが求められる。私たちは、人生において多くのことが制御の範疇を超えることを認識しつつ、制御できることを制御する。今日主流となっている心理療法のモデルである認知行動療法は、前世紀にセラピストの興味を引いた深層の動機や人格特性よりも、人々がどう考えどう行動するかを重視している。研究の大半がマインドフルネスに基づいている。ジョン・カバット・ジンなどの一部のマインドフルネス専門家は、マインドフルネスの瞑想、健康および精神的側面を重視しているが、一方でエレン・ランガーらは人々が生活についてどのように考えているかを重視し、先入観や偏った考え方を疑い、今その瞬間に注意を払うよう訴えかける。様々な形態の瞑想や、体の様々な部位を訪れる想像をするよう求める誘導イメージ療法などの特殊な方法のように、不安を鎮め健康を改善するリラクゼーションのためのテクニックが今日多く知られている*。

心理学者のロバート・エイダーと免疫学者のニコラス・コーエンは、精神神経免疫学と呼ばれる新しい分野を開拓した[14]。彼らの創造的な研究は、免疫細胞、ホルモンおよび神経伝達物質間の体内コミュニケーションをマップ化した。彼らは、瞑想が動脈内プラークを減少させる、社会との結びつきががん生存率を改善する、ストレスにさらされている人は風邪を引きやすい、プラセボは人の心にだけでなく個々の細胞にも作用するなど、一度は考えられてきた迷信の背後にある根拠を調べた。また、彼らの革新的な研究から、神経系にかかるストレスが疾患を悪化させ、疾患を引き起こすため、ストレスを減らすことが健康に不可欠である、との理論が支持されている†。

---

* リラクゼーションに関する詳細は、http://jnci.oxfordjournals.org/content/94/8/558.shortを参照のこと。

† 科学者は体内のコルチゾール濃度の変化によってストレスを測定する。また、コルチゾール濃度が高すぎても低すぎても急激に変化しても過剰なストレスであり、体には有害である。

人格特性、個人的信念およびがん

大半の人ががんの診断にうろたえる。「どうしてこんなことに？」と人々は問う。そんなとき、自分を責める人もいるがストレスが増すだけだ。数十年前、タイプCパーソナリティは他のパーソナリティよりも脆弱だとの主張がなされた（証拠はない）（提示された特性は、内向性、衝突回避および完璧主義によって大まかに定義された）。一部のヨガ実践者は、役に立たないこの時代遅れの考え方を未だに持っている。

がんの人格理論は、興味をそそるが誤っている。喫煙、過度の飲酒、肥満などの人生における選択がリスク因子であることは事実だが、これらは人格因子ではない。それでも、悪性細胞の偶発的変異と、がんになりうるその細胞を捕まえない免疫系が存在する。

アメリカがん協会が、性格特性とがんの研究のレビューを実施したところ、性格特性や特定の態度または信念ががんの罹患またはがんからの生存に関係するエビデンスは認められなかった[15]。前向きな姿勢は人々の生活を維持し、心理療法は生活の質改善を手助けするが、今日のエビデンスではどちらも生存率の増加にはつながっていない。だが、生活の質の改善と生存期間の延長は同じものではないとはいえどちらも重要な転帰であり、私たちの実践するヨガのような健康追及の目的である。

グループでの学び

本書は、必要な知識と自宅でのプラクティスを開発するためのツールを提供するものであるが、ヨガのクラスまたはグループの役割を過小評価してほしくはない。語られることのないがんの秘密の一つが、孤独感にさいなまれることである。これはあなただけに起こる感情ではない。がん患者は心の状態をかき乱され、恐ろしいものに襲われたように感じ、寒い臨床環境で侵襲的な処置を受ける。サバイバーのためのヨガクラスは心を静め、体を回復する1つの安全な環境となる。そして、自分以外の人がいかに恐怖とともに生きているかを知る場にもなる。私はヨガの生徒にこのように話している、「一人でやらないで。他の人から学ぶことで強くなれるのよ」と。

人間はあらゆる状況で生活する術を見出し、ヨガコミュニティはそれにふさわしい場所である。社会および健康科学の研究では、特にがんなどの困難に向き合うときの健康と幸福のための社会的グループの利益が裏付けられている。自分1人でそのような困難に向き合うことは、治療スケジュールを守る動機が低下し、それにより

ストレスが起こって結果的に治癒が遅れるため、難しい。この戦いに一人で挑まないでほしい。

　人々は、多くの場合見知らぬ方法で、彼らの社会的・身体的環境に応答する。例えば、もし私たちがエクササイズをもっと行うなどというように個人の行動を変えたい場合に、これを自分一人で行うことは難しい。古い行動をサポートしていた仲間のグループや環境を変えることが望ましい[16]。この考え方から示唆されるのは、散歩に行ったり、エクササイズを行う社会的グループに参加したり、がん患者のリスク、ニーズ、希望を認識しているヨガ講師の率いるヨガクラスを探したりすることを友人にお願いすれば、体を強化しやすくなるということである。

代替医療とプラセボ効果

　50年もの人格および社会心理学の研究では、がん治療への反応やヨガにアプローチする方法を含め、人が自分自身（および他人）に設定する期待の効果が裏付けられている。人々は、明確で前向きな目的を設定し妥当な期待を持ち、好奇心を持ち、結果よりも習得の過程を重視し、すぐに計画を立て直すことが求められる。

　私たちが治療や投薬に抱く期待は、治癒について市場でなされるあらゆる喧伝から真の根拠を区別しようとする研究にとって深刻な問題である。ヨガは補完代替医療（CAM）の拡大分野の一部であり、連邦政府は現在、研究を経済的に支援している*。ヨガまたは鍼療法がストレスを軽減し、幸福感を促進することを示すエビデンスは増加しているが、それはがんのような分子病を予防したり、生存率を増加したりすることと同じではない。プラセボ反応により人が助けられたり気分を回復したりする場合がある。だが、これは特定の治療薬や治療法の広範な使用を正当化するものではない。証明されていない代替療法の人気が熱烈な証言によって煽られることが多いが、西洋の科学は高い水準を設定する。

---

* 代替医療は従来の医療の代用を意味するのに対し、補完医療は主流の医療と代替医療を統合したものである。アメリカ国立衛生研究所（National Institutes of Health）には、アメリカ国立補完統合衛生センター（National Center for Complementary and Alternative Medicine、NCCAM）と呼ばれる、補完代替医療のベストプラクティスと新たな研究に重点を置く部門が設置されている。http：//nccam.nih.gov/を参照のこと。

西洋科学における経験的な根拠のゴールドスタンダードは無作為化対照試験（RCT、プロスペクティブ試験と呼ばれることもある）であり、これは感覚や証言を抜きにして妥当性を調べる厳しい試験である。その問題点としては、無意識であることが多いのだが、望む効果に対する期待感が治癒と研究妥当性の両方に大きく影響することである。そのため、西洋の研究では実験者と被験者がいずれも研究の目的を隠（盲検化）される。実験者は被験者の期待することに対する強力なプラセボ効果のリスクを負うことになる。

最終目的は、それこれのビタミンやマッサージの種類が効くと信じる１人の人だけでなく、すべてのまたはほとんどの人に確実に作用する適正量の治療法または治療薬を見つけることである。やはり、個人の幸福は利益にはなるが、証明された治療法と同じ基準ではない。ポール・オフィットは、刺激的な名前の本『Do You Believe in Magic: The Sense and Nonsense of Alternative Medicine（あなたは手品を信じるか。代替医療の良識とナンセンス）』の中でこの点について述べている。彼は、ほとんどの栄養補助食品と代替治療法について科学的裏付けがほとんどないことを明らかにしている[17]。今日この時代にニセ医師を見つけることは難しくない、とオフィットは言う。「新しい」機械や「魔法の」補助食品でがんが治ると彼らは言う。彼らの触れ込みは、利己的で未承認で、ともすれば、結果として化学療法やその他の効果的な治療法を避ける人々に有害にもなりうることが、注意深い研究から明らかにされている。なぜ人々はこれらの誤った主張の危険にさらされるのか。オフィットは次のように述べている、「主流の医師は、遠くにいて、思いやりに欠け、ただ忙しく、恐ろしい手術や化学療法のようなレジメンを施す。代替療法の実施者は共感的で情け深く見え、患者や家族のために時間を割き、恐怖のない自然な治療法を提供する」*。サバイバーは希望を見つけたいと思い、がんが進行して西洋医学では助かる見込みがない場合は特に、根拠のない喧伝に惑わされる。オフィットは、代替医療の分野における多くのねつ造を面白おかしく曝露しているが、彼には真剣でもっともな動機がある。彼は、最適の代替戦略、特に幸福感を改善するプラセボ効果を正当に評価するための主流の医療と、転移性がんのような危険で複雑な疾患に対する治療法の限界を理解するための代替医療を探し求めている。

プラセボ反応は研究を混濁させるものでもあるため、研究者らは長年、プラセボ反応について懸念している。

オフィットの視点は他とは異なる独創的なものである。彼はプラセボ反応を活用する。改善の説明または理論が不正で誤っていようと、安心感を得る人がいる。よ

---

* オフィットは、高価な代替医療も不協和減少と呼ばれる社会心理学でよく知られた効果をもたらすと主張する。私たちは実際、「なぜこんなにお金がかかるのか、さぞすごいに違いない。」と思ってしまう。

り重要なこととして、体は助かるという期待に反応してエンドルフィンを生成することを学習できる。これは重要な心と体のつながりである。

　最後に、プラセボ効果はもっとも重要で複雑な心身現象であり、私は効果と因果関係の方向性の解明が始まったものと信じている。大半の補完代替治療についてはほとんど分かっていない。効果は主張されているが、実験に基づく厳しい研究は初期段階にある。

ヨガはがんのリスクを低減するか

　定期的なヨガプラクティスは、原発性がんの罹患の可能性を低減するのか、あるいは、活動性腫瘍を消去するのに役立つのか。読者の皆さんはこの難しい疑問を心に抱えているかもしれないが、答えは単純ではない。研究からも、個人的経験からも、ヨガが免疫系を強化し、幸福感と自己制御の感覚を増し、がんのリスクを低減するものと私は信じている。それが、私が「がんのためのヨガ」に人生を捧げる理由である。私はリスクを低減し確率を改善するが、保証はない。

　がんには多くの因子が関わっている。私たちには学ぶべきことがたくさんある。例えば、何が免疫系の機能を停止し、回復させるのか。ほとんどの時間は何層にもなった防御が正常に機能しているが、そのとき悪性細胞はどのように多層防御に侵入するのか。私たちは高度に個別化されたがんについてさらに学んでおり、遺伝子レベルで個々の腫瘍と変異細胞の治療を個別化する新しい介入が示唆される。だが、すべての介入が費用をかけて個別化される必要があるのだろうか。がんの発現率が増加すれば、これらの費用は援助が受けられるのだろうか。公的保険のジレンマは明らかである。

　ヨガの古い知恵は、近代科学の研究と注意深い論理の助けになる。医学の用語になじみがなくても（ヨガの用語も一般的ではないが）、ヨガは西洋医学に反目するものではない。体とその生体力学について理解し、心と体がどのように作用するかについての謎を探求する、科学者のような思考が求められる。東洋の知識も西洋の知識も私たちに多くのことを与えてくれるが、その贈り物は全く異なる。私たちはその両方を必要とする。

　がんに対するヨガの効果に関して、実験に基づく研究は始まったばかりであり、がんの予防は難しい問題である。今日存在する方法でがんの原因や生物学についてのすべての疑問に答えようとしても、十分には分からない。だが、試みなければならない。

　多くの研究が疲労、不眠症、うつ病および不安に対処し生活の質を改善するヨガ

のプラスの効果を指摘しており、これらはいずれも重要である＊。化学療法のような一部の治療法がこれから100年基本的であると判断されても、西洋の最適な方法を含む統合的な方法の中でヨガは医学専門家によって推奨されている。とはいえ、アメリカがん協会は、ヨガが特定の個人のがんを予防したり生存率を増加したりするという科学的根拠はまだ存在しないと警戒している。

喫煙、運動不足、過体重ががんのリスクを増加させ、慢性的ストレスもリスク因子となることを私たちは知っている。米国がん学会（American Association for Cancer Research）の最近の研究で、閉経後の女性が1日1時間歩くことで乳がん発症の確率を減らすことができることが報告された[18]。ヨガのプラクティスは、生活をコントロールしているという実感を得る手助けをし、食事制限やその他の習慣についてより良い選択を促してくれる。そして、定期的なヨガプラクティスの結果による強い免疫系が生活の質を高め、がんやその他の重篤な疾患のリスクを低減しながら回復を促すと、私は主張する。

最後に、回復の管理を学び個人の健康計画に取り組むにあたって幾分リスクを負うことがあるにしろ、いくつかのリスク、消極的すぎてヨガのような新しいことに関心を持てないよりはよい。いくつかのがん治療には注意深さが必要とされるが、ヨガのような日常的な運動と瞑想から効用が得られる。

訓練を受けた講師とのヨガは主要なあらゆる身体系、特に免疫系を強くする上で役立つ。筋と骨が強くなるほど、それに伴って柔軟性が増加する。心の動きを見つめ、呼吸と瞑想を用いて不安やうつ病を抑制する方法を学び始めると、集中力が改善し、どんな取り組みを選ぼうと生産的に行うことができる。ヨガは、セルフコントロールを促し与える、100年以上も確かめられた学問領域である。そしてほとんどの人にとって、他者のコミュニティの中でヨガを学ぶことも健康と幸福への効用につながる。そのような仕組みのエクササイズが他にどれほどあるだろうか。ヨガの中核成分と効用は、東西両方の医学的思考による裏付けが高まっている。ここで、ヨガの言葉に戻る。目的は、がんの困難を超えた、科学に基づくあなた自身の新しい生活のストーリーを描くこと、そして、あなたができるだけ自分の生活をコントロールできる積極的で十分なヨガプラクティスを見つけることである。

＊ 例として、最近実施された13件のプロスペクティブ試験（ほぼ乳がん）のメタ解析で、苦悩、不安およびうつ病の軽減に対するヨガの大きな有益効果、疲労、全般的な健康関連の生活の質、情動機能および社会的機能に対する中度の有益効果、並びに、睡眠に対する重大な効果が認められた（Buffart et al, "Physical and Psychosocial Benefits of Yoga in Cancer Patients," www.biomedcentral.com/1471-2407/12/559）。

サバイバーの物語

　私は2013年4月に乳がんと診断され、その2ヵ月後、左側乳房切除および組織拡張器挿入を受け、その後2014年1月に化学療法を終えました。元の形成外科医は基本的に、ほとんどの形態の上半身のエクササイズに反対したため、私はやってもよいことを彼らからわずかに探り出して行うだけでした。それが向こうから提案されることはありませんでした。同病院でのエクササイズプログラムを含め、多くのことについて彼らは私に教えてはくれず、幸運にも偶然それを聞きつけて病院で説明会に参加しました。その講演者の一人は乳がんサバイバーのためのエクササイズクラスを率いる人で、そのクラスで私はタリの「がんのためのヨガ」クラスを学んだのです。

　化学療法を終えたとき、私はいくつか修正された形でのエクササイズを再開したいと思いました。がんと診断される前は何年もほぼ毎日運動していましたが、化学療法の間はいくつかの簡単な下肢のカーディオエクササイズをする体力しかありませんでした。私は、医師の指示で上体に体重をかけることを避けていましたが、手術前に受けていた中級レベルのヴィンヤサヨガクラスに戻ろうとしました。ですが、手術した側がどれほど弱っていたのか私は甘く見ていました。どれほど注意深くしても、背中が小さな肉離れを起こしました。そのとき、「がんのためのヨガ」クラスを思い出し、2014年2月に最初のクラスに挑戦しました。

　タリは、私がかつて行っていたヨガに似た種類のものをクラスで生徒たちに促しますが、それはより安全で、私や他の女性たちが化学療法や加齢の結果患っている骨減少症に配慮しています。また、エクササイズを支持する見識深い新しい外科医（彼らは、長い間エクササイズしないことも骨減少症の原因の1つであるという）によるケアに切り替えることができました。化学療法のために無理なエクササイズもありましたが、大半は元の外科医からの制約によるものでした。

　私は、ヨガのプラクティスに私を連れ戻してくれたタリにとても感謝しています。

あなたがやらないかぎり、
何も起こらない

マヤ・アンジェロウ

2

回復と予防のための
科学の適用

　ここでは、がんに罹った人々に対するヨガの特別な効用に目を向けたい。「がんとヨガの科学的理解」（p.227）では、ヨガとがんの物理学、生物学および心理学の基本的な理解について述べた。本章では、これらの基礎を適用して、ヨガプラクティスがいかに治癒の過程を促し、すべての人々の健康計画の一部となるべきかについて示す研究を紹介する。ヨガ講師の共感的役割と、がんサバイバーが直面する困難の種類を示す、生徒と私の会話の例を以下に示す。

　「これはがんのためのヨガクラスですか」女性が床にマットを敷いて尋ねた。彼女は、初めて私のクラスに来た大半の女性と同様、所在なさげだった。彼女たちのほとんどが初めて部屋に入るときは内気で、この女性は懐疑心から体が半分ドアの方を向いており、あえて自分が間違ったところにいると私に言わせようとした。

　「ええ、そうですよ」私は答えた。「私は講師のタリです」

　「サラです」彼女の濃い瞳が私をじっと見つめた。

　「ようこそ、サラ。あなたのがんのことを私に話して」

　「もちろんです」、と彼女は言った。私に正面を向いてくれたので、私は嬉しくなった。がんのことをすぐに話題に出すことで、私はサラとの対話の糸口を見つけた。

　「私は2年ほど前に乳がんと診断されました」ついに彼女は打ち明けた。

　「薬は何か飲んでいるの？」

　「ええ、タモキシフェンを。この薬の作用が嫌なんです。化学療法は1年前に終え

261

ました。」

「タモキシフェンを飲むとどんな感じになるの？」と私は尋ねた。

「太って、体型が崩れて、醜くて。」

「以前にヨガの経験は？」

「数年前にいくつかヨガのクラスを受けていました。診断されてからは行っていません。」

「分かりました。新たに何かを始めるのは、探し物が見つかるいい機会よ。」

サラはじっと考えていた。

　新しい生徒とのちょっとしたやり取りだが、がんについて直接尋ねたときの彼女の緊張感を感じ取るには十分である。サラは負の自己イメージを持ってはいたものの、一見健康な43歳の女性だった。私は彼女をクラスに招待した。

　私たちは、リストラティブなバックベンド（後屈）から始めた。これは、プロップを使って後屈の方向へ脊椎を開くように優しく伸ばし、他動的だがわずかに構造的な肢位を作る。開始の肢位を取るのに他の人よりは補助を必要とする女性が何人かいた。できるだけ快適さが得られるよう、歩き回って調整した。

　私は生徒たちがリラックスしてこのポーズを取っていることを確認した。ほとんどが目を閉じていたが、サラは目を大きく開いており、部屋の後方に歩く私を目で追いかけていた。

　私は言った。「ヨガは初めて行うときや身体運動から長いこと遠ざかった後に行うときは、恐ろしく思えるかもしれないわ。この補助バックエンドは、親しみ深くも新しくもあって、誰にでも手始めとしてちょうどいいので、まずはこれから始めましょう。実際のところ、まずはポーズじゃなくてあなたありきです。あなたが今日感じている感覚、あなたの体が今ある場所、このあなたのヨガマットの上から始めましょう」。

　「ここへ来るには労力がいったかもしれません。予定を立てたり、予定通りに動いたり、ベビーシッターを見つけたり、寒い中歩いてきたり。でもあなたはここに来た。もちろん、それぞれ目的は違います。それぞれのがんが異なるようにね。そして誰もが様々な困難を抱えている。誰もが様々な理由を持っているのよ」。

　「私たちに共通しているのは、かつて行っていたことをやりたい、かつて歩いていた道を見つめたい、という望みです。それが、ヨガをしに来て、体に再び慣れる理由です。体は元には戻らない、体は私たちを裏切ったのだと考えるのは、回復の過程での自然な反応です」。

　このとき、私はサラを見つめていた。今は目を閉じていたが、彼女は歯を食いしばりわずかに眉を寄せていた。

　「あなたの体はあなたを裏切ったのではなくて、変わったのです。がんであろう

となかろうと、体は常に変化しているの。ヨガは、あなたの体がどんな風に働き、その何が新しく、それがどんな風に心地よいのかを理解する助けになります。不可能に思えることを新たな通常に転換する機会として、すべての呼吸とすべてのポーズを使いましょう。」

数分間、これらの言葉は控え、静かに生徒たちのプロップに微調整をしていった。再びサラの方を振り返ると、もう歯は食いしばっておらず、眉を寄せてもいなかった。彼女がクラスに持ち込んだ緊張は消えていた。

クラスの後、彼女は少し笑顔で目を輝かせて私の元に寄ってきた。「悟りというわけではないですが、体が常に変化していると先生がおっしゃったとき、私は何も自分で判断しなくていいんだ、と思いました。このヨガのことは半信半疑だったんです。でもクラスのおかげで、がんサバイバーでもいいんだって思うことができました」。

サラはそれ以降の週もクラスに参加した。あるとき私が彼女を迎えると、彼女が心を開き、リラックスして、信頼を寄せてくれているのは明らかだった。

彼女は笑った、「気を緩めすぎたらだめですね。先週のクラスの後、私ったら間違えて男性用更衣室で着替えてしまったんです。クラスの後あんまり気分がよくて、下着姿の男性がこちらを見ているのに気づきませんでした。そこでようやく男性用の更衣室で着替えていたことに気づいたんです」。

なぜヨガなのか

ヨガの特別な効用とそれを裏付ける研究をみてみよう。ヨガは最近米国内で人気が高まっている。実際に、毎年2400万人のアメリカ人がヨガの効用を享受しており、アメリカ人の44.4％がヨガを行うことを計画している[1]。

私たちは、ヨガがいかに私たちの身体的、心理的、精神的問題を解決して人生をよりよくしてくれるかについて耳にする。だが広範な触れ込みは疑念を招く。サラのように試してみた人もいるが、効用の不確かさと触れ込みへの疑念はなおもある。サラが抱いていた疑問はこうだ、「がんサバイバーである私のためにヨガは一体何をしてくれるのか。どうしてあなたを信じることができるのか」。私はこう答えたい、「科学的な事実に基づくヨガの原則と効用を観察し、個人の経験からそれを確かめてみてください」。それらの効用を説明する前に、ヨガの伝統についてみていきたい。

道行く人にヨガとは何かと尋ねれば、おそらく彼らは、インドから来た古来のエクササイズまたは祈りの形式、あるいは、体の柔軟性を得るための一連のフォーム、はたまた、人々が深呼吸をしてシタールで演奏された奇妙な音楽を聴くスポーツジムのクラス、と答えるだろう。

ヨガは古来のもので、インドで広く実践されており、そこでは人々が日常的に健康と精神の幸福を維持するためにヨガを用いている。世界中に多くの創設者、分家、様々な形式があり、豊かな歴史を持つ。ヨガが長年秘めてきた謎は、海外でほとんど知られていない東洋の神秘的な信仰および哲学の信念・概念と関わりがある。

ヨガは古来のものであり、西洋がこの長きにわたる身体的・精神的プラクティスの伝統に興味を持ち始めたのは、近年ようやくのことである。これを導入した「がんのためのヨガ」方法論は、この古来のプラクティスに西洋の科学的原則を付加し、経験的研究を進める手助けをする。実のところ、私の希望はこれらの謎を説明することである。

ヨガは、パターン化された呼吸と動きを実践するための肢位をとる方法として定義づけられる。目的は、あらゆる身体部位と筋、骨、器官などの身体系、そして心に、バランスと整合性をもたらすことである。フランスの遺伝学者で医師でもあるジェラール・キャルソンティは、「孤立した器官はない」と言う[2]。全身は、これらの器官が相互に接続されたものであり、魔法が起こる場所なのだ。あなたはより心地よく、より強くなり、より希望に満ち、サラのように幸福感を感じる。

ヨガは、身体系全ての相互のつながりに着目した、健康に続く総合パスである。化学療法、放射線療法、手術などの大半のがん治療は、体の特定の箇所や細胞の種類に着目している。だがそれらの治療は全身の細胞のバランスやシステムの機能を妨害することがあり、その影響は腫瘍の存在する場所や治療の対象箇所にとどまらない。その他の身体系への影響を無視すれば、がんに罹った患者を助けることにはならない。例えば、サラが胸の手術を受けた箇所の理学療法にのみ着目していれば、化学療法やホルモン療法による骨の脆弱化には対処していないだろう。ヨガは、全身のシステムを個別にも集合的にも強化することを追求しながら健康をサポートする方法で、サバイバーの治癒を促す。

ヨガには精神的な目的もあり、がんに罹った人々の心の平和を高めるといった効用をもたらす。これらの心理学的効用が、ひいては身体にもプラスの影響を及ぼす。例えば、不安が軽減し、穏やかな気持ちが高まることで、神経系を静め、強化することにつながる。これらの質は、ヨガのプラクティスを通して得られる具体的で評価可能な経験である。さらに、体を動かし改善することができれば、体力がないと感じていた人々が、体力と自己コントロールを得たことを実感できる。「がんのためのヨガ」によって、診断前よりも健康な体と楽しい生活スタイルを構築することが可能で

ある。

多くの場合、原発がんが苦痛をもたらすのではなく、がん細胞の増殖を抑制、減少、阻止するための手術や化学療法の方が人々を衰弱させる。手術による瘢痕組織のような副作用は不快で、痛みもある。西洋または東洋の大半のがん治療には、短期、長期、あるいは生涯に渡る副作用がある。それらを認識することが、回復への最初の一歩である。次のステップは、それらに屈服するのではなく、管理することを学ぶことである。

私たちの求める効用は何だろうか。次は、がん患者やサバイバーがその旅路で直面する一般的な副作用に対処する、ヨガの10の効用を概説する。例に過ぎないが、あなたの好奇心と理解を呼び覚ます助けになればと思う。本書で後ほど、あなたがこれらの効用を適用して直面する副作用を管理できるための特別なポーズ、シークエンス、プラクティスの例を提示する。

効用1：
ヨガは体を解毒する

解毒は、毒素が毒性の少ない物質に変換されて排泄される代謝プロセスである。これは、すべての人に不可欠なプロセスだが、免疫系が弱っており、化学療法、放射線療法、ホルモン療法などを受けているがん患者にとって、これは必須である。目的がインフルエンザウイルスや潜在的な病原体を根絶することであろうとなかろうと、解毒はすべてのがんサバイバーの健康計画の一部に含まれなければならない。「がんとヨガの科学的理解」（p.227）では、ヨガが身体系を解毒するために、運動、重力および抵抗の原則を用いることで物理学の科学を適用できることについて述べた。

これらのヨガの原則は、体の排水システムであるリンパ系を活用および活性化する。上述の通り、リンパ系は血液を循環させる心臓のような器官がないため、廃棄物や毒素、あるいはがん細胞を体内から排出する働きを筋の動き、特に心拍と横隔膜筋に頼っている。ヨガは筋を使った特別なパターンで動く特定の肢位を取ることで、リンパの流れを増大させる。筋が動くと、休息時よりも多くの血液の流れが必要となるため、心拍が増大する。血液をより多く必要とする結果、大量の血液が体中の心血管経路に押し出される。リンパ系は心血管系と並走するため、血流とともにリンパ液もより多く流れる。

最大のリンパ廃棄物収集器官が、体の中央に位置する胸管である。胸骨の最下部から始まって、臍の下を通り、首の付け根まで続く。横隔膜呼吸を含む体の動きは、腕、脚、頭からリンパ液を胸管へと押し流す。そこから、リンパ液は肝臓、腎臓、最後に膀胱を経由して排泄される。ヨガプラクティスの目的は、あらゆるリンパ経路とリンパ節に液を流して、胸管の方向へリンパ液を流す手助けをすることでなければならない。

重力も解毒に役割を果たす。修正した補助付きの肩立ちのポーズなど、体の逆位は、強いヨガプラクティスの基本パーツである。逆位は、動きと肢位を利用して体に対する重力を逆にかけ、心血管のプロセスと中央のリンパ収集器官である胸管へのリンパ排液を強化する。重力を利用することは、体肢から毒素を排出するために必須である。

ヨガが体を解毒するもう一つの方法は、圧迫によるものである。アイアンガー師の「スクイズとソーク」の概念についてはすでに述べた。これは、スポンジが絞られたときに水を放出し、再吸収すると再び膨らむのと同様に、体をねじることで体内の器官を清浄するという考え方である。このテクニックを用いるものは、体内器官を活性化してリンパ系への毒素放出を促す腹部ねじりである。

これらの理由から、解毒はヨガのもっとも重要な効用の1つである。

効用2：
ヨガは体を強める

化学療法や放射線療法のようながん治療は、生命を脅かすがんを消滅させる過程の中で体を弱める。これらの治療は急速に増殖する細胞を攻撃するが、骨細胞、筋細胞、大半の器官の細胞など、健康な細胞までも攻撃する。さらに、積極的治療の間、人々は日常活動を困難にし、筋委縮さえ引き起こす疲労に直面する。

体力を作る方法はウェイトリフティングから活発なウォーキング、ランニングまで多く存在する。がん患者とがんサバイバーにとって、安全性が第一の懸念であり、ヨガは優しく効果的な方法で体力を作ることができる。例えば、ヨガはウェイトリフティングとは異なり、本人の体重を抵抗として用いる。「がんのためのヨガ」法は、肢位を取りやすくしたり、プロップのような補助具を用いたりして、弱った骨に有害な圧迫をかけることなく、時間をかけて体力を作ることを可能にする。

骨の強化

　骨は個別には硬い器官であり、相互につながれ、私たちの内部の補助構造である骨格を形成する。骨はカルシウムとコラーゲンでできた生体組織であり、すべての身体部位と同様、絶えず変化している。新しい骨細胞が常に古い細胞と置き換えられている。骨芽細胞と呼ばれる骨細胞は骨を構築し、適切な骨密度を維持する役割を持つ。破骨細胞は骨を吸収する。私たちが年を取ると、このバランスが崩れて、薄く脆くなった骨は、特に閉経期の女性においては、避けられない加齢の現象とみなされる。がんとがん治療で見落とされがちな副作用は骨の希薄化であり、これは2種類の細胞のバランスが崩れるために起こる。化学療法は増殖する細胞の活動を阻害するようデザインされていることを思い出してほしい。それは、がん細胞を標的とするのと同様に、骨芽細胞を標的とする[3]。

　骨と筋は、機能されず毎日使われないと発達しない。さらに悪いことに、年を取れば特に、急速に悪化が始まる。骨の脆弱化を解決する優れた方法は荷重エクササイズであることが研究から示されている。2004年、中国の香港理工大学で実施された研究では、荷重エクササイズに定期的に参加することが、ピーク骨量の増加と骨構造の最適化に効果的であることが示された[4]。ただし、荷重エクササイズは、バーベルを用いて優しく行うよう一般に限定されているため、骨を作るための一般的な推奨としては、ウェイトを持ち上げることである。骨粗しょう症（骨量の減少）および骨減少症（骨容量の低下）を患う患者にヨガプラクティスを適用した最近のパイロット研究で、ヨガを行った人の85％で脊椎および股関節の両方の骨が増加し、対照群のほぼすべての人で骨量が維持または低下したことが示された[5]。

　ヨガは正しく慎重な方法で骨に重みをかけるため、ジムで行う多くのルーティンよりも骨の構築には安全であると思う。「がんのためのヨガ」法に従って、片足立ちのような簡単な活動を通じて、体重を用い、整合性に着目する。安全かつ実用的な方法で荷重姿勢を取れる方法を、「各自のヨガプラクティスの作成とポーズの習得」（p.57）のバランスポーズの例で示す。

心血管の強さと健康

　ランニングは、心血管の健康を改善するポピュラーなエクササイズである。その目的は、体の能力を強化して、体重管理のためのカロリー消費とともに、作用筋により多くの酸素を送ることである。低下した心拍の効率性の改善と体中の酸素化の改善の結果、心血管の健康が得られる。2013年の研究で、ヨガがランニングと同程度に、心拍や呼吸機能などいくつかの心血管系の健康のメリットを改善することが示された[6]。しかし、ランニングやその他の効果の高いエクササイズは、骨の関節の弱ったがん患者とがんサバイバーにはリスクとなる。ランニングは、腫脹および疼痛を引き起こす関節炎である変形性関節症の原因となることが証明されている[7]。定期的なヨガプラクティスは、関節へのリスクや痛みなく、ランニングと同様の心血管への効用をもたらす。

　別の興味深い知見として、「ディーン・オーニッシュ医師の心臓病を治すプログラム」で報告されたように、食事制限、瞑想およびヨガを通して、心臓病を食い止める、少なくとも管理することができる。オーニッシュは興味深いことに現在、食事の変更とヨガによって前立腺がんを食い止めることができるかについて研究している。

　ヨガが心臓の健康と強さを維持するのに役立つことが研究から示されている。がんサバイバーに通常推奨される、優しいリストラティブヨガと異なり、「がんのためのヨガ」はゆっくりと優しい動きから活動的な動きまで、パターン化された動きに着目している。これらの動きは心血管系エクササイズと同様のものもある。心拍と呼吸数は増加し、人々は汗をかく。1つの例は、修正した太陽礼拝である。これは、深呼吸と組み合わせながら、脊椎、腕、脚を正しい方向へ動かすようデザインされたヨガポーズのシークエンスである。体が動き、心臓が拍動し、血液が流れ、呼吸が深くなる。これらすべてのことが強い心筋を作る。

効用3：
ヨガは可動域と柔軟性を増大させる

　ヨガ講師をしていると、「私は体が硬いからヨガはできないわ」という台詞をたびたび耳にする。人々は、がんと診断される前でもこれを言う。柔軟性があれば、痛みなく自由に骨を動かすことができるので、柔軟な体は便利である。一番上の棚の靴箱に手が届いたり、体をかがめて靴紐を結べたりしたらよいと思う。

　だが、手術や放射線療法により筋と関節の周辺に瘢痕組織ができるため、がん治療によって柔軟性は低減する。瘢痕化は体を硬くし、動きに痛みをもたらす。化学療法やホルモン療法などの他の治療は関節硬直をもたらし、体を屈曲する能力が下

がって、筋と骨を効率的に協働させる能力が制限される。これらすべての問題が、犬の散歩や椅子の移動など、日常的で必要な機能を難しくする。実際、私たちは通常の活動を再開するときようやく、自分はがんから回復したのだと思う。

ヨガプラクティスは柔軟性を改善し、体を動かしやすくする。8ヵ月も駐車したままであれば動かなくなる車と同様、私たちは関節を動かし筋を伸張することを維持しなければ「休息」してしまう（実際には、筋を使わなければ、想像以上に急速に悪化する）。私たちが学ぶことは、柔軟性を妨げる習慣を変えるだけでなく、自分を守りながら目標を達成する方法を学ぶことによって、より柔軟になる方法である。このアプローチは、柔軟性を高め、日常生活での可動性を回復および維持するようデザインされている。

「がんのためのヨガ」法は、論理的でパターン化された方法で体の動きをみる。動きは、骨を筋と関連付けて位置付けるよう注意しながら、ゆっくりと優しく補助される。パターン化された動きと組み合わせながら伸展と屈曲を繰り返すことにより可動域が増大する。この方法は、自身の可動域を確かめて回復させ、全身の強度と柔軟性を改善するのに役立つ。またこれには、柔軟性を高めるため、重力を使った他動的なリストラティブポーズも含まれる。これらのしっかりと補助されたポーズも筋を緩和する。あなたにとっての目的は、痛みが少なく、より自信を持って、日常生活活動を行えるようになることである。

効用4：
ヨガは脊椎の強度を維持する

正しい姿勢を取ることで、若く見えるだけでなく、より健康でいられる。姿勢は、私たちが椎骨を積み重ねた肢位であり、その場所に維持するために筋を使う。体が適切に配向していると、脊椎は美しく自然なS字曲線を描く。体をたるませていると、脊椎が変わり、消化などの身体系が制限され、不健康に見えたり感じたりする。悪姿勢は、肺、胃、腸、心臓が機能するために必要なスペースが制限され、込み合ってしまう。私たちは、細胞に供給する酸素を必要とし、私たちが消費した食べ物からの潜在的な発がん物質を消し去ることのできる制限のない消化器系を必要とする。良い姿勢の場合、すべての器官が協働するのに十分なスペースが存在する。そのようにして、よい姿勢は解毒を助ける。

ヨガは、すべてのポーズと動きにおいて良い姿勢を作り出すため、脊椎の骨を整えることを私たちに教えてくれる。また、呼吸を使って、脊椎だけでなくその他の筋骨格系を強くすることも学ぶ。しかし第一歩は、あなたの姿勢を率直に確かめるこ

とだ。これにより、あなたのS字曲線の状態を判断できる*。

　本書は、適切なアラインメントと姿勢を作るために、体の骨格構造を慎重に調べることを推奨する。脊椎全体を動かし強度を維持する5種類の自然で健全な運動方向を通じて、動きのテクニックを磨く。すなわち、上下に伸張する、前屈する、後屈する、側屈する、脊柱を中心にねじることである。

　最近のノルウェーの研究で、脊椎骨折と骨粗鬆症に対するヨガの効用が立証されている。だが、あまりに積極的または強制的なプラクティスは有害になることがあり、脊椎の圧縮を引き起こすと、同研究は警告している[8]。これが、「がんのためのヨガ」方法論が補助されたポーズと慎重なアラインメントに着目して、脊椎に過剰なストレスがかからないようにする理由である。例えば、生徒は前屈の効用を得ながら下部脊椎を保護するため、ブロックを使って補助した前屈を促す。(「がんとヨガの科学的理解」(p.227)で、伸展、屈曲、ねじりを確認のこと)。

　最後に、正しい姿勢で背中の強度を高めることは、腋窩リンパ節郭清や乳房再建術を受けたがんサバイバーには必須である。これらの手術は女性たち(一部の男性にも)に重大な瘢痕組織を残し、胴体両側の強度が弱まる。再建術を受けた女性は、数ヵ月のリハビリテーション、疼痛および動きの制限に直面する。私は術後、腕の動きが制限され、ヨガプラクティスによって可動域と強さを回復した。乳がんはがんの女性の29%が患うもっとも新しく診断されるがんの形態であるため[9]、y4c方法論は、柔軟性の改善、可動域の回復、および上半身の瘢痕組織の減少を強調する。腹筋と背筋に注意深く着目してそれらを維持しなければ、脊椎は脅かされ、バランスや呼吸容量、血液およびリンパ液の循環、適切な消化など、他の機能にも影響が及ぶ。

---

* 姿勢と背部のケアに関する有用なリファレンスは、『*Back Care Basics*』(Mary Pullig Schatz,M.D.著、Berkeley, CA: Rodmell Press, 1992)、『*Anatomy of Hatha Yoga*』(H. David Coulter著、Marlboro, VT: Body and Breath, 2010)、『*Cure Back Pain with Yoga*』(Loren Fishman, M.D.およびCarol Ardman著、New York: W. W. Norton & Co., 2005)である。

効用5：
ヨガは免疫系を強化する

　ヨガをすれば免疫系が強化されると多くの人が言う。多くの場合、この主張は免疫系がどんなものでどのように働くかという知識によって裏付けられているわけではない。がんとがん治療が免疫系を阻害する仕組みと、ヨガプラクティスが免疫系を強化する方法についてみてみよう。

　前述の通り、免疫系は肺や心臓、脳、胃などのような単一の有形部位ではない。ある意味、免疫系には全身体部位と身体系が含まれ、これらの全システムを相互に作用させ統一している。免疫系を強化する目的は、大きく健全な村で働く家族のように、全システムが協働し続けることである。「がんとヨガの科学的理解」(p.227)で、あるシステムの障害がコミュニティ全体の健康を脅かすと述べた。例えば、骨折や骨粗鬆症（化学療法の副作用である）により骨が損なわれると、再生した細胞に栄養豊富な新しい血液を供給することができなくなる。さらに、私たちは免疫系が新たなまたは再発したがん細胞を常に監視する様子を学んだ。

　化学療法およびその他のがん治療は、全細胞の成長とバランスを阻害して身体系をストレスにさらし、感染症その他のリスクを高めるため、免疫系の効率性を損なう。特に治療によって、天然の免疫保護機能である白血球が減少する。これが、活動的ながん患者にとって「免疫系」を働かせておくことが重要な理由である。ヨガの目的は全身体系を強化することであるため、その最終的な成果は免疫系の改善である。

　分子レベルでみると、ヨガが免疫系の促進をさらにサポートしていることが分かる。最近の研究で、ヨガが抗がん細胞であり、免疫細胞とも呼ばれ、常時体内で生成されているリンパ球内の遺伝子発現の改善をもたらすことが判明した[10]。遺伝子発現は、「遺伝子からの情報が機能的な遺伝子産物を作るために用いられる過程」[11]であり、この場合においては、リンパ球の生成を助けることである。この科学に基づく方法で、ヨガはがんに対する天然の防御を促す。すべての「がんのためのヨガ」の動き、肢位またはパターン化された呼吸テクニックが、免疫系を強化するという1つの目的を持つ。

効用6：
ヨガは体重増加の管理を助ける

　人々ががん患者について考えるとき、彼らは痩せて脆い体を想像する。確かに、実治療の間や長期治療中、晩期がんの場合はだいたいが当てはまる。しかし多くの人にとっては、体重増加ががん治療に多くみられる副作用である。体重増加はサバイバーの生活において、身体的にも心理学的にも重大な影響を及ぼす。だが、体重増加のさらに重要な懸念は、再発の可能性である。

　肥満はがんの発症および再発の両方の重要な指標である。アメリカがん協会は肥満の人が週当たり平均150分から300分のエクササイズを行うことによりがんの発症または再発の可能性が低減すると推奨する[12]。従って、がん患者またはがんサバイバー（そしてすべての人）について体重管理を重視するべきである。

　ヨガは安全かつ優しく体重を管理する方法を提供する。体重増加に対するヨガの効果に関する研究はまだ初期段階である。ある研究で、ヨガが有酸素運動よりも肥満（およびうつ病）にプラスの効果があることが示された[13]。

　だが、すべてのヨガが同じではない。そして、あらゆるスタイルがあなたの体重増加管理を助けるとは思わない。多くの場合、がんサバイバーのためのヨガは優しいまたはリストラティブなヨガの方法に焦点を置いており、これらはもちろん必要で有用なアプローチである。だが、活動的なヨガプラクティスではない。多くのヨガ講師ががん患者およびサバイバーをクラスの中で活動的に運動させることを恐れている。

　サバイバーを病人として甘やかしすぎることは間違いである。私が毛の抜けた頭でヨガクラスに参加した日のことを思い出すと、先生はリストラティブなポーズで横になるよう私に促し、活動的なヨガクラスに参加させることはしなかった。私は孤独で、恥ずかしく煩わしく思った。もし私が先生の言うことを聞いていたら、活動的なヨガプラクティスから私が完全に効用を得ることはなかっただろう。このことから、活動的なプラクティスを含むことが「がんのためのヨガ」方法論の基礎である。

　がんサバイバーのためのヨガは活動的であるためカロリーを消費する。また、安全で身体的に可能で、心地よく、包括的である。ヨガはがんサバイバーの体重管理に役立ち、自尊心と正常に機能する能力を高め、最終的には再発のリスクを低減する。「一般的な副作用を対象とするポーズ」（p.197）にこれを助けるポーズを掲載している。

効用7：
ヨガは痛みの管理に役立つ

ドロシーは54歳の、背が高く魅力的なポーランド人女性である。彼女は52歳のとき両側乳房切除を受け、その後8ヵ月間の化学療法と放射線療法を受けた。乳がん遺伝子BRAC1の検査結果は陽性である。彼女の母親は47歳のとき乳がんで亡くなった。ドロシーは最近、ヨガクラスの前に、肩甲骨に新たに感じる痛みについて不安を漏らしていた。秘密を囁くかのように、がんなのかしら、と私に尋ねた。彼女の質問には驚かなかったが、乳がんが検出される前の2年間に痛みはあったかどうか彼女に尋ねた。「いいえ、腫瘤だけ」と彼女は答えた。

体に耳を澄ますことは容易ではない。がんの前も最中も後も、私たちは多くの痛みや苦しみを味わう。大半はがんによるものではないが、それは恐ろしい。サバイバーは新しい体の感覚に非常に敏感なので、当然私たちは心配する。神経系はときとして紛らわしかったり、偽りであったり、はたまた、ドロシーが勘違いした場合のような信号を送る扱いにくい警報システムである。

病期が進行するまで、大半のがんは痛みを及ぼさない。むしろ、がんそのものではなく治療とその副作用が痛みを引き起こす。この影響を知り、実用的な情報を交えて好奇心を適用すれば、痛みだけでなく恐怖心も管理するのに役立つ。後のドロシーとの会話の中で、彼女は、自分の感じた痛みががんによるものではないことを悟った。むしろ、背筋の挫傷だったのだ。クラスの間、私たちは彼女を安心させ、彼女がどのように肩と腕を使っていたかについての見解を示すポーズおよびパターン化された動きを多く行った。

だが、ヨガプラクティスは痛みを軽減することもできる。ヨガが非がん患者の集団とがん患者の集団の両方において痛みの軽減に役立つことが研究から結論付けられている[14]。「がんのためのヨガ」方法論は、痛みを軽減してプラクティスが行えるよう、従来のヨガポーズを修正する。体の感覚の管理を助け、体のニーズと変わりゆく回復環境に従ってポーズを修正するための留意点について学ぶ。

効用8：
ヨガは恐怖と不安の管理を助ける

「あなたはがんです」。この言葉に対してもっとも一般的で抗いがたい反応の1つは恐怖である。すべてではなくとも大半の人が、痛みの恐怖、家族への影響、収入の喪失、そして死の恐怖のどん底へ突き落される。がんサバイバーは生命を脅かす

疾患に適応するにつれ、不確実さというさらなる警報システムを発動させる。その時点から、すべての痛みや痙攣は、古くからなじみのあるものでさえ不安を作り出す。がんであるものとがんでないものについての不安は、新しい脅威となって常に付きまとう。この不安と恐怖が底流にあることが気分に影響し、うつ病を引き起こし、睡眠の質と時間にも影響する。するとこれらが、治癒・回復しようとする体本来のシステムにも影響を及ぼし、ひいてはサバイバーの身体的および心理的状態を弱めてしまう。負の螺旋に陥るのである。

　ヨガはリラクゼーションの力があることで知られる。人気の近代文化の中で容易に理解・認識されるにも関わらず、多くの人がその身体的効用を認知していない。神経系を基本的に鎮めるためになぜヨガが不安や恐怖を軽減するのかについて、事実に基づく理由を説明したい。

　神経系は数兆個もの細胞と体中の無数の伝達経路からなる複雑なネットワークである。情報は、視覚、聴覚、味覚、嗅覚、触覚、感情を通して、感覚として脳に伝達される。そして体は、これらの感覚または信号に対して、快または不快および痛みで反応する。どちらの反応も、害を予防して健康を最大化し幸福感を増大するよう、脳によって解釈される。凍えるような天候の中にいて神経系がなければ、私たちはどれほど寒いかを知ることができず、冬服を着て身を守ることができずに、低体温症などの重篤な状態に陥る可能性がある。神経系がなければ、体に何が起こっているのかを知ることができないので、自分の身を守ることができないのである。よって、不安な神経系は私たちが感情的に感じる様子だけでなく、体がどのように機能するかおよび私たちの免疫系の能力にも影響を及ぼす。

　神経系、特に不安と恐怖の軽減に対するヨガのプラスの効果に関する研究は十分存在する。2013年にカルガリー大学によって実施された研究で、ヨガの実践が気分、ストレス因子および健康関連の生活の質（HRQL）の改善を促したことが示された。[15] 参加者は7週間の試験期間内と、3ヵ月後および6ヵ月後のフォローアップ時に改善を示した。別の研究では、がん患者およびがんサバイバーに一般的に推奨されている歩行に比べて、ヨガの方が気分に効果的であることが示唆されている。ヨガの参加者は、歩いただけの対照群よりも、気分の改善と不安レベルの減少が大きいことが報告された[16]。

　不安は睡眠障害を引き起こす。30％から90％のがんサバイバーが睡眠の問題を抱えていると推定される。2013年に『*Journal of Clinical Oncology*』に発表された研究で、ヨガプログラムに参加したがんサバイバーの90％が睡眠に改善がみられたことが報告された。彼らは睡眠の質の改善、日中の睡眠の減少、生活の質の改善、薬剤使用の減少を示した[17]。

　私たちの助けになるいくつかの心理学的原則が、リラクゼーション反応、前向き

な期待の力、そして、様々な呼吸テクニックの実践を使ったブレスコントロール、プラナヤマである。後者は、体にリラクゼーションを誘発させる重要なテクニックである。これは、安全でリラックスできる肢位を楽しみ、体に敬意を払い、「モンキーマインド（雑念）」を払い、恐怖と不安をよりよく管理し、治癒の時間を作るための、ヨガの背景の科学である。

サバイバーの物語

　子宮内膜がんと診断される前の私の生活と根治的子宮摘出を受けた後の私の生活は、2台のレースカーが衝突したかのようにお互いが爆発的にぶつかり合い、私を炎に包みこんだ。この衝突で心を打ち砕かれた私は、気持ちを切り替えようとしたが、やはり納得できなかった。どうすれば、診断される前の自分に戻れるのか、私はどうなってしまったのか。

　それは大学2年のときのことだった。典型的な優等生だった私はいつも、読んだり書いたりすることに慰めを見出していた。今では、読むことも書くことも苦痛だった。仲の良いグループからも疎外され、勉強に集中しようとしても極度の不安に苛まされた。医師は私のがんを早期に取り除いてくれたのだ、手術によって悪性腫瘍は無事に切除されたのだと感謝することでポジティブな態度を維持しようとしても、私の自信は水際に作られた砂の城のように崩れ去った。

　私はばらばらになったように感じ、かつてのような交流もできなかった。エネルギー、集中力、立ち直ったという感覚が欲しかった。自身の健康と体力を回復するため休学した。休学中、私はヨガの本を読み始め、夜、就寝前に1人でアサナを実践していた。まもなく、私は初めて、狭いスタジオで借りたヨガマットの上に座っていた。その後、私のヨガプラクティスは徐々に生活の一部となり、切り離せないものとなった。がんの直後で炎に包まれた少女が、ヨガによって救われたのである。ヨガのプラクティスを上達させて、私は大学に復学し学問を修めることができた。

　プラクティスによって徐々に、十代の頃の外科的閉経のトラウマから解放された。かつては不可能だった、心と体の深くまで私を到達させる呼吸によって、私は体とのつながりを確立した。体を呼吸と整合させて動かす方法を学ぶことは、不完全であることによる制約、浅い吸気、体の動きを見ることができないことから私を自由にした。私は、動いて生活し変化に委ねる方法を学んだ。アサナの実践は、私とがんに罹った後の私の体との関係を手助けした。収縮を解放し拡張を得ることで、がんの後で私が誰になったのかを徐々に理解できるようになった。私はマットの上で新たな私と出会い、かつてない親密な関係を築いた。

効用9：
ヨガは身体イメージを強化する

　人々はヨガを行う人々のニュースや映像からイメージを持つ。おそらく私たちは、柔軟で、引き締まった若い体をして、タイツとタンクトップに身を包み、脚を交差させたり完全な背屈をしたりしている姿を描く。芸能人や有名なアスリートたちもヨガをする。30代以下の人なら誰でもヨガをしている。そういった若い人々は『Yoga Journal』の表紙を飾るモデルのようで、憂いのない表情は、彼らがただ良い体型であるだけでなく、心も良い状態であることを示している。

　私は、ヨガが内外から良い感覚をもたらすものと信じている。ヨガはただ体を丈夫にし、柔軟にし、解毒するだけではない。体の認識を促し、自尊感情を高めるのである。特に乳がんを経験したがんサバイバーは、見た目が良くなりたいという一般の人と同じ願望を持っている。坊主であることがファッション哲学ではなく、私たちを病気に見せているとき、または、弱っていると感じているときや治療のため10kgも太ったとき、身体部位を失ったとき、自分がどう見えているかについて良い感情を抱くには程遠い。外見について良い感情を持つようサバイバーを勇気づけることは非現実的である。

　サバイバーは良い感情を持つどころか、損なわれた外見を恥じる。体は恐ろしい謎の疾患を説明するかのように自分を裏切る、と彼らは言う。サバイバーは体の代わりに、自らを偽り、自分の意思を咎めることもある。そして、十分に有機野菜を食べなかった、十分ビタミンを取らなかった、代替療法を十分に使用しなかったと考える。失敗を後悔することは無益で、ストレスを加えることにしかならない。

　これが、私の学んだことである。ただ体が私たちを裏切っただけでなく、そのように考えることで私たちはそのような裏切りのリスクを負う。ストレスと感情に関する研究で、自分自身に対する負の態度がいかにストレスホルモンの増加を引き起こすか、それによってがんのリスクが高まるかが示唆されている[18]。研究は進んでいるが、私たちは何ががんを引き起こすかについて知るべきことをまだ知らない。必ずしも、個人のがんの正確な原因を特定することは可能ではない。むしろ私たちにできる最善のことは、リスクを管理することである。だが私たちが知っていることは、プラスの思考を持つことで傷つくことはない、ということである[19]。

　従って、「がんのためのヨガ」プラクティスは体に関するネガティブな思考と感覚を見つけ出す。鏡を眺めては雑誌のモデルと比較する代わりに、内面に隠れていることを見つけるために鏡を裏返す方法をヨガは私たちに教えてくれる。毎日何かするとき、それが簡単なストレッチや道を歩きながらの姿勢の矯正でも、私たちはより健康でポジティブな自分自身のイメージを作っている。これが、ヨガが作用し始め、時

間をかけてあなたの身体イメージを強化する方法である。日常的に1人でも誰かと一緒にでもヨガプラクティスを行うことで、サバイバーは内面によいものを見つける。その結果、プラスの効用の好循環が生まれる

効用10：
ヨガはエンパワメントと幸福感を高める

　多くの人が、心的外傷後ストレス障害（PTSD）について聞いたことがあるだろう。これは、戦争から帰った兵士や生命を脅かすような事故にあった人が経験する症状である。がん患者とがんサバイバーは、同様のストレスを経験する。私たちは、侵襲的な処置を受け、恐ろしい情報に衝撃を受け、冷たい治療室と無表情の視線に耐えなければならない。

　すべての人がストレスの管理に同じような成功を収めるわけではない。2009年の研究（Costanzo, Ryff、Singer）では、私たちが心的外傷後ストレスの増加にどう反応するか、ストレスを受けたことに対する裏側を測定する概念を開発、検証した[20]。同研究者らは、ストレスを受ける出来事から生き残る要素を、障害を伴う生還、後遺症を伴う生還、成長による生還の3つに分類した。障害を伴う生還では、サバイバーは生活上で都合の悪いことすべてを外傷のせいにする。後遺症を伴う生還では、外傷から回復し、丈夫に生活を送る可能性がある。成長による生還は、人々が出来事を人生の要所ととらえ、与えられたレモンからレモネードを作る、すなわち災いを福に転じ状況を変えることによって起こる。がんを患った後に強くなるのはその例だ。成長するサバイバーは、幸せな瞬間を楽しみ、それがさらなる変化と、ストレスを管理するための前向きな方法を見つける能力へとつながる。

　ストレスやがんを管理することについて、ウェイクフォレスト大学医学部大学院のスザンヌ・ダンハウアーは、次のように述べている。「がん患者の経験するストレスと苦痛が大きくても、より平和で落ち着きを感じる機会は重要な効用である。」[21] 彼女は、感情に対するヨガの効果を研究する無作為化試験の結果を記述している。2009年に実施された彼女の研究は、被験者の50％以上で落ち着きや目的意識などのプラスの感情が高まったことを示した。

　つまり、積み重ねられた研究の結果、ヨガが感情的効用を呈することが示されている。ヨガを用いて服薬による体重増加を抑制するにしろ、化学療法後の体を解毒するにしろ、腕を使う力を回復するにしろ、ヨガを実践することで気分がよくなる。これらの効用が明白であるほど、以前よりも幸福感が増し、より重要なことに、以前よりも力が湧く。健康への好循環が生まれるのである。すなわち、継続的に気分が

よくなれば、バランスを取り生活を楽にする方法についてもより良い決定を下すようになる。

　ヨガプラクティスを行うサバイバーが、自己回復とエンパワメント、さらに新しい幸福感に気付いて驚くことは多い。ヨガは、「生活」という言葉を自分なりに定義できるよう私たちを力づける。確固たるプラクティスは、薬剤への依存を軽減し、優れたマッサージを受けているかのような感覚にさせてくれる。最終的に、ヨガは心と体のバランス感覚を養うのに役立つ。

　最後のポイントとして、ヨガプラクティスに大きく期待することに対する第一の関門は、決して同じであり続けるものはないということを受け入れることである。それでよいのである。セルフコンパッション（自己への慈しみ）を実践する方法を学ぶことは、あらゆる中でもっとも重要な効用であり、私が至福の効用とよぶものである。

ヨガプラクティスとともに
前に進む

　私は、ヨガは私たちの回復と、驚きばかりの人生を管理する方法を学ぶことに役立つものと信じている。本章に記した期待される効用はよいものに聞こえ、エクササイズとしてヨガをアピールする人々による期待と同じようにも聞こえるかもしれない。最終的に、「がんのためのヨガ」プラクティスはあなたのニーズに適用できる効用をもたらす。

　本章の最後に、サラの話に戻る。彼女はその後数ヵ月クラスに通い続けた。彼女はその間、乳がんにかかったことでかつて楽しんでいた人生が奪われたような気がした、と私に話していた。彼女が状態に対処することは、かつての彼女の人生を取り戻そうともがくことだった。毎週クラスに戻るうち、彼女は最近の体重増加を元に戻し、可動域を回復し、自信を得る方法を見つけた。重要なこととして、彼女はクラスに参加することが、かつて行っていなかったような方法で自分自身に注意を払う機会であるということを悟った。ヨガを通じ、サラは自分の体、コミュニティの感覚、至福の感情とつながる方法を見つけたのである。「ヨガは実際には私を変えていません」ある日サラは私にこう言った。「ヨガは、自分が本当は誰なのかを発見する手助けをしてくれるんです」。

結論

がんは呼吸をうばい、ヨガは呼吸を取り戻す

　本書の冒頭で、私はがんを子供時代のブランコからの落下になぞらえた。すべては突然に起こり、硬い地面に打ち付けられる衝撃、強い痛みと友達を前にした恥ずかしさで流れる涙。医師から「あなたはがんです」と最初に告げられたとき、何年も前のこの経験がよみがえった。年をとるにつれ、ブランコは自転車や人間関係、または職場での問題になる。転げ落ち、けがをし、そしてまた立ち上がる。

　本書を締めくくるにあたり、私は、あらゆる種類の変化について考えることを読者の皆さんにお勧めしたい。がんは確かに、特別な人生の試練である。だが、人生で抱えるたった一つの最後の試練ではない。「変化以外に永久のものはない」とは、ギリシャの哲学者であるヘラクレイトスの言葉である。新たな驚き、嬉しい驚きにも恐ろしい驚きにも、最大限に備えたい。

　がん細胞は変化し、化学療法などの治療に適応する。また、がんの知識、ベストな治療、対処法も変化する。今日では、各サバイバーに個別化された（多くは分子遺伝学的レベルの）解決策が効果的な治療には必要であることを私たちは知っている。今から100年もすれば、人々は現在のがんについての理論や化学療法または放射線療法を、原始的で粗野な手段として振り返るだろう。19世紀の瀉血が今日から見ればお粗末に思えるように。これらの医療処置は私たちが受けられる最適な方法かもしれないが、分子不整に対して求められるような標的化された個別的な介入ではない。

　がんは、多くの人が長生きするようになった現代においては特に、生命の現実で

279

ある。3人に1人が生涯に何らかのがんにかかり、そのうち最終的にがんで死亡するのは4人に1人である。よって、がんは死の宣告ではなく、管理できる病気として扱われるべきである。もちろん、複雑なあらゆるがんの筋道を完全にコントロールできる人はいないが、助けようがないわけでもリソースが不十分なわけでもない。人間には、数十万年以上もかけて進化した、どんなに劣悪なあらゆる環境や生命の困難にでも適応するという、優れた能力が備わっている。

　私が2000年にがんと診断された直後、私の妹が小さな石を私に贈ってくれた。辛いときに手に取ってさするためだ。そして妹はそれを神の石と呼んだ。私は、内観を促したり、不安なときに心を落ち着かせたりするためにそれを用いた。診断から数年間、私はそれをポケットに忍ばせては手に取り、よく使っていた。その石は私に、内観する時間を与えてくれたのである。今日では、そうした内観の時間をクラスでも取っている。どこでも、このアイデアを取り入れてほしい。予期しなかったことが起こるとき、内観やひらめきのため、生活の質を向上させるため、そして新たな困難が現れた際に生活の中で内観の時間を持つためにこれらを使うことができる。

　ブランコから転落して傷ついたたときに、衝撃を吸収し、埃を払いのけ、ブランコに再び乗れるよう、サバイバーである私たちは、生活における柔軟なスタンスを模索する。言うのは簡単だ。しかし、心に留めておくべきいくつかのアイデアを以下に示す。それは、古代の仏教の教えやその他の精神的伝統に影響を受けた、「5つの知恵の真珠」である。いいことも悪いことも、生活に起こるどんなことにも心と感情を備えておくための精神的鍛練を導くアイデアとしてとらえてほしい。

困難は、新しい重心を
見つけさせるための贈り物である。
抗うな。立つための新しい方法を探すのみ。

オプラ・ウィンフリー

1. 制御する力を手に入れる。 がんに罹ることの多くは、制御を失うということだ。体の制御、感情、便通、さらに体の体温調節の制御。仕事、人間関係における場所、経済状態、着るものにさえ制御を失う。医師やセラピストが助けてくれるが、制御しているのは彼らであってあなたではない。当然、彼らが自分たちを治してくれるものと期待して、専門家に制御を預ける。友人や、ときには赤の他人でさえも、望みもしないのに助言をくれる。

　同時に、どの医師に診てもらうか、どんな治療が必要なのか、その副作用はどうか、どれくらい長く続くのかという、難しい意思決定に膨大なエネルギーを費やさなければならない。この検査結果は何を意味するのか。ウェブ上でもっとよい治療法は

ないか。セカンドオピニオンを受けるべきか。どれくらい費用がかかり、どれくらい保障されるのか。重要な意思決定には終わりがなく、疲労してしまう。

このあらゆる変化は圧倒的で、自分がどのように感じ何を求めているのかを理解することが難しくなってしまう。治療選択肢や親切な助言に押しつぶされそうになったサバイバーは、自分の心と体に耳を傾けることを学ぶ。何を感じているのか。瞑想などの実践的な手段を学び、生活を取り戻し始める。がんに罹る前よりも良好な、自己制御の感覚を再構築するのは、簡単なことでもすぐにできることでもない。日常的なヨガプラクティスがそれに役立つ。

ヒンドゥー教、仏教およびヨガの聖典には、生活の道筋を支える倫理的指針や行いの規律が記されている。私はこれらを、文字通りにも比喩的にも、握ることのできる手綱だと考えている。例えば、ヨガの哲学では、禁戒Yama（ヤマ）と勧戒Niyama（ニヤマ）という倫理的・精神的な教えがある。1つ目のヤマは、アヒンサー、すなわち非暴力である。言い換えると、優しさある行いである。自分自身から始めよう。自分に優しくなるのだ。自分を慈しむ行いは、呼吸をゆっくりするとか、姿勢を正して座るとか、単純なことでいい。そうするだけで、何かがだめになりそうなとき、あなたが必要とする手綱の制御を多くのヨガが与えてくれる。

2. 危機を特定しない。 がんに罹ることについて、書かれたり話題にされたりしない難しい問題は、一時的に自我が損なわれることである。タバコさえ吸わなければ、とか、あの食生活を続けていれば、とか、もっと豆腐を食べていれば、とか、電子レンジのそばに立たなければ、とか考えてしまう。ストレスさえうまくコントロールしていれば、病気にはならなかったかもしれない。若いうちに何か悪いことをして、自分の過ちのために今辛い目にあっていると感じているかもしれない。さらし者になる、過ちを犯してしまった、家族や友人、赤の他人さえも自分を「普通ではない」と思うかもしれない、という感情は、非常に不快なものである。そのような感情は不合理なものだが、消え失せるものではない。

個人的に私は、そうした問いや疑いを抱えながら生きている。だが、「ある原因」を探すことは無益であり、がんを管理するという大変な仕事による心の動揺だということを分かっている。大半のがんに非常に多くの隠された原因があり、個人で制御することはできないのだから、数年前に違うことができたかもしれないと考えることは無駄である。あなたの細胞突然変異の原因や、なぜ免疫系が最初の変異細胞を捕えられなかったのかを正確に言える人はいないのだから、がんを謎として考えておく方がよい。本当の原因は秘められたままである。それを知ったところで受け入れることができるのか。

友人や家族の前でさらし者にされたような、恥ずかしい気分になるかもしれない。さらに悪いことに、何人かの私の生徒は、何か悪いことをしたような、後ろめたさを

感じたという。

誰も、さらし者や弱者になりたくないし、後ろめたく感じたくもない。弱くも病気にも思われたくない。サバイバーが最も望むこと、それは普通であると感じることだ。そして、他者から普通に扱われることだ。

私はサバイバーたちに、襲ってくるこれらの思いや感情を、たとえそれがもっともな人間の反応であっても、認識するよう求めている。最も重要なこととして、私たちは「大丈夫。私は私。これが私でこれが私の望むこと」ということを学ぶことができる。それを行うことで、他の人と同じように、広大な宇宙の中に自分の居場所を確保する。

3. しばし休む。不快なこと、困難を受け入れることを学ぼう。仏教では、人間は考えや物に執着することによって苦しむと考えられており、一歩か二歩引いてみるよう諭される。間を取ることには重要な教訓がある。心を占める考えや感覚は魅惑的ではある。確かに、私は生きたい、恐れずにいたい、健康になりたい、死にたくもないし病気になりたくもない。それらの大半は、普通であると思いたいのだ。私は胸を取り戻したいし、楽に呼吸をしたい。私が本当に望むことは、がんに罹る前の私になることなのだ。

どんな望みや執着も、重篤な病と闘っているときは特に理解できる。だが、それにこだわり過ぎれば、さらに苦しくなる。私たちは、これらの考えや感情を管理できるが、持続的で日常の意識に侵入する心理的執着として認識したい。

それぞれの考えや感覚を認識しつつ、1つ1つ距離と間を取ることを学ぶ。感情や考えや感覚に反応せず、ただ招かざる客として見るよう努める。心の中の願望に意識をコントロールさせないよう、日常的に存在させないよう努力するのである。そうすることで、私たちは、過去や未来ではなくここでの今の生活を生きることを学ぶ。新しい普通へと動きだす。これが治癒の始まりである。

私は、私たちが必要なこと、本当に欲しいことを宣言すれば、必要なことの大半が叶うと信じている。ヨガは、どんなに困難ながんに見舞われようと、たとえ死に至るものでも、がんと共に生きる手助けをしてくれる。それは、がんを拒否したりくよくよと悩んだりするのではなく、「不快を受け入れる」ことである。とりあえずは、しばらく休もう。

4. 雑音をシャットアウトする。ヨガは、体の感覚だけでなく、日常の意識の干満の認識を高めることによって、これを行う方法を教えてくれる。ヨガは、体とその感覚だけでなく、心とその絶え間なく続くアイデアや感情に耳を澄ますことを教えてくれる。

私たちは、全身がどのように機能するかについての洞察を得るためにヨガをする。何が本当に起こっているかに耳を傾けるため、ヨガを用いて心の中の雑音を締め出

す手助けをする。

呼吸に耳を澄まし、心と体に新しい自信を養う。そうする中で、私たちは柔軟で休息を取りよく管理された体を持つことでより強くなる。ネガティブな考えや恐怖心でいっぱいになるのではなく、意識を管理することを学ぶことで、がんとその治療、残りの人生にうまく対処することができる。これは簡単ではないが、楽しみ、好奇心、希望にあふれたマインドフルな人生を送るための基本的な方法が手に入る。

5. 今を生きる。 果てしない絶望を抱えて生きるのではなく、今、つかの間の私たちが生きているほんの一瞬を生きる。

私が好きな伝統的な仏教徒の話をご紹介する。幸せと愛と健康を模索し手に入れ続ける、世界中のサバイバーに届けたい。

> 毎朝、尼僧は森の中を散歩した。さわやかに晴れたある朝、葉ががさがさ音を立てるのを聞いた。見上げると、大きなトラが遠くから彼女を見ている。トラがいまにも襲ってきそうなのが分かると、彼女はあらん限りの速さで逃げたが、険しい崖に続く広いところまで来るのがやっとだった。他に逃げるところはどこにも見当たらず、尼僧は大きな蔓の一部を握って崖に垂らし、トラが追いつくやいなや降り始めた。細い蔓の端っこをつかんでぶら下がる尼僧の上では、トラがうなり声をあげ、下には深い渓谷が口を開けている。さらに悪いことに、ネズミが現れて、尼僧が握る蔓のすぐ上をガリガリとかじり始めた。追い払おうにも手が届かない。ちょうどそのとき、尼僧は崖の岩肌から野いちごが生えていることに気がついた。赤い丸々とした実をつけている。それに手を伸ばして実を摘み、口の中へ入れると、彼女は「おいしいいちご」と心の中でつぶやいた…

虎やネズミのことは忘れ、手に届くいちごの甘さを味わってはいかがだろうか。ヨガを始めとする自己治癒のプラクティスを通して、自分のための時間を見つけるのだ。冬に窓の前に静かに座って雪が降るのを眺めるようなちょっとしたことに時間を取る余裕を人生に与えてみてほしい。

ナマステ

結論

人生はチャンス。恩恵を受けなさい。

人生は美しさ。賞賛しなさい。

人生は夢。実現しなさい。

人生は挑戦。挑みなさい。

人生は義務。それをやり遂げなさい。

人生はゲーム。それを楽しみなさい。

人生は約束。果たしなさい。

人生は悲しみ。乗り越えなさい。

人生は歌。歌いなさい。

人生は困難。受け入れなさい。

人生は悲劇。立ち向かいなさい。

人生は冒険。恐れずやってみなさい

人生は運。つかみなさい。

人生はあまりに貴重。台無しにしないで。

人生は人生。闘いなさい。

マザーテレサの格言

サバイバー、講師、医療関係者のためのリソース

　がんとヨガの両方に関する研究およびリソースは常に進化しているが、いずれの分野もまだ初期段階である。学生、サバイバー、ヨガ実践者の皆さんにはぜひ、好奇心をもって本書をお読みいただきたい。事実を学び、謎を解消し、自分のことも他者のことも心から労われる知識を継続的に身に付けていただきたい。

　研究は常に実施されており、がんとヨガの両方について新たな知見が発見されているため、総合的で最新のリソースを提供することは不可能であろう。従って、本書と私の理論を作り上げてきた、また日常的に私が使用しているリソースの一覧を提供する。完全に網羅されたものではないが、あなたの好奇心を掻き立てることができれば幸いである。

　1つアドバイスがある。私は旅路の中で、優れた面白い論文や研究知見に出会ってきた。中には、私を脱線させてしまいかねなかったものもある。事実に基づく情報を求めて仮説が調べられた文献を私が選んでいなければ、容易に誤った方向に進んでいたかもしれない。ぜひ、好奇心をもって、読んだことや気づいたことすべてを調べていただきたい。以下のリソースを用いて、学んだことを検証していただきたい。

がんに関するリソースとサポート情報

American Cancer Society：cancer.org

National Cancer Institute：cancer.gov

Cancer Research UK：cancerresearchuk.org

US National Library of Medicine：PubMed.gov ― 最新の科学的事実に基づく研究に関する最大リソース

Breast Cancer Action：bcaction.org ― 乳がんの蔓延を食い止め、乳がんと闘う生活を改善するための情報、オンラインセミナー、ツールを提供する

Breastcancer.org ― 最新の研究情報、非常に役立つオンラインセミナー、ポッドキャスト、その他のリソース

National Lymphedema Network：lymphnet.org ― 研究、リソース、支援団体、マッサージ専門家およびリンパ浮腫専門家のネットワークを提供

Cure Magazine：curetoday.com ― 研究および最新知見が思慮深くかつ実用的な方法で解釈されており、読みやすい。

がんの権利擁護組織

Young Survival Coalition：youngsurvival.org — 乳がんに向き合う若い女性のためのリソースおよび擁護

Patient Advocate Foundation：patientadvocate.org — 保険および健康保険の利用の問題に関するリソースおよび擁護

4wholeness.com — 乳がんを患うまたは乳がんから回復した女性の健康全般に関するリソースおよび擁護

Health Monitor：healthmonitor.com — 特にがんやその他の疾患に苦しむ人々のための健康的な生活の選択を応援するリソースおよび擁護

ヨガのリファレンスおよび出版物

International Association of Yoga Therapists (IAYT)：iayt.org — ヨガと医療をつなぐヨガセラピー

Sciatica.org — ヨガ、骨粗鬆症、その他の話題に関する研究知見およびニュース

『**Lilias! Yoga Gets Better With Age**』（Lilias Folan, Rodale, 2005）

『**OM Yoga: A Guide to Daily Practice**』（Cyndi Lee, Chronicle Books, 2002）

『**Science of Breath: A Practical Guide**』（Swami Rama, Rudolph Ballentine, M.D., Alan Hymes, M.D., The Himalayan Institute Press, 1979）

『**The Breathing Book**』（Donna Farhi, Owl Books, Henry Holt & Co., 1996）

『**The Woman's Book of Yoga & Health**』（Linda Sparrowe, ShambhalaPublications, 2002）

『**Yoga for Wellness**』（Gary Kraftsow, Penguin Compass,1999）

『**30 Essential Yoga Poses: For Beginning Students and Their Teachers**』（Judith Lasater, Ph.D., P.T., Rodmell Press, 2003）

yoga 4 cancer (「がんのためのヨガ」) について

「がんのためのヨガ（y4c）」理論、クラス、研修、研究およびイベントに関する詳しい情報については、y4c.comを参照されたい。

注

第3部　1　がんとヨガの科学的理解

1. American Cancer Society, "Cancer Treatment and Survivorship Facts and Figures 2012–2013," 1.
2. Kirkwood, et al. "Yoga for Anxiety," bjsm.bmj.com/content/39/12/884.full; and "Yoga for Anxiety and Depression," www.health.harvard.edu/newsletters/Harvard_Mental_Health_Letter/2009/April/Yoga-for-anxiety-and-depression.
3. Anderson, et al. "Breathing Variability," www.ncbi.nlm.nih.gov/pmc/articles/PMC2752321.
4. American Cancer Society, "Physical Activity and the Cancer Patient," www.cancer.org/treatment/survivorshipduringandaftertreatment/stayingactive/physical-activity-and-the-cancer-patient.
5. Ornish, *The Spectrum.*
6. Rockhill et al., "Physical Activity and Mortality," www.ncbi.nlm.nih.gov/pmc/articles/PMC1446638/pdf/11291369.pdf. For an exhaustive treatment of the benefits of exercise on health outcomes from the American Heart Association, see also Kokkinos and Myers, "Exercise and Physical Activity."
7. Holmes et al., "Physical Activity and Survival," jama.jamanetwork.com/article.aspx?articleid=200955.
8. Blech, *Healing through Exercise.*
9. Sharma and Haider, "Yoga as an Alternative and Complementary Treatment."
10. Kushi et al., "American Cancer Society Guidelines," http://onlinelibrary.wiley.com/doi/10.3322/caac.20140/full.
11. Singh et al., "Physical Activity and Performance," 49, http://archpedi.jamanetwork.com/article.aspx?articleid=1107683.
12. Iyengar, *Light on Yoga.*
13. Benson, *The Relaxation Response.*
14. Ader and Cohen, "Behaviorally Conditioned Immunosuppression."
15. American Cancer Society, "Attitudes and Cancer," www.cancer.org/treatment/treatmentsandsideeffects/emotionalsideeffects/attitudes-and-cancer.
16. Kytle, *To Want to Learn,* 104.
17. For a recent overview and positive "vision" of CAM, see Barnett and Shale, "The Integration of Complementary and Alternative Medicine."
18. Hildebrand et al., "Recreational Physical Activity."

第3部　2 回復と予防のための科学の適用

1. "Yoga in America Study 2012," www.yogajournal.com/press/yoga_in_america.
2. Schaffer, "Do Our Bones Influence Our Minds?," www.newyorker.com/online/blogs/elements/2013/11/do-our-bones-influence-our-minds.html.
3. "Bone Health," www.macmillan.org.uk/Cancerinformation/Livingwithandaftercancer/Lifeaftercancer/Bonehealth.aspx.
4. Yung et al., "Effects of Weight Bearing," bjsm.bmj.com/content/39/8/547.long.
5. Fishman, "Yoga for Osteoporosis," www.sciatica.org/downloads/YogaOsteoporosis_PilotStudy.pdf.
6. Satin, Linden, and Millman, "Yoga and Psychophysiological Determinants."
7. Fishman, "Private Study and New Book," www.huffingtonpost.com/loren-fishman-md/pilot-study-and-new-book_b_384430.html.
8. Smith and Boser, "Yoga, Vertebral Fractures, and Osteoporosis: Research and Recommendations," www.undulationexercise.com/publications/yoga-vertebral-fractures-and-osteoporosis.pdf.
9. American Cancer Society, www.cancer.org.
10. Qu et al., "Rapid Gene Expression," www.plosone.org/article/info%3Adoi%2F10.1371%2Fjournal.pone.0061910.
11. Mandal, "What Is Gene Expression?" www.news-medical.net/health/What-is-Gene-Expression.aspx.
12. American Cancer Society, www.cancer.org.
13. Dhananjai et al., "Reducing Psychological Distress," www.ncbi.nlm.nih.gov/pmc/articles/PMC3573546.
14. Buffart et al., "Physical and Psychosocial Benefits of Yoga," www.biomedcentral.com/1471-2407/12/559.
15. Mackenzie et al., "Affect and Mindfulness," www.ncbi.nlm.nih.gov/pmc/articles/PMC3676912.
16. Streeter et al., "Effects of Yoga," online.liebertpub.com/doi/pdf/10.1089/acm.2010.0007.
17. Mustian et al., "Multicenter, Randomized Controlled Trial of Yoga for Sleep Quality Among Cancer Survivors."

18. Sephton et al., "Depression, Cortisol, and Suppressed Cell-Mediated Immunity in Metastatic Breast Cancer."

19. Novotney, "Yoga as a Practice Tool," www.apa.org/monitor/2009/11/yoga.aspx.

20. Costanzo, Ryff, and Singer, "Psychosocial Adjustment Among Cancer Survivors," www.ncbi.nlm.nih.gov/pmc/articles/PMC2668871.

21. Quoted in Wiley-Blackwell, "Yoga Provides Emotional Benefits," www.sciencedaily.com/releases/2009/02/090224230707.htm.

第2部　1「がんのためのヨガ」方法論

1. Goodwin et al., "The Effect of Group Psychosocial Support," www.nejm.org/doi/full/10.1056/NEJMoa011871#t=articleTop.

2. Rama, *Meditation and Its Practice*.

3. Carlson and Garland, "Impact of Mindfulness-Based Stress Reduction."

4. Iyengar, *Light on Life*, 28.

参考文献

Ader, Robert, and Nicholas Cohen. "Behaviorally Conditioned Immunosuppression." *Psychosomatic Medicine* 37, no. 4 (1975): 333–40.

American Cancer Society. "Attitudes and Cancer." March 31, 2014. www.cancer.org/treatment/treatmentsandsideeffects/emotionalsideeffects/attitudes-and-cancer.

———. "Cancer Treatment and Survivorship Facts and Figures 2012–2013." Atlanta, Ga.: American Cancer Society, 2012. www.cancer.org/acs/groups/content/@epidemiologysurveilance/documents/document/acspc-033876.pdf.

———. *Lymphedema: Understanding and Managing Lymphedema After Cancer Treatment.* Atlanta, Ga.: American Cancer Society, 2006.

———. "Physical Activity and the Cancer Patient." February 06, 2013. www.cancer.org/treatment/survivorshipduringandaftertreatment/stayingactive/physical-activity-and-the-cancer-patient.

Anderson, David E., Jessica D. McNeely, Margaret A. Chesney, and Beverly G. Windham. "Breathing Variability at Rest Is Positively Associated with 24-Hr Blood Pressure Level." *American Journal of Hypertension* 21, no. 12 (2008): 1324–29. www.ncbi.nlm.nih.gov/pmc/articles/PMC2752321.

Barnett, Jeffrey E., and Allison J. Shale. "The Integration of Complementary and Alternative Medicine (CAM) Into the Practice of Psychology: A Vision for the Future." *Professional Psychology: Research and Practice* 43, no. 6 (2012): 576–85.

Benson, Herbert. *The Relaxation Response.* Revised edition. New York: Avon Books, 2000. First published 1976.

Blech, Jörg. *Healing through Exercise: Scientifically-Proven Ways to Prevent and Overcome Illness and Lengthen Your Life.* New York: Merloyd Lawrence Books/Perseus, 2009.

Block, Keith I. *Life Over Cancer: The Block Center Program for Integrative Cancer Treatment.* New York: Bantam Books, 2009.

"Bone Health." Macmillan Cancer Support. July 1, 2011. www.macmillan.org.uk/Cancerinformation/Livingwithandaftercancer/Lifeaftercancer/Bonehealth.aspx.

Broad, William J. *The Science of Yoga: The Risks and Rewards*. New York: Simon & Schuster, 2012.

Buffart, Laurien M., Jannique GZ van Uffelen, Ingrid I. Riphagen, Johannes Brug, Willem van Mechelen, Wendy J. Brown, and Mai JM Chinapaw. "Physical and Psychosocial Benefits of Yoga in Cancer Patients and Survivors, a Systematic Review and Meta-Analysis of Randomized Controlled Trials." *BMC Cancer* 12 (2012): 559. www.biomedcentral.com/1471-2407/12/559.

Carlson, Linda E., and Sheila N. Garland. "Impact of Mindfulness-Based Stress Reduction (MSBR) on Sleep, Mood, Stress, and Fatigue Symptoms in Cancer Outpatients." *International Journal of Behavioral Medicine* 12, no. 4 (December 2005): 278–85

Chödrön, Pema. *When Things Fall Apart*. Boston: Shambhala Publications, 1997.

———. *The Pocket Pema Chödrön*. Boston: Shambhala Publications, 2008.

Cohen, Darlene. *Turning Suffering Inside Out: A Zen Approach to Physical and Emotional Pain*. Boston: Shambhala Publications, 2000.

Costanzo, Erin, Carol Ryff, and Burton Singer. "Psychosocial Adjustment among Cancer Survivors: Findings from a National Survey of Health and Well-Being." *Health Psychology* 28 (March 2009): 147–56. www.ncbi.nlm.nih.gov/pmc/articles/PMC2668871.

Coulter, H. David. *Anatomy of Hatha Yoga*. Marlboro, Vt.: Body and Breath, 2002.

Wiley-Blackwell. "Yoga Provides Emotional Benefits to Women with Breast Cancer." *Science Daily* (March 2, 2009). www.sciencedaily.com/releases/2009/02/090224230707.htm.

Dhananjai, S., Sadashiv, Sunita Tiwari, Krishna Dutt, and Rajjan Kumar. "Reducing Psychological Distress and Obesity through Yoga Practice." *International Journal of Yoga Therapy* 6, no. 1 (January–June 2013): 66–70. www.ncbi.nlm.nih.gov/pmc/articles/PMC3573546.

Ehrenreich, Barbara. *Bright-Sided: How Positive Thinking Is Undermining America*. New York: Metropolitan Books, 2009.

Fishman, Loren. "Private Study and New Book Prove Yoga's Benefits in Treating Osteoporosis." *The Huffington Post*, December 8, 2009. www.huffingtonpost.com/loren-fishman-md/pilot-study-and-new-book_b_384430.html.

———. "Yoga for Osteoporosis: A Pilot Study." *Topics in Geriatric Rehabilitation* 25, no. 3 (July/September 2009): 244–50. www.sciatica.org/downloads/YogaOsteoporosis_PilotStudy.pdf.

Foldi, Michael, and Roman Strossenreuther. *Foundations of Manual Lymph Drainage*. Third edition. New York: Elsevier Mosby Press, 2005.

Garcia, Megan. *Mega Yoga: The First Yoga Program for Curvy Women*. New York: DK Publishing, 2006.

Goodwin, Pamela J., Molyn Leszcz, Marguerite Ennis, Jan Koopmans, Leslie Vincent, Helaine Guther, Elaine Drysdale, et al. "The Effect of Group Psychosocial Support on Survival in Metastatic Breast Cancer." *New England Journal of Medicine* 345 (2001): 1719–26. www.nejm.org/doi/full/10.1056/NEJMoa011871#t=article.

Groopman, Jerome. *The Anatomy of Hope: How People Prevail in the Face of Illness*. New York: Random House, 2004.

Hanh, Thich Nhat. *The Miracle of Mindfulness: An Introduction to the Practice of Meditation*. Boston: Beacon Press, 1987.

Harrington, Anne. *The Cure Within: A History of Mind-Body Medicine*. New York: W.W. Norton, 2008.

Harrison, Eric. *How Meditation Heals: Scientific Evidence and Practical Applications*. Berkeley, Calif.: Ulysses Press, 2000.

Harvard Health Publications. "Yoga for Anxiety and Depression." www.health .harvard.edu/newsletters/Harvard_Mental_Health_Letter/2009/April/ Yoga-for-anxiety-and-depression.

Hildebrand, Janet S., Susan M. Gapstur, Peter T. Campbell, Mia M. Gaudet, and Alpa V. Patel. "Recreational Physical Activity and Leisure-Time Sitting in Relation to Postmenopausal Breast Cancer Risk." *Cancer Epidemiology, Biomarkers and Prevention* 22 (October 2013): 1906–12.

Hitchens, Christopher. "Topic of Cancer." *Vanity Fair*, September 2010: 1–5.

Hoffman, Lisa. *The Healing Power of Movement*. New York: Perseus Books Group, 2002.

Holland, Jimmie C., and Sheldon Lewis. *The Human Side of Cancer: Living with Hope, Coping with Uncertainty*. New York: HarperCollins, 2000.

Holmes, Michelle D., Wendy Y. Chen, Diane Feskanich, Candyce H. Kroenke, and

Journal of the American Medical Association 293, no. 20 (2005): 2479–86.

Holtby, Lisa. *Healing Yoga for People Living with Cancer*. Lanham, MD: Taylor Trade Publishing, 2004.

Iyengar, B. K. S. *Light on Life: The Yoga Journey to Wholeness, Inner Peace, and Ultimate Freedom*. Emmaus, Pa.: Rodale, 2005.

———. *Light on Yoga*. New York: Random House/Schocken Books, 1977.

Johnson, George. *The Cancer Chronicles: Unlocking Medicine's Deepest Mystery*. New York: Alfred A. Knopf, 2013.

Kabat-Zinn, Jon. *Wherever You Go There You Are: Mindfulness Meditation in Everyday Life*. New York: Hyperion, 1994.

Kaelin, Carolyn M., Francesca Coltrea, Josie Gardiner, and Joy Prouty. *The Breast Cancer Survivor's Fitness Plan*. New York: McGraw Hill, 2007.

Kaye, Ronnie. *Spinning Straw into Gold: Your Emotional Recovery from Breast Cancer*. New York: Fireside, 1991.

Khalsa, Sat Bir S., Bethany Butzer, Stephanie M. Shorter, Kristen M. Reinhardt, Stephen Cope. "Yoga Reduces Performance Anxiety in Adolescent Musicians." *Alternative Therapies in Health and Medicine* 19, no. 2 (March/April 2013): 34–45.

Kirkwood, G., H. Rampes, V. Tuffrey, J. Richardson, K. Pilkington. "Yoga for Anxiety: A Systematic Review of the Research Evidence" *British Journal of Sports Medicine* 39, no. 12 (December 2005): 884–91. bjsm.bmj.com/content/39/12/884.full.

Kleinberg, Mona. "Working It Out: Exercise and Weight Management for Health and Well-Being." *Insight* (Spring 2006): 1.

Kokkinos, Peter, and Jonathan Myers. "Exercise and Physical Activity; Clinical Outcomes and Applications." *Circulation* 122 (2010): 1637–48. http://circ.ahajournals.org/content/122/16/1637.full.

Kushi, Lawrence H., Colleen Doyle, Marji McCullough, Cheryl L. Rock, Wendy Demark-Wahnefried, Elisa V. Bandera, Susan Gapstur, Alpa V. Patel, Kimberly Andrews, Ted Gansler, and The American Cancer Society 2010 Nutrition and Physical Activity Guidelines Advisory Committee. "American Cancer Society Guidelines on Nutrition and Physical Activity for Cancer Prevention: Reducing the Risk of Cancer with Healthy Food Choices and Physical Activity." *CA: A Cancer Journal for Clinicians* 62 (2012): 30–67, www.onlinelibrary.wiley.com/doi/10.3322/caac.20140/full.

Kytle, Jackson. *To Want to Learn: Insights and Provocations for Engaged Learning.* Second edition. New York: Palgrave Macmillan, 2012.

Langer, Ellen J. *Mindfulness.* Reading, Pa.: Addison-Wesley, 1998.

———. *Counterclockwise: Mindful Health and the Power of Possibility.* New York: Ballantine Books, 2009.

Leaf, Clifton. *The Truth in Small Doses: Why We're Losing the War on Cancer—and How to Win It.* New York: Simon & Schuster, 2013.

Levine, Alison Spatz, and Judith L. Balk. "Yoga and Quality-of-Life Improvement in Patients with Breast Cancer: A Literature Review." *International Journal of Yoga Therapy* 22 (2012): 95–99.

Lewis, Shelly. *Five Lessons I Didn't Learn from Breast Cancer (and One Big One I Did).* New York: Penguin Books, 2008.

Love, Susan. *Dr. Susan Love's Breast Book.* Fifth edition. New York: Da Capo Press, 2010.

Mackenzie, Michael J., Linda E. Carlson, Panteleimon Ekkekakis, David M. Paskevich, and S. Nicole Culos-Reed. "Affect and Mindfulness as Predictors of Change in Mood Disturbance, Stress Symptoms, and Quality of Life in a Community-Based Yoga Program for Cancer Survivors." *Evidence-Based Complementary and Alternative Medicine* (2013): www.ncbi.nlm.nih.gov/pmc/articles/PMC3676912.

Mandal, Ananya. "What Is Gene Expression?" *News Medical* (June 24, 2014): www.news-medical.net/health/What-is-Gene-Expression.aspx.

Mukherjee, Siddhartha. *The Emperor of All Maladies: A Biography of Cancer.* New York: Simon and Schuster, 2011.

Mustian, Karen M., Lisa K. Sprod, Michelle Janelsins, Luke J. Peppone, Oxana G. Palesh, Kavita Chandwani, Pavan S. Reddy, Marianne K. Melnik, Charles Heckler, and Gary R. Morrow. "Multicenter, Randomized Controlled Trial of Yoga for Sleep Quality among Cancer Survivors." *Journal of Clinical Oncology* 31, no. 26 (2013): 3233–41.

Nirmalananda, Swami. *Yogic Management of Cancer.* Bihar, India: Yoga Publications Trust, 2009.

Novotney, Amy. "Yoga as a Practice Tool." *Monitor on Psych*ology 40, no. 10 (November 2009): 38. www.apa.org/monitor/2009/11/yoga.aspx.

Offit, Paul A. *Do You Believe in Magic: The Sense and Nonsense of Alternative Medicine.* New York: Harper, 2013.

Ornish, Dean. *Dr. Dean Ornish's Program for Reversing Heart Disease: The Only System Scientifically Proven to Reverse Heart Disease Without Drugs or Surgery.* New York: Ivy Books, 1996.

————. *The Spectrum: A Scientifically Proven Program to Feel Better, Live Longer, Lose Weight, and Gain Health.* New York: Ballantine, 2007.

Qu, Su, Solveig Mjelstad Olafsrud, Leonardo A. Meza-Zepeda, and Fahri Saatcioglu. "Rapid Gene Expression Changes in Peripheral Blood Lymphocytes upon Practice of a Comprehensive Yoga Program." PLOS ONE (April 17, 2013). DOI: 10.1371/journal.pone.0061910.

Rama, Swami. *Meditation and Its Practice.* Honesdale, Pa.: Himilayan Institute Press, 1992.

Remen, Rachel Naomi. *Kitchen Table Wisdom.* Tenth anniversary edition. New York: Penguin Books, 2006.

Rockhill, Beverly, Walter C. Willett, JoAnn E. Manson, Michael F. Leitzmann, Meir J. Stampfer, David J. Hunter, and Graham A. Colditz. "Physical Activity and Mortality: A Prospective Study Among Women." *American Journal of Public Health* 91, no. 4 (2001): 578–83. www.ncbi.nlm.nih.gov/pmc/articles/PMC1446638/pdf/11291369.pdf.

Rollin, Betty. *Here's the Bright Side: Of Failure, Fear, Cancer, Divorce, and Other Bum Raps.* New York: Random House, 2007.

Satin, Jillian R., Wolfgang Linden, and Roanne D. Millman, "Yoga and Psychophysiological Determinants of Cardiovascular Health: Comparing Yoga Practitioners, Runners, and Sedentary Individuals." *Annals of Behavioral Medicine* 47, no. 2 (2014): 231–41.

Servan-Schreiber, David. *Anticancer: A New Way of Life.* New York: Viking, 2009.

Schaffer, Amanda. "Do Our Bones Influence Our Minds?" *The New Yorker,* November 4, 2013: www.newyorker.com/online/blogs/elements/2013/11/do-our-bones-influence-our-minds.html?printable=true&currentPage=all.

Schnipper, Hester Hill. *After Breast Cancer: A Common-Sense Guide to Life After Treatment.* New York: Bantam Dell, 2006.

Sephton, S. E., F. S. Dhabhar, A. S. Keuroghlian, J. Giese-Davis, B. S. McEwen, A. C. Ionan, and D. Spiegel. "Depression, Cortisol, and Suppressed Cell-mediated Immunity in Metastatic Breast Cancer." *Brain Behavior and Immunity* 23, no. 8 (2009): 1148–55.

Sharma, Manoj, and Taj Haider. "Yoga as an Alternative and Complementary Treatment for Cancer: A Systematic Review." *The Journal of Alternative and Complementary Medicine* 19, no. 11 (2013): 870–75.

Sherman, Paulette Kouffman. *The Cancer Path: A Spiritual Journey into Healing, Wholeness & Love.* New York: Parachute Jump Publishing, 2013. http://parachute-jumppublishing.com.

Silver, Julie K. *After Cancer Treatment: Heal Faster, Better, Stronger.* Baltimore, Md.: The Johns Hopkins University Press, 2006.

Singh, Amika, Léonie Uijtdewilligen, Jos W. R. Twisk, Willem van Mechelen, and Mai J. M. Chinapaw. "Physical Activity and Performance at School: A Systematic Review of the Literature Including a Methodological Quality Assessment." *Archives of Pediatrics and Adolescent Medicine* 166, no. 1 (2012): 49–55. http://archpedi.jamanetwork.com/article.aspx?articleid=1107683.

Smith, Eva Norlyk, and Anita Boser. "Yoga, Vertebral Fractures, and Osteoporosis: Research and Recommendations." *International Journal of Yoga Therapy* 23, no. 1 (2013): 17–23. www.undulationexercise.com/publications/yoga-vertebral-fractures-and-osteoporosis.pdf.

Sontag, Susan. *Illness as Metaphor.* New York: Farrar, Straus and Giroux, 1978.

Sparrowe, Linda and Patricia Walden. *The Woman's Book of Yoga & Health: A Lifelong Guide to Wellness.* Boston: Shambhala Publications, 2002.

Spiegel, David, "Mind Matters in Cancer Survival." *Journal of the American Medical Association* 305, no. 5 (2011): 502–3.

Streeter, Chris C., Theodore H. Whitefield, Liz Owen, Tasha Rein, Surya K. Karri, Aleksandra Yakhkind, Ruth Perlmutter et al., "Effects of Yoga Versus Walking on Mood, Anxiety, and Brain GABA Levels: A Randomized Controlled MRS Study." *The Journal of Alternative and Complementary Medicine* 6, no. 11 (2010): 1145–52. online.liebertpub.com/doi/pdf/10.1089/acm.2010.0007.

Trevino, Haven. *The Tao of Healing: Meditations for Body and Spirit.* Novato, Calif.: New World Library, 1999.

Weed, Susun S. *Breast Cancer? Breast Health!: The Wise Woman Way.* New York: Ash Tree Publishing, 1996.

Weiss, Marisa C. *Living Beyond Breast Cancer: A Survivor's Guide for When Treatment Ends and the Rest of Your Life Begins.* New York: Random House, 1996.

Wilber, Ken. *Grace and Grit: Spirituality and Healing in the Life and Death of Treya Killam Wilber.* Boston: Shambhala Publications, 2001.

"Yoga in America Study 2012." Harris Interactive Service Bureau. www.yogajournal.com/press/yoga_in_america.

Yung, P. S., Y. M. Lai, P. Y. Tung, H. T. Tsui, C. K. Wong, V. W. Hung, and L. Qin. "Effects of Weight Bearing and Non-Weight Bearing Exercises on Bone Properties Using Calcaneal Quantitative Ultrasound." *British Journal of Sports Medicine* 39, no. 8 (2005): 547–51. bjsm.bmj.com/content/39/8/547.long.

Zahavich, Ashley N. Ross, John A. Robinson, David Paskevich, and S. Nicole Culos-Reed. "Examining a Therapeutic Yoga Program for Prostate Cancer Survivors." *Integrative Cancer Therapies* 12, no. 2 (March 2013): 113–25.

索引

あ

アームヴィンヤサ　74-78
　親指を上に向ける　74
　サボテンのティーポット　77
　手を打つサボテン　75
　「特別なポーズ」も参照
　ねじったサボテン　76
　汚れたＴシャツ　78
アイアンガー, B. K. S.　44,
　59, 247
アイピロー　141
アイヤー, ピコ　49
仰向けでのヴィンヤサ　82-91
　脚揺らし　84-85
　クランチとスイッチ　86-87
　サボテンでの腕の支え　91
　全身ストレッチ　82-83
　「特別なポーズ」も参照
　ねじりクランチ　88
　両膝をつけて座り手を打つ
　　サボテン　89
　両膝をつけて座りねじった
　　サボテン　90
あぐら　64, 78
脚揺らし
　主な説明　84-85
　プラクティスの例における
　　155, 168, 194
アッシジのフランシスコ、聖
　50
圧縮と解放の効果　247,
　266
集めて保持する
　主な説明　73
　副作用に対する　214,
　　220
　プラクティスの例における
　　152, 164
アナンダマヤ・コーシャ　35-
　36
新たな正常状態の維持に

おけるプラクティスの例
　208-11, 226-31
アンジェロウ、マヤ　260
アンナマヤ・コーシャ　32-33
生き抜くための計画　2
椅子、～に座って　63
椅子のポーズ
　主な説明　112
　失禁に対する　222
　プラクティスの例における
　　171
痛みの管理、のためのヨガ
　273
一里塚　15
今、～を生きる　283
今を生きる　283
ヴィジナナマヤ・コーシャ　34-
　35
ヴィラアサナ（英雄座）　65
ウィンフリー, オプラ　280
ヴィンヤサ
　仰向けでの（背中を下にし
　　た）　82-91
　うつ伏せの（腹ばいでの）
　　102-105
　腕　74-78
　定義　59
ウォーミングアップ　71-108
　アームヴィンヤサ　74-78
　仰向けでのヴィンヤサ　82-
　　91
　うつ伏せでのヴィンヤサ
　　102-105
　呼吸とともに動き始める
　　71-73
　座位での腰と脊椎の　79-
　　81
　立ち上がりと横たわり
　　106-107
　手と膝の　92-101
うつ伏せでのヴィンヤサ
　102-105

「特別なポーズ」も参照
　～の効用　102
　パジャマ・パーティ　103
　バットキック（半弓）　104-
　　105
　腹臥位（うつ伏せ）　102
運動
　圧縮と解放の効果　247,
　　266
　歩く瞑想　70
　生きていることと　18
　がんサバイバーによる　32-
　　33
　「がんのためのヨガ」の構成
　　単位　44
　筋骨格系　239
　筋による体内器官の　239
　薬としてのエクササイズ
　　243-244
　血液循環　237, 251
　～するように作られている体
　　242
　「ダイナミック・スティルネス」
　　も参照
　抵抗　248
　～によって構築される筋力と
　　柔軟性　242-243
　～の効果　246
　～の重要性　32, 242-243
　～の種類　246-247
　ヨガの健康的利点　44,
　　248-249, 250-251,
　　252
　リンパ液　237, 250
英雄座（ヴィラアサナ）　65
エクササイズ　「動き」「ヨガ」
　を参照
エフェソスのヘラクレイトス
　279
エンパワメント、～のためのヨガ
　277-278
怖れと不安　13, 14, 29-30,

214-215, 273-275
オフィット、ポール　256-257
親指を上に向ける
　主な説明　74
　プラクティスの例における
　　174, 186

か

外皮系　241
回復期のプラクティスの例
　152-155, 169-173
化学療法
　著者の　13-14, 16-18,
　　19-20
　～に対する報酬戦略　13-
　　14
　～によって脅かされる免疫系
　　271
風にたなびく
　（木のように曲がる）
　主な説明　110
　プラクティスの例における
　　183, 191
片足を後ろに引いたシーソー
　主な説明　116-117
　副作用に対する　203,
　　219, 223
　プラクティスの例における
　　158, 171
片足を後ろに引いた太陽礼拝
　主な説明　168-169
　副作用に対する　255,
　　271, 275
　プラクティスの例における
　　158, 171
片足を後ろに引いたねじり
　主な説明　120-121
　～の調節　121
　副作用に対する　217,
　　219
　プラクティスの例における
　　182, 190
片足を後ろに引いたねじりの
　調節　121
肩立ち　「リストラティブな
　肩立ち」を参照
片膝を立てた猫と牛
　主な説明　80
　プラクティスの例における

156, 180, 187
片膝を立てたねじり
　主な説明　81
　解毒に対する　218
　プラクティスの例における
　　157, 181
可動域の問題
　管理、下半身　211-213
　管理、上半身　207-210
　～に対するヨガの効用
　　268-269
壁際で下を向いた犬
　主な説明　114
　副作用に対する　207,
　　222
　プラクティスの例における
　　178, 192
壁際で戦士3
　主な説明　134-135
　副作用に対する　201,
　　220
　プラクティスの例における
　　178
体に耳を傾ける　282-283
がん
　講師として　19-20
　サバイバーの物語　36-
　　39, 232-233, 244-246,
　　249-250, 259, 261-
　　263, 275, 278,
　人格と　254
　著者の経験　9-27
　～と闘う姿勢　13
　～の個別の性質　228
　～の生涯リスク　227
　～の例え　229
　～の旅路の3つの段階　3
　～の有病率　279-280
　ヨガとがんの予防　257-
　　258
　理解　31-33
間質液　235
がん治療
　著者の経験　13-14,
　　16-18, 19-20
　治療期のプラクティス
　　200-203, 216-20
　～に対する報酬戦略　13-
　　14

～によって脅かされる免疫系
　73
がんに関する後ろめたさ
　281-282
がんの診断
　がんに対する反応を
　　制御する　3
　旅路の始まりとして　3
　著者の　9-10
　～に関する後ろめたさ
　　281-282
　～によって開かれた扉
　　228-229
　～の後の感情　11, 12
　～の衝撃　1, 279
「がんのためのヨガ」方法論
　ウェブサイト　6
　心血管系の効用　268
　～におけるポジティブなイ
　　メージ　276-277
　～による可動域の増大
　　268-269
　～の5原則　31-36
　～の7構成単位　40-49
　1つの目的としての免疫系の
　　強化　271
木のように曲がる
　「風にたなびく」を参照
休息、積極的　13
胸管　237, 266
共通感覚、ポーズの選択に
　おける　59
均等な呼吸　67
筋力強化のプラクティスの
　例　160-163, 180-185,
　　186-195
筋力、骨、バランスの強化
　109-137
　「がんのためのヨガ」の構成
　　単位　45-46
　戦士のポーズ　124-131
　太陽礼拝　115-123
　立つポーズ　109-114
　～におけるヨガの効用
　　266-268, 269-270
　バランス　109-137
　バランスポーズ　132-137
首の支え、リストラティブな
　ポーズにおける　141

首のストレッチ
主な説明 72
不安／不眠症に対する 214
プラクティスの例における 148, 169
クランチとスイッチ
主な説明 86-87
副作用に対する 205, 216
プラクティスの例における 163, 179
血液循環 237, 251
解毒 218-219, 265-266
ケラー，ヘレン 13, 196
抗がん細胞 235, 252, 271
幸福、〜のためのヨガ 277-278
五感による瞑想の旅 70
呼吸
3段階の呼吸 68
がんから取り戻す 14
がんとヨガと 8
均等な呼吸 67
呼吸器系 240-241
呼吸に従う 123
〜でプラクティスを始める 67-68
筆者の母親からの教え 9, 10, 14
不安／不眠症のための 214-215
プラクティスの例における 148, 152, 156, 160, 164, 169, 174, 180, 186
プラナヤマ 41-42
へそ呼吸 68
微笑むブッダの目 68
マインドフル 31-32
呼吸器系 240-241
呼吸とともに動き始める 71-73
集めて保持する 73
首のストレッチ 72
骨盤傾斜 71
「特別なポーズ」も参照
呼吸に従う 123
腰を下ろす

あぐらで 64
椅子に 63
ヴィラアサナ（英雄座）で 65
概要 115
骨盤傾斜
主な説明 71
プラクティスの例における 156, 160, 164
コブラ 「リストラティブな コブラ」を参照
コミュニティ、〜における強み 22-23, 34-35, 254-255
困難、〜を受け入れる 282

さ

座位での腰と脊椎の ウォーミングアップ 79-81
片膝を立てた猫と牛 80
片膝を立てたねじり 81
座った猫と牛 79
「特別なポーズ」も参照
サイドアングル
主な説明 128-129
〜において膝を足首の真上 で曲げて維持 115
プラクティスの例における 158
魚 「リストラティブな魚」を 参照
サバイバーの物語 36-39, 232-233, 244-246, 249-250, 259, 261-263, 275, 278
サボテン形、支える 91
サボテンのティーポット
主な説明 77
プラクティスの例における 149, 170, 187
3段階の呼吸 68
支援グループ、必要性 23
弛緩反応 251-252
自己への慈しみ 35-36
失禁、管理 222-223
至福 35-36
シャバーサナ（日没のポーズ）
「がんのためのヨガ」構成単 位 48-49
主な説明 145

猿たちを飼い馴らす 49
〜における至福のスポット 49
プラクティスの例における 151, 155,159, 163, 168, 173, 179, 185, 195
充実感 35-36
収縮 247
自由な戦士3
主な説明 136-137
骨量減少に対する 201
プラクティスの例における 183, 193
柔軟性、〜に対するヨガの効用 268-269
消化器系 240
人格とがん 254
神経系 238
心血管系 238, 268
身体イメージ、〜によって強化 される 276-277
伸張 246-247
心理学とヨガ 253
睡眠の問題 274
ストラップ、ヨガ 64
澄みわたる空の瞑想 70
座った猫と牛
主な説明 79
「片膝を立てた猫と牛」も 参照
プラクティスの例における 149, 180
脊椎、〜に対するヨガの効用 269-270
背筋を伸ばして片足立ち
主な説明 132-133
骨量減少に対する 202
プラクティスの例における 159, 172
背筋を伸ばして立つ
主な説明 109
ニューロパチー（神経障害） に対する 221
プラクティスの例における 158, 166, 189
積極的休息 13
背中、〜を下にしたヴィンヤサ
「仰向けでのヴィンヤサ」を

参照
戦士1
戦士2
　主な説明　126-127
　体重管理に対する　205
　プラクティスの例における
　　183, 192
　主な説明　124-125
　副作用に対する　200,
　　204
　プラクティスの例における
　　162, 177, 191
戦士のポーズ　124-131
　壁際で戦士3　134-135
　サイドアングル　128-129
　自由な戦士3　136-137
　戦士1　124-125
　戦士2　126-127
　～で膝を足首の真上で
　　曲げて維持　115
　特別なポーズも参照
　トライアングル　130-131
　～における足の幅　126
全身ストレッチ
　主な説明　82-83
　副作用に対する　199,
　　212
　プラクティスの例における
　　167

た
体重増加、管理　203-206,
　　272
対称性、リストラティブなポーズ
　における　141
ダイナミック・スティルネス
　概要　40-41
　～でプラクティスを始める
　　66
　不安／不眠症に対する
　　214
　プラクティスの例における
　　148, 152, 156, 160,
　　164, 169, 174, 180,
　　186
太陽礼拝　115-123
　片足を後ろに引いたシーソー
　　122-123
　片足を後ろに引いた太陽礼

拝　116-117
　片足を後ろに引いたねじり
　　120-121
　片足を後ろに引いたねじりの
　　調節　121
　伝統的な方法と「がんのため
　　のヨガ」による方法　115
　「特別なポーズ」も参照
　～において膝を足首の真上
　　で曲げて維持　115
　～において胸を持ち上げる
　　119
　膝をおろした太陽礼拝、
　　118-119
立ち上がりと横たわり　106-
　　108
　習得の有用性　106
　つま先押しから立ち上がる
　　106-107
　プラクティスの例における
　　153, 157, 161, 165,
　　170, 176, 182, 189
　ランジから立ち上がる　108
立つポーズ　109-114
　椅子のポーズ　112
　風にたなびく（木のように
　　曲がる）　110
　壁際で下を向いた犬　114
　背筋を伸ばして立つ　109
　戦士のポーズ　124-131
　「特別なポーズ」も参照
　～における足の幅　126
　白鳥の翼　111
　三日月　113
チェストオープナー　75
力、あなたのもの　280-281
腸閉塞、管理　216-217
治療期のプラクティスの例
　　148-155, 164-168
つま先押しから立ち上がる
　主な説明　106-107
　ニューロパチー（神経障害）
　　に対する　220
　プラクティスの例における
　　152, 157, 161, 165,
　　170, 176, 182, 189
T細胞　234-235
抵抗　248
適した場所 ヨガ　52

手首、ポーズにおける保護
　　92
手と膝の位置　92
手と膝、～のウォーミングアップ
　　92-101
　手首の保護　92
　手と膝の位置　92
　手と膝をついたねじり　94-
　　95
　手と膝をついたねじりの調節
　　95
　手と膝をついて脚伸ばし
　「特別なポーズ」も参照
　猫と牛　93
　ねじり脚伸ばし　98-99
　ねじり脚伸ばしの調節
　　100-101
　伸ばし（伸展）　96-97
手と膝をついたねじり
　主な説明　94-95
　～の調節　95
　副作用に対する　198,
　　208, 216
　プラクティスの例における
　　149-150, 160, 165
手と膝をついたねじりの調節
　　95
手と膝をついて脚伸ばし
　主な説明　96-97
　副作用に対する　202,
　　203, 221
　プラクティスの例における
　　181, 188
手を打つサボテン
　主な説明　75
　可動域／瘢痕組織に対する
　　207
　プラクティスの例における
　　151, 152, 169, 186
　「両膝をつけて座り手を打つ
　　サボテン」も参照
トライアングル
　主な説明　130-131
　副作用に対する　210,
　　223
　プラクティスの例における
　　158, 177, 192

な

内分泌系　234-235
波に身を任せる瞑想　70
日没のポーズ　「シャバーサ
　ナ」を参照
ニューロパチー（神経障害）、
　管理　220-221
〜により強化される免疫系
　271
認識、ポーズの選択における
　57-58
猫と牛
　主な説明　93
　「片膝を立てた猫と牛」
　　「座った猫と牛」も参照
　プラクティスの例における
　　160, 164
　リンパ浮腫に対する　199
ねじったサボテン
　主な説明　76
　副作用に対する　208,
　　216, 218
　プラクティスの例における
　　169, 187
　「両膝をつけて座りねじる
　　サボテン」も参照
ねじり
　片足を後ろに引いたねじり
　　120-121
　片足を後ろに引いたねじりの
　　調節　121
　片膝を立てたねじり　81
　手と膝のねじりの調節　95
　手と膝をついたねじり　94-
　　95
　「特別なポーズ」も参照
　ねじったサボテン　76
　ねじり脚伸ばし　98-99
　ねじり脚伸ばしの調節
　　100-101
　ねじりクランチ　81
　両膝をつけて座りねじった
　　サボテン　90
ねじり脚伸ばし
　主な説明　98-99
　可動域／瘢痕組織のための
　　213
　〜の調節　100-101

副作用に対する　,206,
　209
プラクティスの例における
　175, 188
ねじり脚伸ばしの調節　100-
　101
ねじりクランチ
　主な説明　88
　失禁に対する　222
　プラクティスの例における
　　159, 184, 194
ねじりの動き　247
野いちごの話　283
伸ばし（伸展）
　手と膝をついて脚伸ばし
　　96-97
　「特別なポーズ」も参照
　ねじり脚伸ばし　98-99
　ねじり脚伸ばしの調節
　　100-101

は

ハートオープナー　75
白鳥の翼
　主な説明　111
　プラクティスの例における
　　154, 166
パジャマ・パーティ
　主な説明　103
　プラクティスの例における
　　163, 178, 193
バットキック（半弓）
　主な説明　104-105
　プラクティスの例における
　　184, 193
　便秘／腹部膨満／腸閉塞に
　　対する　217
バランスポーズ　132-137
　壁際で戦士3　134-135
　自由な戦士3　136-137
　背筋を伸ばして片足立ち
　　132-133
　「特別なポーズ」も参照
　〜の効用　45-46
半弓　「バットキック」を参照
瘢痕組織、管理
　下半身　211-213
　上半身　207-210
膝をおろした太陽礼拝

主な説明　118-119
副作用に対する　211,
　219
プラクティスの例における
　162, 176, 190
皮膚　241
肥満　272
ビヨンセ　56
ファッセル、サンディ　46
不安と恐怖　13, 14, 227-
　228, 273-275, 214-215
不快、〜を受け入れる　282
腹臥位（うつ伏せ）　102
副作用，対象とするポーズ
　可動域／瘢痕組織 - 下半身
　　211-213
　可動域／瘢痕組織 - 上半身
　　207-210
　解毒　218-219
　骨量減少　200-202
　失禁　222-223
　体重増加　203-206
　〜での最良の効果　197
　ニューロパチー（神経障害）
　　220-221
　不安／不眠症　214-215
　便秘／腹部膨満／腸閉塞
　　216-217
　リンパ浮腫　198-199
腹部膨満、管理　216-217
不眠症、管理　214-215
プラーナマヤ・コーシャ　31-
　32
プラクティス
　あなたのものを作る　54-
　　55
　開始　63-70
　自宅でのプラクティスの構築
　　147-148
　定義　4-5
　適した時間　52-53
　適した場所　52
　〜とともに前に進む　278
　〜のためのガイドライン　54
　〜のためのツールキット
　　53-54
　「プラクティスの例」「ヨガ」
　　も参照
プラクティスの開始

呼吸の時間を取る　67-68
腰を下ろす　63-65
ダイナミック・スティルネスを
　見つける　66
瞑想の時間　69-70
プラクティスの例
　新たな正常状態の維持
　　156-159, 174–179
　回復期　152-155, 169-
　　173
　筋力強化　160-163, 180-
　　185, 186-195
　治療期　148-151, 164-
　　168
　「プラクティス」も参照
プラセボ反応　255-257
プラナヤマ　41-42
ブランケット、ヨガ　60
ブリッジ　「リストラティブなブ
　リッジ」を参照
プリンスター, タリ　9-27
　あなたという人間について
　　40
　動きについて　44
　「落ち着かない心を静める」
　　について　41
　化学療法中のヨガ
　　プラクティス　16-20
　がんに関連する怒り　10-
　　12
　がんの恐怖　13-14
　がんのためのヨガの講師
　　として　24-26
　恐怖について　147
　「計画ではない希望」に
　　ついて　7
　健康、がん、そしてヨガに
　　ついて　8
　静かな心と治癒について
　　66
　長引く影響について　59
　～に対するがんの診断
　　9-10
　～によって指導された
　　クリニック　51-52
　～によるヨガとがんに関する
　　研究　21-22
　～によるヨガの発見　14-18
　～の化学療法　13-14,

16-18, 19-20
～の神の石　280
～の手術　12-13
～の先生としてのがん
　19-20
バランスについて　45
復活ボタンとしてのヨガに
　ついて　29
プラクティスの開始時の
　瞑想について　70
変化、がん、そしてヨガに
　ついて　30
目を開いたままの瞑想に
　ついて　42
ブロック、ヨガ　60
プロップ　53, 59-62
分岐点の特定　281-282
ヘーゲル, G. W. F.　146
へそ呼吸　68
変化　279
便秘、管理　216-217
ポーズを選択するためのABC
　57-59
補完代替医療(CAM)　255-
　257
補助枕、ヨガ　62
骨
　筋骨格系　239
　「筋力、骨、バランスの強化」
　　も参照
　構築のためのヨガ　251,
　　267, 200-202
微笑むブッダの目　68
ホルモン補充療法(HRT)
　15-16

ま

マインドフルネス　33-34
マット、ヨガ　60
マノマヤ・コーシャ　33-34
三日月
　主な説明　113
　可動域／瘢痕組織に対する
　　210
　プラクティスの例における
　　161, 167, 190
胸、持ち上げる　121
瞑想
　生き続けるための手段

としての　43
呪文と視覚的誘導　69-70
「ダイナミック・スティルネス」
　も参照
治療としての　20-21
～でプラクティスを始める
　69
～の意味　42-43
～の時間　44
～の頻度　44
～の要件　43
不安／不眠症に対する
　214
プラクティスの例における
　148, 152, 156, 160,
　164, 169, 174, 180,
　186
免疫系
　筋骨格系　239
　健康に維持　32
　呼吸器系　240-241
　消化器系　240
　神経系　238
　心血管系　238
　内分泌系　234-235
　～によるがんの阻止　231,
　　234-235, 252
　～によるがんの特定　235
　～の構成要素　234
　皮膚(外皮)系　241
　ヨガによる強化　271
　リンパ系　235-237

や

ヨガ
　痛みの管理のための
　　273-274
　エンパワメントと幸福感の
　　ための　277-278
　がんの予防と　257-258
　心理学と　253
　体重管理に対する　272,
　　203-206
　定義　2646
　～によって強化される体
　　266-268, 269-270
　～によって強化される身体
　　イメージ　276-277
　～による可動域と柔軟性の

増大　268-269
〜の科学的原則　252
〜の健康的効用　248-
　249, 250-251, 252,
　264
〜の精神的な目的　263-
　264
〜の伝統　263
「プラクティス」も参照
理学療法としての　20
〜を用いた解毒　265-266
ヨガコミュニティ　254-255
ヨガストラップ　62
ヨガに適した時間、見つける
　52-53
ヨガのためのツールキット　53
ヨガブロック　60
ヨガマット　60
ヨガ用ブランケット　60
ヨガ用補助枕　62
汚れたTシャツ
　主な説明　78
　副作用に対する　198,
　　208, 218
　プラクティスの例における
　　153, 174

ら

ラサター , ジュディス　47
ランジから立ち上がる
　主な説明　108
　プラクティスの例における
　　153, 157, 161, 165,
　　170, 176, 182, 189
理学療法　4, 20
リストラティブな肩立ち

主な説明　138-139
不安／不眠症に対する
　215
プラクティスの例における
　195
リストラティブなコブラ
　主な説明　140
　不安／不眠症に対する
　　214
　プラクティスの例における
　　151, 173
リストラティブな魚
　主な説明　143
　可動域／瘢痕組織に対する
　　207, 212
　プラクティスの例における
　　168
リストラティブなブリッジ
　主な説明　144
　プラクティスの例における
　　155, 185
リストラティブなポーズ　138-
　144
　「がんのためのヨガ」の
　　構成単位　46-48
　〜におけるアイピロー　141
　〜における首の支え　141
　〜における対称性　141
　〜の効用　47-48
　〜の物理的な難しさ　138
　プラクティスの例における
　　151, 155, 168, 173,
　　179, 185, 195
　リストラティブな肩立ち
　　138-139

リストラティブなコブラ
　140
リストラティブな魚　143
リストラティブなブリッジ
　144
両脚を壁に上げる　142
両脚を壁に上げる
　主な説明　142
　副作用に対する　215,
　　219
　プラクティスの例における
　　179
両膝をつけて座り手を打つサボ
　テン
　主な説明　89
　プラクティスの例における
　　151, 172
　リンパ浮腫に対する　198
両膝をつけて座りねじった
　サボテン
　主な説明　90
　プラクティスの例における
　　173
リルケ , ライナー・マリア　11
リンパ液　235, 237
リンパ球　234-235
リンパ系　235-237, 265-
　266
リンパ節　237
リンパ排液　250
リンパ浮腫　12-13, 198-
　199

わ

ワインスタイン, アニ　226

著者：

タリ・プリンスター（Tari Prinster）

認定ヨガ講師、yoga4cancerの創設者、ニューヨーク市にあるOm yogaのWomen's Cancer Survivor Programの前ディレクター、Living Beauty Foundationのヨガ大使、乳がんサバイバーである。彼女の業績はドキュメンタリー映画『Yogawoman』および『Yoga Journal』で見られる。Yoga Service Council、International Alliance of Yoga Therapistsの主催する会議に出席しており、多数のヨガ出版物に記事を掲載している。ニューヨーク市とバーモント州に暮らす。

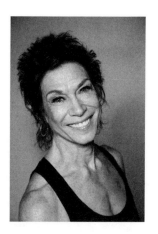

翻訳者：

藤田 真樹子（ふじた まきこ）

大阪大学人間科学部人間科学科卒業。他の翻訳書に『エビデンスに基づいた徒手療法』『治療効果をあげるための自動的・他動的ストレッチ』『リンパ浮腫マネジメント』『筋骨格系の触診マニュアル 第2版』（いずれもガイアブックス）など。

YOGA FOR CANCER
ヨガとがん

発　　　　行	2018年12月1日	
発 行 者	吉田　初音	
発 行 所	株式会社 ガイアブックス	
	〒107-0052 東京都港区赤坂1-1-16　細川ビル	
	TEL.03 (3585) 2214　FAX.03 (3585) 1090	
	http://www.gaiajapan.co.jp	

Copyright for the Japanese edition GAIABOOKS INC. JAPAN2018
ISBN978-4-86654-012-2 C2077

落丁本・乱丁本はお取り替えいたします。
本書を許可なく複製することは、かたくお断わりします。